脳単
ノウタン

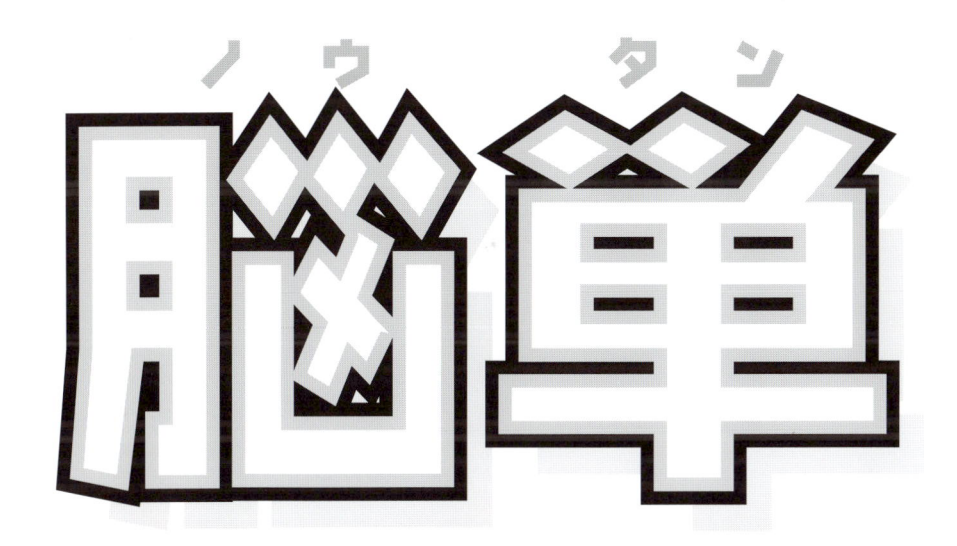

語源から覚える解剖学英単語集
ギリシャ語・ラテン語
[脳・神経編]

Frontal Lobe フロンタル ロウブ
前頭葉
front は、ラテン語 frons「額」に由来。lobe は、ギリシャ語 λόβος ロボス「耳たぶ」が語源。丸みを帯びた部分を指す用語。

Postcentral gyrus
中心後回　ポウストセントラル ジャイラス
接頭辞 post-「後ろの」は、ラテン語 post「決められた」に由来。郵便の「ポスト」も定められた場所にある。gyrus「回」は、ギリシャ語のγῦρος **ギューロス**「円、指輪」から派生。ジャイロスコープ「回転儀」も類語。中心後回には、一次体性感覚野があり、術中ここに電気刺激を与えると、しびれや蟻走感を患者は体に感じるという。

Cerebellum セリベラム
小脳
大脳を指す cerebrum **セ**リブラムとよく似ていて紛らわしいが、それもそのはず、小脳は cerebrum に指小詞 -ellum を付けた語で「小さな脳」の意。ただし、アクセントの位置に注意。cranion「頭蓋」も類語。小脳を損傷すると姿勢を調節することが困難になる。

元 東京慈恵会医科大学
解剖学 教授
監修 河合 良訓

文・イラスト 原島 広至

NTS

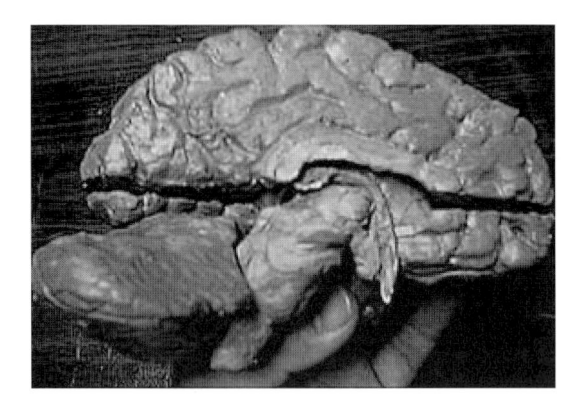

実寸大・プラスチック製脳模型（著者作）

NOUTAN

Word Book of Anatomical English Terms
with Etymological Memory Aids

— *Neurology* —

First Edition

supervision
Yoshinori Kawai

text & Illustration
Hiroshi Harashima

Published by
NTS INC., 2005

監修のことば

　語源から覚える解剖学英単語集もこの『脳単』が第三弾になる。これまでの『骨単』『肉単』が予想以上に多数の読者から好評を得て、監修者も原島氏、出版社とともに読者諸氏に感謝する次第である。それだけに『脳単』出版準備過程でいくつかの不安材料が残された。今回の『脳単』は、ひょっとしてこれまでの『骨単』『肉単』と対象読者層やその幅が少し違ってくるのではないか。また『骨単』『肉単』を読んで面白いと思ってこの『脳単』に期待している読者を裏切ることはないだろうか──。あれこれ思いながら項目の選定作業を進め、そしてさまざまな困難に遭遇した。

　骨や骨格筋は、個々の対象を部位に基づいて網羅的に記述することで用語の解説を行った。そうすることで全体の体裁を保つことができるし、それが正攻法であるからだ。読者は初めから読み進めてもいいし、自分の専門や興味に重点を置いて途中から読んでゆくこともできる。すなわち、個々の骨や骨格筋には比較的独立性があり、部分の解説を各論的に進めても全体の理解につながりやすい。しかし、神経系の場合には事情は少し違ってくる。中枢神経と末梢神経は機能的・解剖学的に一つの大きな連続した臓器と見なすことができる。中枢神経系では多数の神経細胞は軸索という長い突起を出して他の神経細胞とシナプスを作って連結している。その結果、脳の内部では特定の機能を担った神経回路がさまざまな拡がりをもって存在しているのである。

　今回も足繁く本学解剖学教室を訪れ、どうすれば分かりやすいイラストや写真が表現できるのかを本能的に感じ取り、迅速に、そして黙々と制作に没頭する氏の姿に深い共感を覚えた。神経核・伝導路の立体的表現や、伝達物質の分子模型図とその説明などにおいて、その成果をみることができる。読者も、本書の至る所に鏤められている写真やイラストに、従来の神経解剖学の教科書にあるものとは違った雰囲気を一見で読みとることができるであろう。

　神経系の大きな働きは「運動」と「知覚」である。神経系をもった動物は運動と知覚という二大機能を使って環境に個体の生存を適応させているのである。ヒトの場合も例外ではない。実際この本を読み進めていけば、末梢神経系と中枢神経系の多くの部分がこの二つの機能のために割り当てられていることに改めて気付くであろう。しかし神経系の面白いところは、創造や思考をともなう言語や芸術といった高度な認知機能が、ヒト特有の神経機能として分化していることである。また、喜怒哀楽に代表される情動行動や摂食・性本能行動も、認知機能や運動・知覚機能と深く関わりをもっていることも、具体的な脳の構造をたどりながらこの本で理解できるはずである。どの動物にもみられる運動・知覚を実現している分子細胞メカニズムを使って、ヒトでは認知機能を実現している不思議さにも改めて感動するかもしれない。また、

神経細胞が体の他の細胞と違って再生能力を欠くために脳の損傷は重大な後遺症を伴うことが多い事実と、さまざまな神経機能は中枢神経内の特定の場所や領域を占めていることの関連性にも気付くであろう。神経細胞は、個体と共に生存し続け個体と共にその寿命を全うするのである。神経系のこういった様々な特徴をあれこれ頭に思い浮かべながら、本書の主眼である語源解説やコラムを堪能してもらえればと願っている。そういう行為そのものが脳の活動の所産に他ならないのである。

氏の筆力は、この領域で今回も見事な世界を構築してくれた。神経系の構造や機能の奥に拡がる言葉の世界に、読者もたちまち魅了されるであろう。『脳単』が、解剖学や言葉に興味と関心のある読者諸氏に広く受け入れられることを切望する。

2005年4月
東京慈恵会医科大学解剖学第1教授
河合 良訓

序 文

中学時代、特に一年生の頃、私は図書館にあった脳に関する本を片っ端から読んでいた。特に気に入っていた本の一つが、時実利彦著『目でみる脳 その構造と機能』である。あまりに気に入ったため、その本に描かれている脳の側面図や底面図、矢状断(なぜ「矢」なのか当時は疑問だった)、水平断など、いくつもの図版を模写し、その上にトレーシングペーパーを重ねて日本語と英語の名称を書き込んだ。思えば、中学一年生の頃と今とでは、ほとんど同じことをしている(しかも、おそらく本書に掲載している図より、中学生の時に書いた図の方がよりリアリティに富んでいる気がする)。脳がより柔軟な時期に、人は啓発を与えるもの、触発されるものに接する必要がある。良い本との出会いは人の一生を左右する。本書も、そうした意味では中学生や高校生の諸氏にも是非とも読んでほしいと思う。本書によって医学に関心をもつもよし、言葉同士のもつ繋がりを知り言語学に興味をもつもよし、付録のページを見てイカの魅力に気付き料理人の道を歩むもよし。気の向くままにページを開き、脳・神経と言葉の世界を散策して頂ければ嬉しい限りである(医学を学ぶ諸氏には、気の向くままにというわけにはいかないかもしれないが)。

当時、私が脳にそれほどまで興味を引かれた理由は「意識」の存在にある。なぜ自我意識

が存在するのか？　目を通して脳に入るインパルスがなぜ心像として意識の上に広がるのか？　その機構は？　視覚や聴覚、味覚にせよ、すべてニューロンを伝わる電気化学的な興奮に過ぎないものが（それゆえ、共感覚のような症状が時に生じ得るわけだが）、なぜそれぞれ異なる感覚、味や音として意識の上にのぼってくるのか？　その意識を知るには脳についてさらに知る以外にないと考えた。実際、種々の本を通して興味深い脳の世界に接し、知見を広めることができた。印象に残った本の中の一つには、ペンフィールド（開頭手術時の際に種々の大脳皮質への電気刺激を与え、皮質の機能地図を明らかにした脳神経学者）の『脳と心の正体』がある。これを読んだ時、遠い宇宙を相手にした天文学とは異なり、対象となる脳はすぐ近くにあるにもかかわらず、その実像にアクセスする仕方が得がたく、その研究手法の開発、実験法のアイデアこそが重要で、それさえつかめれば脳機能の解明への糸口となるのだと感じた。あれから十数年が経ち、多くの新事実が解き明かされた。とはいえ、ことに意識に関しては未解明な部分は大きい。今後の脳科学の発展が期待される。

　さらに、種々の文献を読んでいて理解しがたいと感じた点がある。いくら色々な脳のイラストや写真を見ても脳の深部の構造がどうも立体的に十分把握できなかったことだ（意識の問題と比べるとかなり卑近なテーマではあるが）。そこで、試みとして脳の矢状断、水平断、前頭断を厚紙に実物大で描いて切り抜き、自作簡易ペーパークラフトを制作してみた。しかしこれではまだ納得できない。

　時が経ち、建築の仕事をしていた時期、建築模型制作のため、敷地の等高線に沿って発泡スチロールの薄板を切っていた時に、ふと脳模型のアイデアがひらめいた。敷地の高低差を正確に再現する同じ手法で、脳の模型も造ることができるのではないかと。早速、5mmごとの脳の水平断の画像をコピーし、発泡スチロールにスプレーのりで張り付け、その形に沿って（もちろん大脳基底核や大脳辺縁系も）切り抜いてゆき、切り終えては重ね（部分的に後で分割できるように接着せずに残し）、最後に段差をヤスリで滑らかにして塗料で着色した。出来上がると、内部の切り抜いた断片の集積によって基底核や辺縁系が現われる。それらを手にできた時の感激はひとしおであった（「尾状核はこんな形をしていたのか！」）。確かに脳の模型は医学モデルメーカーでよく売られているが、完成品を手にするより、自分で組み立てて作り上げる方が、そこには視覚や触覚を駆使して作り上げる分だけ印象に残るし理解も深まる。それに海馬や尾状核、淡蒼球や被核まで取り外せる市販の脳のモデルも見たことはない（私が見たことがないだけかもしれない）。以来、内部の構造まで再現した学習を意図したプラモデルが安価で入手できるなら、医学生の理解の助けに大いになるのではないだろうかという発

想が私の脳の片隅に置かれている。プラモデルメーカーの方でこの企画に興味を抱き、共同開発したいという方がおられたら是非ご連絡を頂きたい。

脳神経の分野の解剖学用語は数多く、本書ではその中の主要なものを取り上げた（とはいえ、さほど重要ではない用語でも語源的に興味深いものは掲載した）。脳の分野に関しては、研究が進むにつれてますます新たな用語が生まれている。むしろ本書を全面的に書き換えるべき事態が起きるほど、研究がさらに進むことを切に願っている。本書は広くて深い脳神経学の領域のほんの初歩の初歩、しかもテキストのように組織的な説明はしておらず、むしろそうしたテキストに付いているオマケのコラムの集大成である。まず、脳神経学用語に興味をもち、言葉に対するイメージを膨らませ、かつ親しんで頂きたい。

『骨単』『肉単』に関して、多くの方が本シリーズに対する期待の言葉をお寄せ下さったことには感謝の念に堪えない。解剖学の分野以外でもこのような「単」シリーズを出してほしいと望む声を大勢の方から頂いている。今後少し違う分野での「単」シリーズの構想も練っている最中であり、乞う御期待。それとともに、前作の『骨単』『肉単』に関する提案や改善点に関するご指摘を下さった方々には、この場をお借りして厚く感謝申し上げたい。『脳単』に関しても、ご指摘・教授頂ければ嬉しい限りである。

この度も、東京慈恵会医科大学の河合良訓教授には、単語の選定や語の定義、解剖図に関してご指導・助言頂いた。また東京慈恵会医科大学解剖学教室の脳標本やニューロンの切片のプレパラートを本書の扉やコラムで掲載させていただき、様々な点で快く協力して下さったことに心よりの感謝を申し上げたい。

（株）エヌ・ティー・エスの吉田隆社長、臼井唯伸氏には、引き続きの御支援のお陰で、シリーズ第3弾の出版を可能にして頂いた。また、古資料の手配や編集を担当して頂いた同社の齋藤道代氏には大変お世話になった。また、日本唯一の顕微鏡専門店である浜野顕微鏡店の浜野一郎氏には、貴重なアドバイスを頂くことができた事を厚く御礼申し上げる。加えて印刷に関して秀研社印刷（株）の鈴木克丞氏には数々の便宜を図って頂いた。医学分野の校正に関しては比嘉介氏、および藤原知子氏に、また医学英語の校正に関してはメディカル・トランスレーターの河野倫也氏に、解説部分のイラスト制作に関しては東島香織氏、大塚航氏、高澤和仁氏に前作に引き続きご協力頂いた。この場をお借りして、関係者各位に心から感謝の意を表したい。

2005年4月
原島 広至

原島 広至 エディトリアル・マルチメディア・クリエイター、歴史・サイエンスライター。古代言語愛好家。化石・鉱物コレクター。明治大正時代の絵葉書蒐集家。(URL: http://www.hrsh2.com)

単語表記に関して

英語の発音は、なるべく綴りが思い浮かべやすいカタカナ表記にしている。古代の言語の発音は、不確定の要素が多く、あくまで仮説的なもの。

英語の表記に関する注意事項

- **「英語のカタカナ表記」** 発音記号でなく、カタカナ表記にしたのは、発音記号に不慣れな読者にも簡便に利用してもらうため。英語に通じた方なら、phoneticsの原則から、カタカナ表記と英語の綴りの比較を通して母音を類推していただければと思う。
- **「大文字と小文字」** 本書では基本的に単語の語頭は小文字で表記している(英語やラテン語、ギリシャ語も)。固有名詞に由来する名称のみ、大文字にしている。よって本書で大文字で始まっている単語は、文中に用いる時でも大文字にすべきである(ただし、ドイツ語は名詞は必ず文のどこにあろうと大文字で始めるので、必ず大文字で始めている)。
- **英語と米語** 基本的にはイギリス英語ではなく米語の発音で表記している。しかし、oの短音(英語[ɔ]、米語[a]の音)に関しては、もしイギリス英語ならば、ホリゾンタル [hɔrizɔ́ntəl]、米語なら ハラザンタル [hàrəzántəl] と表記するのがやや発音に近いと思われるが、「ハラザンタル」と覚えてしまった暁には、horizontal という綴りが想起できなくなるのではないかと危惧し、それゆえイギリス英語で表記している。他にも、あいまい母音も[ə]、なるべく無理のない程度に、綴りが思い浮かびやすい発音で表わしている。
- 英単語の発音は、OEDやステッドマンの医学用語辞典に準拠した。医学英語には幾通りもの許容された発音が存在する。英語は時代・地域により種々のバリエーションがある点を銘記されたい。

ラテン語の表記に関して

- 英語ページの単語、および解説文の中で「英語」と明記されている単語は、英語圏の人々とのコミュニケーションを取ることを想定して、ギリシャ語やラテン語由来の語であっても英語風の発音を示している。(例:英語 fundus ファンダス)。
- 解説文の中の「ラテン語」と明記されている場合(語源となる語を示す場合)、古典期のラテン語の発音で表示している(例:ラテン語 fundus フンドゥス)。
- 生物の**属名・種名**はイタリック体にて表記している。(例: *Xiphias gladius* メカジキ)

ギリシャ語のカタカナ表記に関して

- **「ギリシャ語」**と明記されている場合、古典期〜コイネー期の発音を示している。ギリシャ語の発音は、時代よって大きく変化した。ヒポクラテス(西暦前460-377年頃)の語ったギリシャ語と、ガレノス(西暦130-201年頃)の語ったギリシャ語では発音は大きく異なったであろう。全般的に、発音は時代が下ると共に、収斂・単純化した。本書の発音表記は、時代的な一貫性よりも、綴りが思い浮かびやすいことを優先している。
- 二重母音の長音化、さらには短音化は早い段階で生じたが(αι→[e]、ϵι→[i])、本書では古典期の二重母音の発音のままで表記している。ただし、ουに関しては、エラスムス式発音に準じ[uː]にしている。
- 下書きのイオタ(iota subscriptum)はかなり初期の段階(紀元前4世紀?)で発音されなくなったが、本書では便宜上発音を残している。
- χ カイは「カ行」を用いた。
- φ ファイの発音は元来 p の「帯気音」であったが、時代と共に[f]の発音に変わった。本書では、πとの区別を図るため便宜的に[f]の音を採用した。

その他の言語に関して

- **印欧祖語**(インド・ヨーロッパ祖語:英語、ドイツ語、ギリシャ語、ラテン語、サンスクリット語、ヒンディー語、ペルシャ語等の先祖となる言語)は、* 印で表記している(例:*yeug-「一緒にする」)。
- ヘブライ語には、日本語にない音価の子音もあるが、近いもので代用した。

本書の使い方

日本語、図解、英語、語源解説の独立した4ブロックに分かれており、4通りの暗記テストができる。

本書は、医学用語のうち脳神経に関係する英単語約1,000語を取り上げている。日本語名にはふりがなを、英語名には発音をカタカナ表記しており、わざわざ別の辞書を開く必要はない。

語源解説欄には、ギリシャ語・ラテン語にまつわる語源的背景や、日常的な英単語やカタカナ語との関連が説明されており、英語名を覚える助けとなっている。また、語源にまつわるイラストも満載している。

（1）日本語から英語

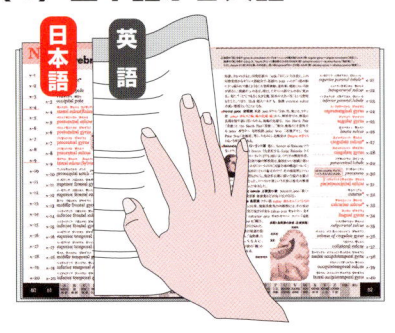

（2）英語から日本語

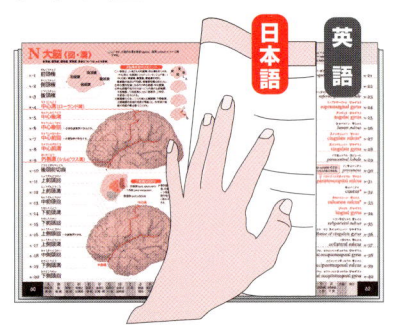

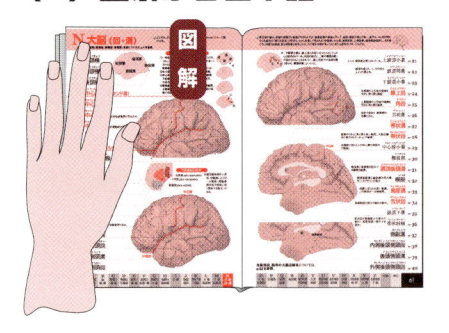

（3）図解から日本語

（4）図解から英語

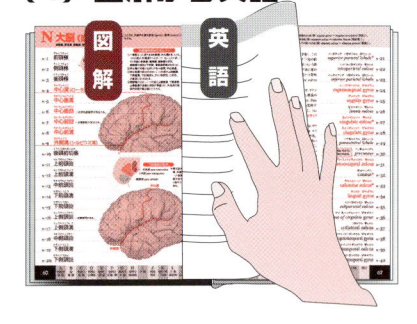

本書に関する諸注意

- 本書では、**脳・神経**に関する主要な解剖学用語および、解剖学用語ではないものの、関連して取り上げられることのある用語を扱っている。
- 解剖学図の断面に関しては、個人個人によってしばしばその形状が異なり、また断面図も切る位置や角度がほんの少しずれるだけで大きくその形状が変化する。また脊髄や脳幹の断面における神経束の位置や範囲に関しても文献によって大きく異なる点があることをご了承頂きたい。
- 脳・神経に関する用語は、文献によって表現が異なるものがあり、統一されていないものもある。本書では、比較的多く用いられるものを取り上げている。
- 神経伝達物質に関する情報や、脳・神経に関わる病気や症状に関しては一部紹介しているが、関係するすべての病気に関して取り上げることは紙面的制約からできなかった。

本書は全ページをAからZに分類している。A.B…**概要**（1章）、C〜P…**中枢神経**（2章）、Q.R…**脳周辺の構造**（3章）、S〜Z…**末梢神経**（4章）。

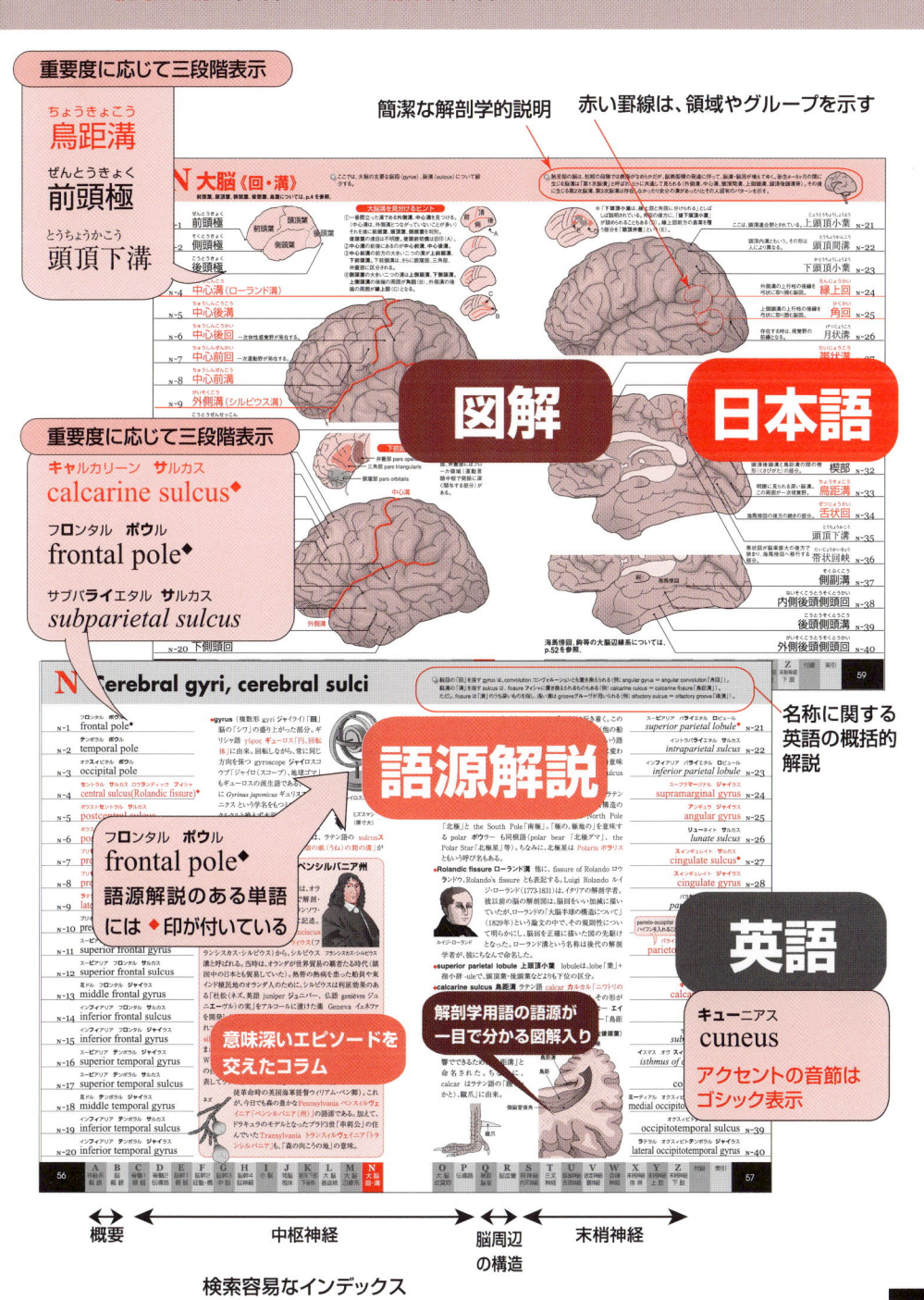

重要度に応じて三段階表示
- ちょうきょこう **鳥距溝**
- ぜんとうきょく **前頭極**
- とうちょうかこう **頭頂下溝**

簡潔な解剖学的説明

赤い罫線は、領域やグループを示す

重要度に応じて三段階表示
- キャルカリーン サルカス *calcarine sulcus*◆
- フロンタル ポウル *frontal pole*◆
- サブパライエタル サルカス *subparietal sulcus*

図解

日本語

語源解説

フロンタル ポウル *frontal pole*◆

語源解説のある単語には◆印が付いている

意味深いエピソードを交えたコラム

解剖学用語の語源が一目で分かる図解入り

名称に関する英語の概括的解説

英語

キューニアス *cuneus*

アクセントの音節はゴシック表示

検索容易なインデックス

概要　中枢神経　脳周辺の構造　末梢神経

Chapter 1 概要

- A 脳・神経系の概観と分類 2
- B 脳の概観 6

Chapter 2 中枢神経

- C 脊髄《概観》12
- D 脊髄《伝導路》16
- E 脳幹《外観》20
- F 脳幹《延髄・橋》24
- G 脳幹《中脳、小脳との連絡》28
- H 脳幹《脳神経》32
- I 小脳 36
- J 間脳《視床》40
- K 間脳《視床下部・下垂体》44
- L 大脳基底核とその周囲の構造 48
- M 大脳辺縁系 52
- N 大脳《回・溝》56
- O 大脳《機能局在》60
- P 伝導路 64

Chapter 3 脳周辺の構造

- Q 被膜・脳室 70
- R 脳血管 74

Chapter 4 末梢神経

- S 脳神経《Ⅰ 嗅神経、Ⅱ 視神経、Ⅷ 内耳神経、他》80
- T 脳神経《Ⅴ 三叉神経》84
- U 脳神経《Ⅶ 顔面、Ⅸ 舌咽、Ⅻ 舌下神経》88
- V 脳神経《Ⅹ 迷走神経、Ⅺ 副神経》92
- W 自律神経 96
- X 脊髄神経《体幹》100
- Y 脊髄神経《上肢》104
- Z 脊髄神経《下肢》108

Appendix 付録

- 付録A ニューロン 114
- 付録B 神経伝達物質 122
- 付録C 脳断面アトラス 126
- 付録D 脳と疾患 130
- 付録E 神経系の発生 132
- 付録F 神経支配 134
- 付録G イカと神経 138
- 付録H 難読用語集 140

参考文献 144

索引 148

Brain Column 脳コラム

終脳とテロメア、電話と望遠鏡　TELOS「終わり」 4
前脳、中脳、後脳、終脳、間脳　ENCEPHALON「脳」 5
前頭葉と耳たぶ、三葉虫と下垂体前葉　LOBOS「葉」 8
島葉とインシュリンと半島　INSULA「島」 9
「脳」、音読みだと「のう」、訓読みでは?　10
神経とニューロン　10
コード、コード、コード　CHORDA「ひも」 14
楔状束と楔形文字とコイン　CUNEUS「楔（くさび）」 15
原子核、細胞核、神経核、銀河核、そしてクルミ　NUCLEUS「核」 18
脊髄損傷の症例　19
オリーブとオイル、オレイン酸　OLIVA「オリーブ」 22
橋と教皇、ポン・ヌフとフライドポテト　PONS「橋」 26
網様体と意識・睡眠に関して　27
中脳蓋と中脳被蓋、デッキとステゴザウルス　STEGO「屋根で覆う」 30
疑核と迂回槽、野心と救急車　AMBI-「両側に、まわりに」 35
小脳虫部と虫垂とバーミリオン　VERMIS「虫」 38
小脳景色、山あり谷あり緑あり　39
視覚に関係がないのになぜ視床?　THALAMOS「寝室」 42
松果体とパイナップルとピノプシン　PINUS「松」 43
灰白隆起とシンデレラ、サイネリアと納骨所　CINIS「灰」 46
フォレル野と蟻研究　47
クッシング症候群とピュリッツァー賞　47
無名という名の名前　INNOMINATE「無名の」 51
脳弓と淫行と☊フェルマータ　FORNIX「円蓋」 54
扁桃体とアーモンド　AMYGDALOS「アーモンド」 55
シルビウス溝、ジン、ペンシルバニア州　SILVA「森」 58
ペンフィールドと記憶の「再現」 62
ペンフィールドのホムンクルス　PENFIELD's HOMUNCULUS 63
錐体外路とエキストラとエキス　EXTRA「外」 66
赤核脊髄路とルビーとルビ　RUBER「赤」 67
色々な神経核：黒質、青斑核、赤核　68
色に関わるギリシャ語・ラテン語　68
硬膜とジュラルミン、マテリアルとマトリクス　DURA MATER「硬い母」 72
クモ膜と機織り　ARACHNE「蜘蛛（くも）」 73
吻合と口内炎、胃と気孔　STOMA「口（くち）」 77

Brain Column 脳コラム

《海馬説話1》タツノオトシゴとヒポクラテス　HIPPOS「馬」　78
《海馬説話2》キャンパスとキャンプ、チャンピオン　CAMPTO「曲げる」　78
蝸牛とカタツムリ、ほら貝　CONCHA「巻貝」　82
双子、三つ子、四つ子　TRIGEMINUS「三つ子」　86
顔面神経と切子面とファサード　FACIES「顔」　91
迷走神経とあいまいさ、放浪癖　VAGUS「ぶらぶらする」　94
副神経と接近とアクセサリー　ACCEDO「近づく」　95
自律神経と自治、経済と天文学　NOMOS「法律」　98
神経幹と象の鼻、材木とトランクス　TRUNCUS「枝を切った幹」　99
神経叢と三つ編み、コンプレックス　PLEKO「編む」　102
横隔膜と骨相学と熱狂　PHREN「精神」　103
皮神経とクチクラとキューティクル　CUTIS「皮膚」　107
神経細胞の寿命　112
神経細胞のかたち　112
虎斑物質と豹、チグリス川　TIGRIS「虎」　117
稀突起膠細胞とオリゴ糖と寡頭政治　OLIGOS「少ない」　121
中心管とチャンネルとキャノン砲　QANE「葦」　146
ブロードマン野　BRODMANN AREAS　146

ラテン語略称一覧

	単数主格	複数主格
「筋」	m. musculus	mm. musculi
「靭帯」	lig. ligamentum	ligg. ligamenta
「神経」	n. nervus	nn. nervi
「動脈」	a. arteria	aa. arteriae
「枝」	r. ramus	rr. rami
「静脈」	v. vena	vv. venae

※語中に、m. がある場合、主格ではなく属格であることが考えられる。
　　tendo m. gracilis　「薄筋腱」→ tendo musculi gracilis

※単数属格は、複数主格と同じ綴りになるケースが多い。
　例えば、musculi は「複数主格」だが、「単数属格」でもある。
　そうではないケースもある（これは名詞変化形のタイプの問題）。
　　tendo「腱」（単数主格）、tendinis（単数属格）、tendines（複数主格）

− Chapter 1 −

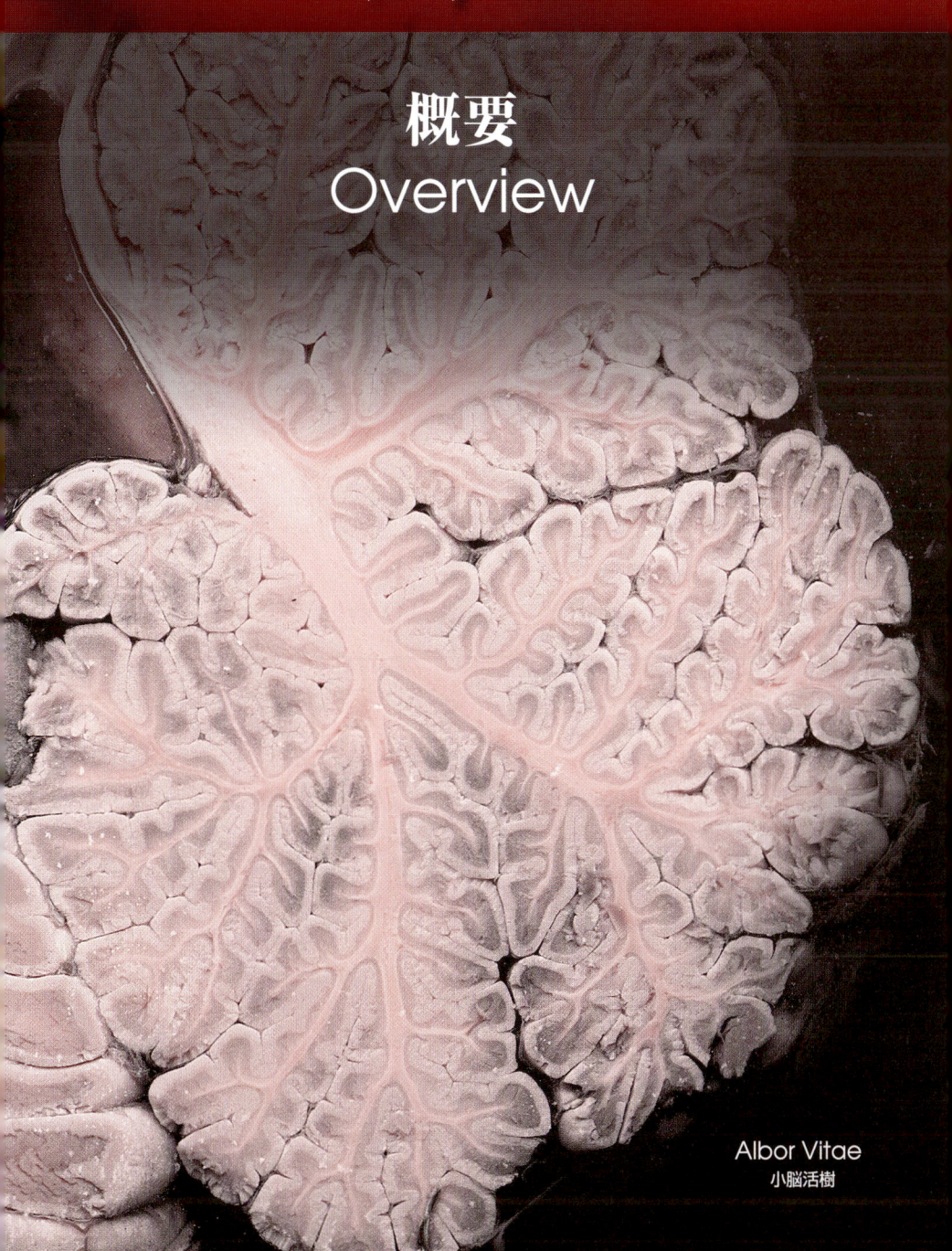

概要
Overview

Albor Vitae
小脳活樹

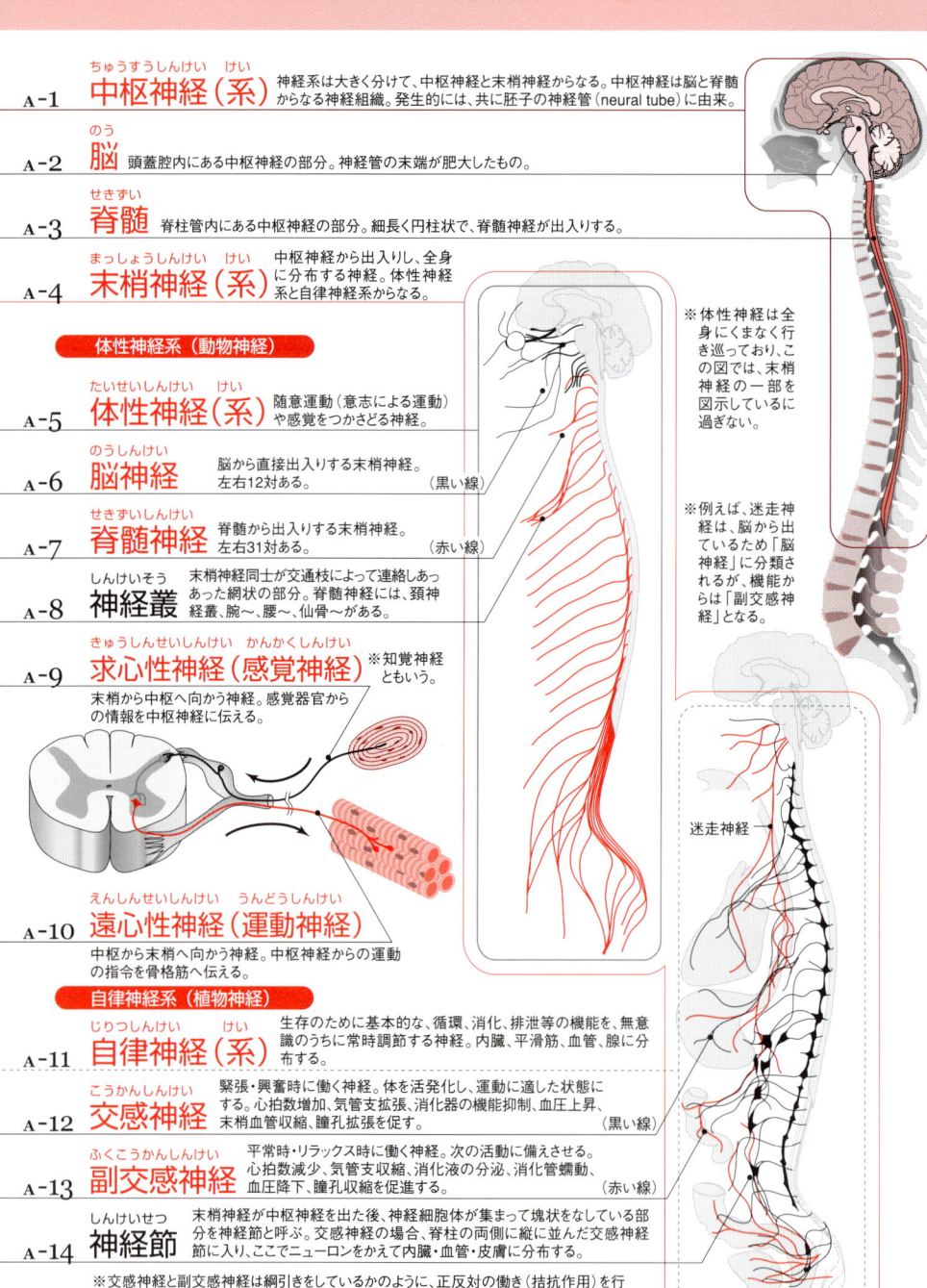

A 脳・神経系の概観と分類

●ここでは、脳の主要な部位および分類について示す。

A-1 中枢神経(系) (ちゅうすうしんけい けい)
神経系は大きく分けて、中枢神経と末梢神経からなる。中枢神経は脳と脊髄からなる神経組織。発生的には、共に胚子の神経管(neural tube)に由来する。

A-2 脳 (のう)
頭蓋腔内にある中枢神経の部分。神経管の末端が肥大したもの。

A-3 脊髄 (せきずい)
脊柱管内にある中枢神経の部分。細長く円柱状で、脊髄神経が出入りする。

A-4 末梢神経(系) (まっしょうしんけい けい)
中枢神経から出入りし、全身に分布する神経。体性神経系と自律神経系からなる。

体性神経系(動物神経)

A-5 体性神経(系) (たいせいしんけい けい)
随意運動(意志による運動)や感覚をつかさどる神経。

A-6 脳神経 (のうしんけい)
脳から直接出入りする末梢神経。左右12対ある。　　(黒い線)

A-7 脊髄神経 (せきずいしんけい)
脊髄から出入りする末梢神経。左右31対ある。　　(赤い線)

A-8 神経叢 (しんけいそう)
末梢神経同士が交通枝によって連絡しあって、あった網状の部分。脊髄神経には、頸神経叢、腕〜、腰〜、仙骨〜がある。

A-9 求心性神経(感覚神経) (きゅうしんせいしんけい かんかくしんけい)
※知覚神経ともいう。
末梢から中枢へ向かう神経。感覚器官からの情報を中枢神経に伝える。

A-10 遠心性神経(運動神経) (えんしんせいしんけい うんどうしんけい)
中枢から末梢へ向かう神経。中枢神経からの運動の指令を骨格筋へ伝える。

自律神経系(植物神経)

A-11 自律神経(系) (じりつしんけい けい)
生存のために基本的な、循環、消化、排泄等の機能を、無意識のうちに常時調節する神経。内臓、平滑筋、血管、腺に分布する。

A-12 交感神経 (こうかんしんけい)
緊張・興奮時に働く神経。体を活発化し、運動に適した状態にする。心拍数増加、気管支拡張、消化器の機能抑制、血圧上昇、末梢血管収縮、瞳孔拡張を促す。　　(黒い線)

A-13 副交感神経 (ふくこうかんしんけい)
平常時・リラックス時に働く神経。次の活動に備えさせる。心拍数減少、気管支収縮、消化液の分泌、消化管蠕動、血圧低下、瞳孔収縮を促進する。　　(赤い線)

A-14 神経節 (しんけいせつ)
末梢神経が中枢神経を出た後、神経細胞体が集まって塊状をなしている部分を神経節と呼ぶ。交感神経の場合、脊柱の両側に縦に並んだ交感神経節に入り、ここでニューロンをかえて内臓・血管・皮膚に分布する。

※交感神経と副交感神経は綱引きをしているかのように、正反対の働き(拮抗作用)を行なっている。どちらが優位に立つかで、その器官への作用が決まる。

※体性神経は全身にくまなく行き巡っており、この図では、末梢神経の一部を図示しているに過ぎない。

※例えば、迷走神経は、脳から出ているため「脳神経」に分類されるが、機能からは「副交感神経」となる。

迷走神経

● 神経とは、ニューロン（神経細胞）によって情報伝達・処理を行なう器官。中枢神経系・自律神経系など、しばしば神経に関して「系」という言葉が用いられる。この「系 system」とは一般に、相互作用をもった種々の要素の集合系で、無秩序やランダムではない合目的性のある組合せを形作っているものを指す（systemは、組織、制度とも訳される）。確かに神経は、細胞・組織・臓器など様々なレベルでシステムを形成している。

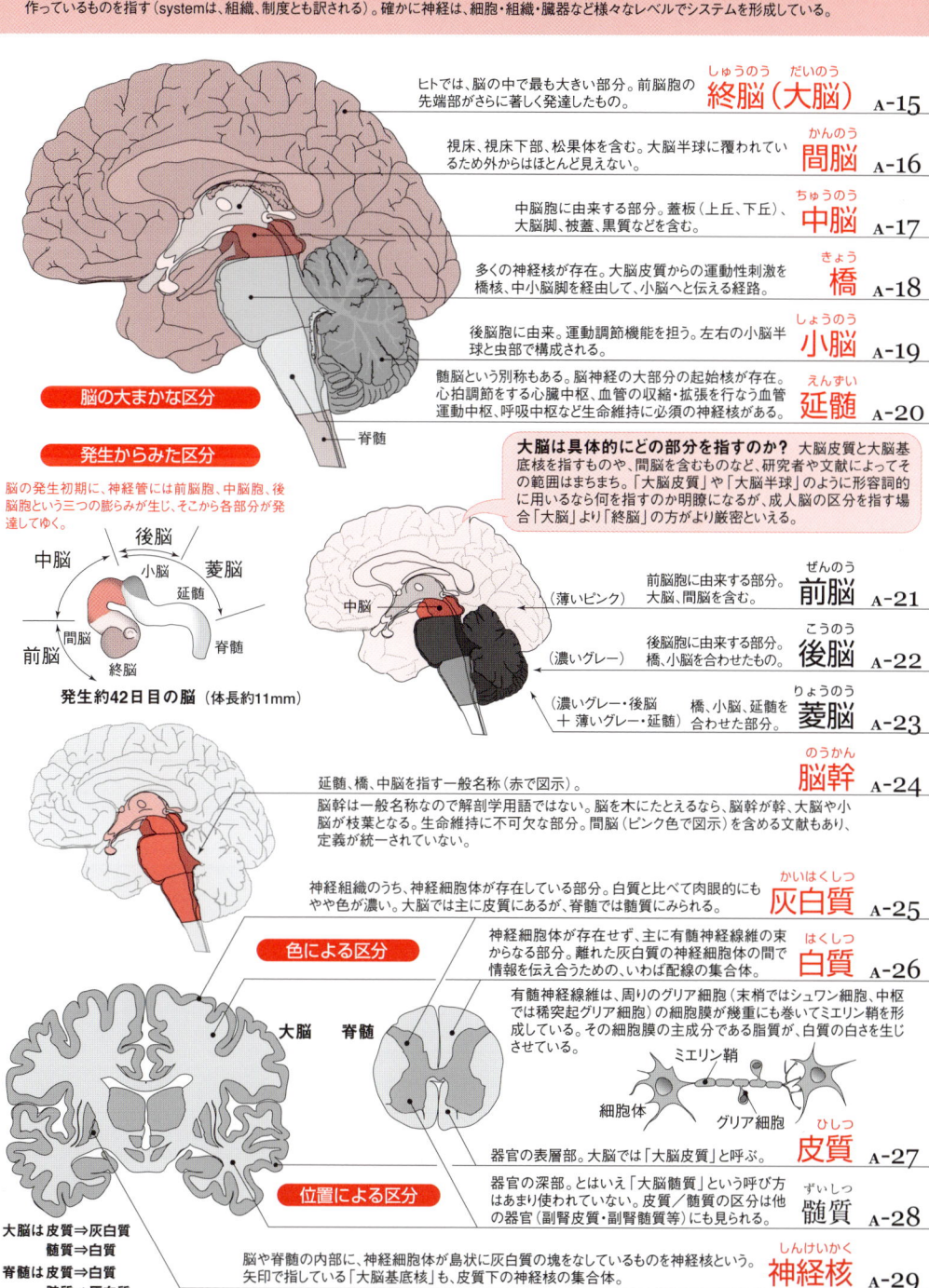

脳の大まかな区分

ヒトでは、脳の中で最も大きい部分。前脳胞の先端部がさらに著しく発達したもの。 **終脳（大脳）** しゅうのう（だいのう） A-15

視床、視床下部、松果体を含む。大脳半球に覆われているため外からはほとんど見えない。 **間脳** かんのう A-16

中脳胞に由来する部分。蓋板（上丘、下丘）、大脳脚、被蓋、黒質などを含む。 **中脳** ちゅうのう A-17

多くの神経核が存在。大脳皮質からの運動性刺激を橋核、中小脳脚を経由して、小脳へと伝える経路。 **橋** きょう A-18

後脳胞に由来。運動調節機能を担う。左右の小脳半球と虫部で構成される。 **小脳** しょうのう A-19

髄脳という別称もある。脳神経の大部分の起始核が存在。心拍調節をする心臓中枢、血管の収縮・拡張を行なう血管運動中枢、呼吸中枢など生命維持に必須の神経核がある。 **延髄** えんずい A-20

発生からみた区分

脳の発生初期に、神経管には前脳胞、中脳胞、後脳胞という三つの膨らみが生じ、そこから各部分が発達してゆく。

発生約42日目の脳（体長約11mm）

大脳は具体的にどの部分を指すのか？ 大脳皮質と大脳基底核を指すものや、間脳を含むものなど、研究者や文献によってその範囲はまちまち。「大脳皮質」や「大脳半球」のように形容詞的に用いるなら何を指すのか明瞭になるが、成人脳の区分を指す場合「大脳」より「終脳」の方がより厳密といえる。

（薄いピンク） 前脳胞に由来する部分。大脳、間脳を含む。 **前脳** ぜんのう A-21

（濃いグレー） 後脳胞に由来する部分。橋、小脳を合わせたもの。 **後脳** こうのう A-22

（濃いグレー・後脳 ＋ 薄いグレー・延髄） 橋、小脳、延髄を合わせた部分。 **菱脳** りょうのう A-23

延髄、橋、中脳を指す一般名称（赤で図示）。 **脳幹** のうかん A-24

脳幹は一般名称なので解剖学用語ではない。脳を木にたとえるなら、脳幹が幹、大脳や小脳が枝葉となる。生命維持に不可欠な部分。間脳（ピンク色で図示）を含める文献もあり、定義が統一されていない。

色による区分

神経組織のうち、神経細胞体が存在している部分。白質と比べて肉眼的にもやや色が濃い。大脳では主に皮質にあるが、脊髄では髄質にみられる。 **灰白質** かいはくしつ A-25

神経細胞体が存在せず、主に有髄神経線維の束からなる部分。離れた灰白質の神経細胞体の間で情報を伝え合うための、いわば配線の集合体。 **白質** はくしつ A-26

有髄神経線維は、周りのグリア細胞（末梢ではシュワン細胞、中枢では稀突起グリア細胞）の細胞膜が幾重にも巻いてミエリン鞘を形成している。その細胞膜の主成分である脂質が、白質の白さを生じさせている。

位置による区分

器官の表層部。大脳では「大脳皮質」と呼ぶ。 **皮質** ひしつ A-27

器官の深部。とはいえ「大脳髄質」という呼び方はあまり使われていない。皮質／髄質の区分は他の器官（副腎皮質・副腎髄質等）にも見られる。 **髄質** ずいしつ A-28

大脳は 皮質⇒灰白質
　　　 髄質⇒白質
脊髄は 皮質⇒白質
　　　 髄質⇒灰白質

脳や脊髄の内部に、神経細胞体が島状に灰白質の塊をなしているものを神経核という。矢印で指している「大脳基底核」も、皮質下の神経核の集合体。 **神経核** しんけいかく A-29

O	P	Q	R	S	T	U	V	W	X	Y	Z	付録	索引
大脳皮質野	伝導路	被膜脳室	脳血管	視神経内耳神経	三叉神経	顔面神経舌咽神経	迷走神経副神経	自律神経	脊髄神経体幹	脊髄神経上肢	脊髄神経下肢		

A Nervous system overview

- A-1 セントラル ナーヴァス スィステム
  central nervous system
- A-2 ブレイン
  brain◆　　略号は、CNS
- A-3 スパイナル コード
  spinal cord
- A-4 ペリフェラル ナーヴァス スィステム
  peripheral nervous system◆　　略号は、PNS
- A-5 ソウマティック ナーヴァス スィステム
  somatic nervous system◆
- A-6 クレイニアル ナーヴ
  cranial nerve
- A-7 スパイナル ナーヴ
  spinal nerve
- A-8 プレクサス
  plexus
- A-9 アファレント ナーヴ センサリ
  afferent nerve (sensory ～)◆

> 求心性線維、感覚神経を求心性線維、感覚線維という場合、afferent fiber **ア**ファレント **フ**ァイバ、sensory fiber **セ**ンサリ **フ**ァイバとなる。解剖学で線維という場合、織物ではないので繊維ではなく、線維である。

- A-10 エファレント ナーヴ モウタ
  efferent nerve (motor ～)◆
- A-11 オートノミック ナーヴァス スィステム
  autonomic nervous system
- A-12 スィンパセティック ナーヴァス スィステム
  sympathetic nervous system
- A-13 パラスィンパセティック ナーヴァス スィステム
  parasympathetic nervous system
- A-14 ギャングリオン
  ganglion（複数形は ganglions と ganglia のどちらも用いられる）

◆**brain** 脳　古英語では、brægen といい、ゲルマン語由来。矢状縫合と冠状縫合の交点である bregma ブレグマ（ギリシャ語 βρέγμα ブレグマ「頭の前の部分」に由来）とは、同じ印欧祖語から派生。

◆**peripheral nervous system**　末梢神経系 peripheral は、ギリシャ語 περι- ペリ「回りに、周囲に」＋ φέρω フェロー「運ぶ」から。英語 periphery ペリフェリ「外周、円周、周囲」も類語。

◆**somatic nervous system** 体性神経系 somatic は、ギリシャ語 σῶμα ソーマ「身体、肉体」の派生語。ギリシャ語のソーマの派生語には、somatoplasm ソウマトプラズム「体細胞原形質」や、somatostatin ソウマトスタティン「ソマトスタチン」（成長ホルモンの分泌を抑制するホルモン、ソーマ+stasis「立つこと、静止、停滞」）、chromosome クロウモソウム「染色体」がある。

◆**afferent nerve** 求心性神経、**efferent ～** 遠心性～　この二つの語は、ラテン語 fero フェロー「運ぶ」に違う接頭辞が付いたもの。ad-（～に向けて）＋ fero ＝ affero「持って来る（つまり求心性）」、ex-（～から）＋ fero ＝ effero「運び出す（つまり遠心性）」。どちらの -ff- も、子音が同化したもの（df⇒ff, xf⇒ff）。feroは、末梢神経の項のギリシャ語フェロー、英語のbearベア「運ぶ」と同根語。

◆**motor nerve** 運動神経　ラテン語 motor モートル「動かすもの」に由来。英語の motor は、生理学では「運動性の」という意味だが、一般には「発動機の、モーター、自動車」の意。英語 move

---

終脳とテロメア、電話と望遠鏡
TELOS「終わり」

本書の最初のコラムからいきなり終わりの話で恐縮だが、**telencephalon** 終脳に使われてるギリシャ語 τέλος テロスには、「終わり」だけでなく、「完成、完全」という意味もある（teleology ティリオロジ「目的論」や、否定の接頭辞 α- ア が付いた ateliosis アティリオウスィス「発育不全」など）。生物学では末端部分を指す語としてもしばしば用いられる（telomere テロウミア「テロメア」等）。しかし、telephone テレフォン「電話」や、telescope テレスコウプ「望遠鏡」、telecobalt テレコウボールト「コバルト遠隔照射、テレコバルト」の tele- は直接には、ギリシャ語 τῆλε テーレ「遠くに、離れて」の派生語だが、実はテロス「終わり」と遠く離れた類語である。

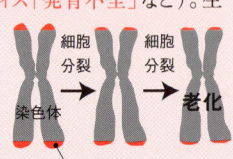

テロメアは染色体末端部（mereは「部分」の意）で、TTAGGGというDNAの塩基配列を繰り返している（新生児の場合、数千回）。細胞分裂のたびに末端は短くなり、約50回の細胞分裂で、分裂不能となる。しかし、生殖細胞とがん細胞だけはテロメラーゼという酵素が発現していて、テロメアDNAを付加し、細胞分裂に限界がない。テロメアは、老化やがん化との関係が注目されている。

神経を意味する英語の nerve ナーヴ は、ラテン語 nervus ネルウス「すじ、腱」に由来。さらにさかのぼれば、印欧祖語の *neuro- が起源。ギリシャ語を経由した neuron ニューロンも同根語である。さらに、*sneu- という印欧祖語を想定する説によれば、英語 sinew スィニュー「腱」も同根語ということになるのだが、確定的ではない。腱と神経が明確に区別して理解されるようになったのは近代に入ってからのことである。

ムーヴ「動く」やmovie ムーヴィー「映画」も同根語。

◆**ganglion** 神経節 ギリシャ語 γαγγλίον ガングリオン「(特に手足の節の)腫れ物、塊」に由来。ganglionは、「神経節」という意味だけでなく、手足の関節や腱鞘にできる「結節腫、ガングリオン」という本来の意味でも用いられている。英語の gangrene ギャングリーン「壊疽(えそ)、壊死(えし)」は綴りがよく似ているが、別のギリシャ語 γράω グラオー「かじる、食う」が起源。ちなみに、英語の gang ギャングは「通路、一行、一群、徒党」という意味に由来するため、ganglionとは全く語源的に関係がない。

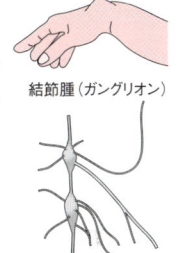

◆**telencephalon** 終脳、**cerebrum** 大脳 ギリシャ語 τέλος テロス「終わり」 + ἐγκέφαλος エンケファロス「脳」に由来する。終脳は end brainともいう。大脳を意味する cerebrumは、ラテン語で「脳」を表わす語。印欧祖語の *ker-「角、頭」に由来し、cranium クレイニアム「頭蓋」も同じ起源である。

◆**pons** 橋 ラテン語 pons ポーンス「橋」に由来。詳しくはp.26。
◆**cerebellum** 小脳 ラテン語で、cerebrum「脳」の縮小語。
◆**cortex** 皮質 ラテン語 cortex コルテクス「樹皮」に由来。英語の cork コーク「コルク(コルク樫の樹皮)、コルク栓」もアラビア語を経由した同根語である。

前脳、中脳、後脳、終脳、間脳
ENCEPHALON「脳」

〜脳 という語に使われているギリシャ語 ἐγκέφαλος エンケファロス「脳」という語は、分解すると、ἐν-エン「〜の中」 + κεφαλή ケファレー「頭」すなわち、「頭の中にあるもの」。これに様々な語を付けて、脳の区分を指す合成語が造られた。

προσ- プロス「前に、先に」 →prosencephalon 前脳
μεσο- メソ「中間の」 →mesencephalon 中脳
μετα- メタ「後の、変化して」 →metencephalon 後脳
δια- ディア「間に、通って」 →diencephalon 間脳
ῥόμβος ロンボス「菱形」 →rhombencephalon 菱脳
τέλος テロス「終わり」 →telencephalon 終脳

さらに、encephalomyelopathy エンセファロマイエロパスィ「脳脊髄障害」、encephalitis エンセファライティス「脳炎」、enkephalin エンケファリン「エンケファリン(5つのアミノ酸からなる脳内ペプチド)」等多数ある。ラテン語系の造語には、cerebro- が使われる(cerebrospinal fluid「脳脊髄液」等)。

結節腫(ガングリオン)

神経節

テレン**セ**ファロン　**セ**レブラム
telencephalon (cerebrum) A-15

ダイエン**セ**ファロン　**イ**ンターブレイン
diencephalon (interbrain) A-16

メゼン**セ**ファロン　**ミ**ッドブレイン
mesencephalon (midbrain) A-17

ポンズ
pons A-18

セレベラム
cerebellum A-19

メ**ダ**ラ (メ**デュ**ーラ)　オブロン**ガ**ータ
medulla oblongata A-20

> medulla の意味は、下のA-28の項目にあるように「髄質、髄」だが、形容詞形のmedullarメ**ダ**ラ、もしくは、medullary メ**ダ**ラリは「延髄の」としてしばしば用いられる(「骨髄の」という意味もある)。

プロセン**セ**ファロン
prosencephalon A-21

メテン**セ**ファロン
metencephalon A-22

ロンベン**セ**ファロン
rhombencephalon A-23

ブレインステム
brainstem A-24

> brain stem と単語を分けることもある。

グレイ　マタ　　グレイ　サブスタンス
gray matter (gray substance) A-25

ホワイト　マタ　ホワイト　サブスタンス
white matter (white substance) A-26

> alba アルバ、もしくは substantia albaともいう(ラテン語で「白い」という意味)。

コーテックス
cortex A-27

メ**ダ**ラ
medulla A-28

ニュークリアス
nucleus A-29

O	P	Q	R	S	T	U	V	W	X	Y	Z	付録	索引
大脳皮質野	伝導路	被膜脳室	脳血管	視神経内耳神経	三叉神経	顔面神経舌咽神経	迷走神経副神経	自律神経	脊髄神経体幹	脊髄神経上肢	脊髄神経下肢		

B 脳の概観

大脳の表面のしわは人によって様々な形だが、その中でも「中心溝」と「外側溝」、そして内側面の「頭頂後頭溝」は共通して見られる。脳溝は脳の深くまで達しており、それゆえ表面積の広い大脳皮質（片側だけで約1㎡）を、小さい脳頭蓋に収めることを可能にしている。

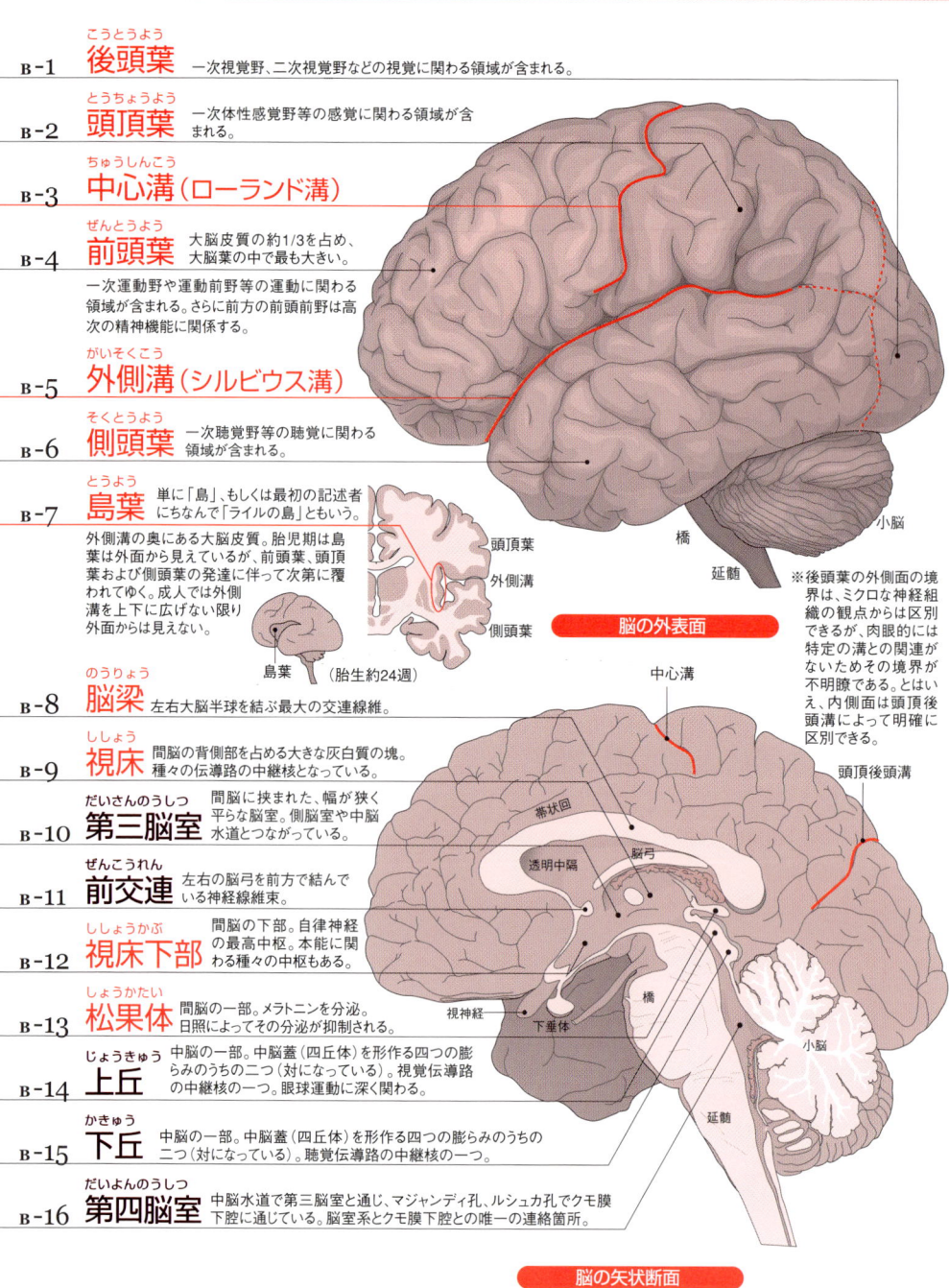

B-1 後頭葉（こうとうよう）　一次視覚野、二次視覚野などの視覚に関わる領域が含まれる。

B-2 頭頂葉（とうちょうよう）　一次体性感覚野等の感覚に関わる領域が含まれる。

B-3 中心溝（ちゅうしんこう）（ローランド溝）

B-4 前頭葉（ぜんとうよう）　大脳皮質の約1/3を占め、大脳葉の中で最も大きい。
一次運動野や運動前野等の運動に関わる領域が含まれる。さらに前方の前頭前野は高次の精神機能に関係する。

B-5 外側溝（がいそくこう）（シルビウス溝）

B-6 側頭葉（そくとうよう）　一次聴覚野等の聴覚に関わる領域が含まれる。

B-7 島葉（とうよう）　単に「島」、もしくは最初の記述者にちなんで「ライルの島」ともいう。
外側溝の奥にある大脳皮質。胎児期は島葉は外面から見えているが、前頭葉、頭頂葉および側頭葉の発達に伴って次第に覆われてゆく。成人では外側溝を上下に広げない限り外面からは見えない。

B-8 脳梁（のうりょう）　左右大脳半球を結ぶ最大の交連線維。

B-9 視床（ししょう）　間脳の背側部を占める大きな灰白質の塊。種々の伝導路の中継核となっている。

B-10 第三脳室（だいさんのうしつ）　間脳に挟まれた、幅が狭く平らな脳室。側脳室や中脳水道とつながっている。

B-11 前交連（ぜんこうれん）　左右の脳弓を前方で結んでいる神経線維束。

B-12 視床下部（ししょうかぶ）　間脳の下部。自律神経の最高中枢。本能に関わる種々の中枢もある。

B-13 松果体（しょうかたい）　間脳の一部。メラトニンを分泌。日照によってその分泌が抑制される。

B-14 上丘（じょうきゅう）　中脳の一部。中脳蓋（四丘体）を形作る四つの膨らみのうちの二つ（対になっている）。視覚伝導路の中継核の一つ。眼球運動に深く関わる。

B-15 下丘（かきゅう）　中脳の一部。中脳蓋（四丘体）を形作る四つの膨らみのうちの二つ（対になっている）。聴覚伝導路の中継核の一つ。

B-16 第四脳室（だいよんのうしつ）　中脳水道で第三脳室と通じ、マジャンディ孔、ルシュカ孔でクモ膜下腔に通じている。脳室系とクモ膜下腔との唯一の連絡箇所。

脳の外表面

脳の矢状断面

※後頭葉の外側面の境界は、ミクロな神経組織の観点からは区別できるが、肉眼的には特定の溝との関連がないためその境界が不明瞭である。とはいえ、内側面は頭頂後頭溝によって明確に区別できる。

「中心溝」を境にその前方が運動に関わる「前頭葉」、後方が体性感覚の「頭頂葉」、視覚の「後頭葉」となっている。前方（腹側）が運動、後方（背側）が感覚というこの図式は、脊髄の前根が運動性神経、後根が感覚性神経というベル・マジャンディーの法則とも共通する。

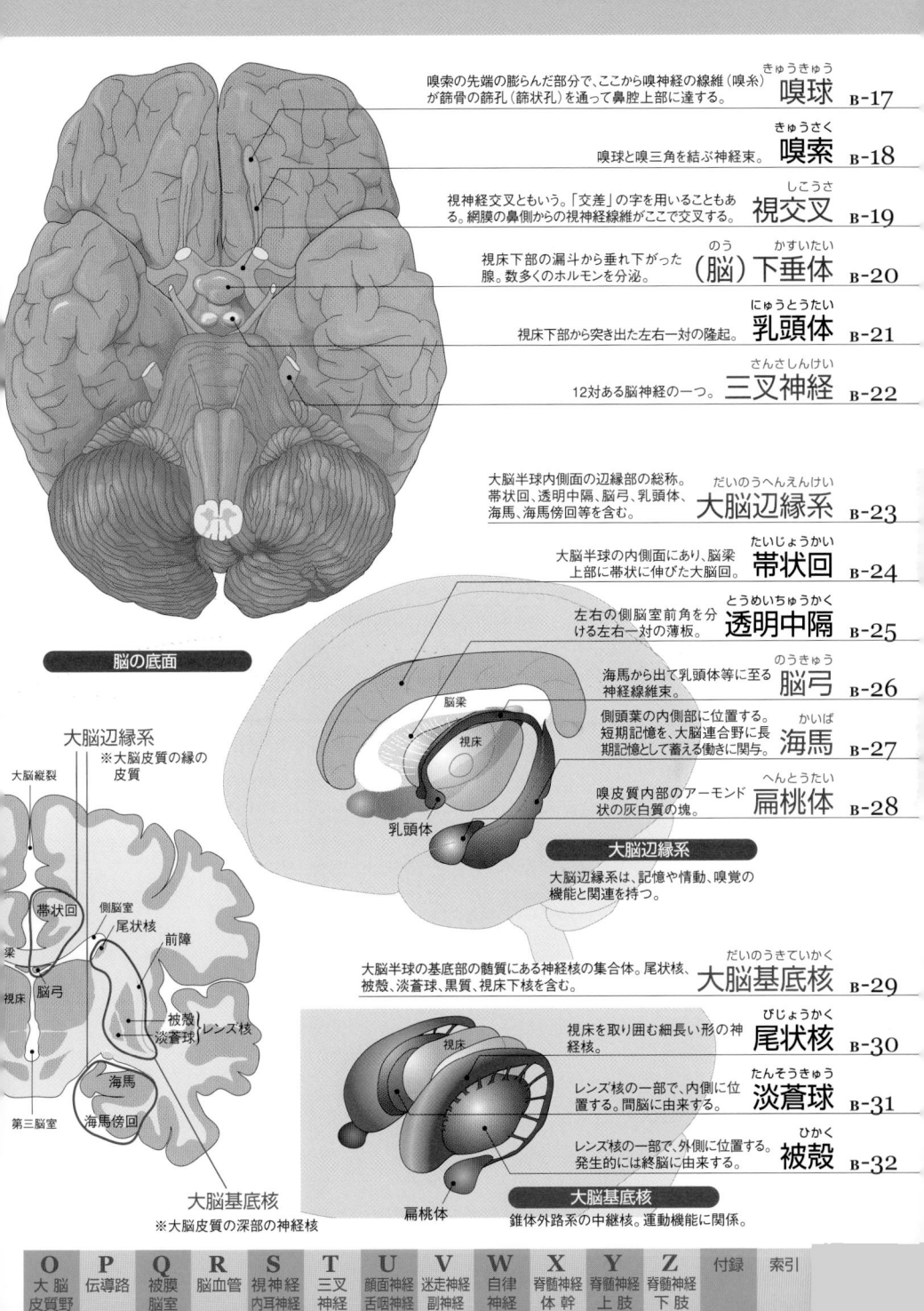

嗅球 B-17　きゅうきゅう
嗅索の先端の膨らんだ部分で、ここから嗅神経の線維（嗅糸）が篩骨の篩孔（篩状孔）を通って鼻腔上部に達する。

嗅索 B-18　きゅうさく
嗅球と嗅三角を結ぶ神経束。

視交叉 B-19　しこうさ
視神経交叉ともいう。「交差」の字を用いることもある。網膜の鼻側からの視神経線維がここで交叉する。

（脳）下垂体 B-20　かすいたい
視床下部の漏斗から垂れ下がった腺。数多くのホルモンを分泌。

乳頭体 B-21　にゅうとうたい
視床下部から突き出た左右一対の隆起。

三叉神経 B-22　さんさしんけい
12対ある脳神経の一つ。

大脳辺縁系 B-23　だいのうへんえんけい
大脳半球内側面の辺縁部の総称。帯状回、透明中隔、脳弓、乳頭体、海馬、海馬傍回等を含む。

帯状回 B-24　たいじょうかい
大脳半球の内側面にあり、脳梁上部に帯状に伸びた大脳回。

透明中隔 B-25　とうめいちゅうかく
左右の側脳室前角を分ける左右一対の薄板。

脳弓 B-26　のうきゅう
海馬から出て乳頭体等に至る神経線維束。

海馬 B-27　かいば
側頭葉の内側部に位置する。短期記憶を、大脳連合野に長期記憶として蓄える働きに関与。

扁桃体 B-28　へんとうたい
嗅皮質内部のアーモンド状の灰白質の塊。

脳の底面

大脳辺縁系
※大脳皮質の縁の皮質

大脳縦裂
帯状回
梁
視床
脳弓
側脳室
尾状核
前障
被殻
淡蒼球
レンズ核
海馬
海馬傍回
第三脳室

大脳辺縁系は、記憶や情動、嗅覚の機能と関連を持つ。

大脳基底核 B-29　だいのうきていかく
大脳半球の基底部の髄質にある神経核の集合体。尾状核、被殻、淡蒼球、黒質、視床下核を含む。

尾状核 B-30　びじょうかく
視床を取り囲む細長い形の神経核。

淡蒼球 B-31　たんそうきゅう
レンズ核の一部で、内側に位置する。間脳に由来する。

被殻 B-32　ひかく
レンズ核の一部で、外側に位置する。発生的には終脳に由来する。

大脳基底核
錐体外路系の中継核。運動機能に関係。

大脳基底核
※大脳皮質の深部の神経核

視床
扁桃体

O	P	Q	R	S	T	U	V	W	X	Y	Z	付録	索引
大脳皮質野	伝導路	被膜脳室	脳血管	視神経内耳神経	三叉神経	顔面神経舌咽神経	迷走神経副神経	自律神経	脊髄神経体幹	脊髄神経上肢	脊髄神経下肢		

B Brain overview

このページでは、脳の概観を示しているため、個々の言葉の語源に関しては後のページで詳しく述べているものもある。

- B-1 オク**ス**ィピタル ロウブ occipital lobe◆
- B-2 パラ**イ**エタル ロウブ parietal lobe◆
- B-3 **セ**ントラル **サ**ルカス central sulcus
- B-4 フ**ロ**ンタル ロウブ frontal lobe◆
- B-5 **ラ**テラル **サ**ルカス lateral sulcus
- B-6 **テ**ンポラル ロウブ temporal lobe◆
- B-7 **イ**ンスーラ ロウブ insula (〜 lobe)◆
- B-8 **コ**ーパス カ**ロ**ウサム corpus callosum◆
- B-9 **サ**ラマス thalamus◆
- B-10 **サ**ード **ヴェ**ントリクル third ventricle
- B-11 アン**ティ**アリア コ**ミ**ッシャ anterior commissure◆
- B-12 ハイポウ**サ**ラマス hypothalamus◆
- B-13 **パ**イニアル (ピニーアル) グランド pineal gland◆
- B-14 スー**ピ**アリア コ**リ**キュラス superior colliculus
- B-15 イン**フィ**アリア コ**リ**キュラス inferior colliculus
- B-16 **フォ**ース **ヴェ**ントリクル fourth ventricle

◆**occipital lobe** 後頭葉 ラテン語 occiput オッキプト「後頭」から。
◆**parietal lobe** 頭頂葉 ラテン語 paries パリエース「壁、塀」から。
◆**frontal lobe** 前頭葉 ラテン語の frons フローンス「額」から。
◆**temporal lobe** 側頭葉 ラテン語 tempora テンポラ「こめかみ、側頭」に由来。⇒ temple「神殿」との関係は「骨単」p.25のコラム参照。
◆**corpus callosum** 脳梁 callosum は、ラテン語 callus カッルス「胼胝（べんち、へんち）、つまり皮膚が硬く厚くなったタコ」の形容詞形。昔の脳梁の解剖学名は「胼胝体（べんちたい）」であった（右図）。これは、脳梁の持つ硬さにちなんでいる。callus は、骨折部に形成される「仮骨」を表わす語としても現在も用いられている。日本語名の「脳梁」はドイツ語 Hirnbalken からの訳（Hirn ヒルンは「脳」、Balkenバルケンは「梁（はり）、角材」、脳を家になぞらえている）。corpus の方は、ラテン語 corpus コルプス「体」から。解剖学では、集合体や塊を指して用いられている (corpus luteum コーパス ルーティアム「黄体」等)。また、器官を一つの体と見たてた場合の胴体、すなわち主要部分にも

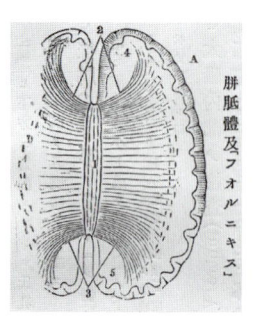

今田束著「實用解剖學」より（明治21年初版）

前頭葉と耳たぶ、三葉虫と下垂体前葉
LOBOS「葉」

frontal lobe 前頭葉、**temporal lobe** 側頭葉の lobe は、ギリシャ語 λοβός ロボス「耳たぶ」に由来。解剖学では、臓器などにおいて丸みをもった区分や、耳たぶのような円形突出部を指す。このページで扱っている前頭葉や側頭葉、島葉などの **cerebral lobe** セレブラル ロウブ「大脳葉」、**anterior lobe of hypophysis** アンティアリア ロウブ オヴ ハイポフィスィス「下垂体前葉」、**right lobe of liver** ライト ロウブ オヴ リヴァ「肝臓の右葉」等。ちなみに、**trilobite** トライロバイト「三葉虫」は、体が三つ (tri-) の「葉」、つまり「部分」に分けられることから命名された。この語は植物学では、葉の切れ込みによって区切られた部分、つまり「裂片」を指している（たとえば、カエデは五つの「裂片」からなる五裂葉）。ところで、ゆったりとした上着の ロープ は、英語では robe ロウブ なのでLとRが違う。

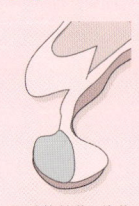

下垂体前葉と後葉　耳たぶ

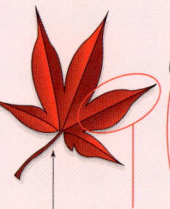

leaf 葉　lobe 裂片　三葉虫

脳の働きをおおまかにいえば、脳の中心部の脳幹は「生命維持」の中枢、大脳辺縁系は、「感情や本能」の中枢、大脳新皮質は、様々な情報を統合し、「理性や思考」の中枢の役目も担っている。ここで、中枢に対応する英語は center センタ。ギリシャ語の κέντρον ケントロン「先のとがったもの、トゲ、円の中心」に由来する。イギリスで center を centre と綴るが、これは元のギリシャ語に近い形といえる。

使われる（例：尾状核頭や尾状核尾と対比した corpus nuclei caudati コーパス ニュークリアイ コーデイタイ「尾状核体」）。corpusは、大抵 body に置き換え可能（corpus luteum = yellow body）。ただし脳梁の場合、corpus の呼び方が広まっていて body は使わない。この corpus から、英語の corps [kɔːr] コー「（軍隊の）団、隊」や、corpse コープス「死体」が派生した。

- ◆**thalamus 視床** ギリシャ語 θάλαμος タラモス「寝室、個室」に由来する。⇒p.42参照。
- ◆**anterior commissure 前交連** commissure は、脳もしくは脊髄においての一方から他方へ通る神経束を表わす。ラテン語の com-「共に」+ mittere ミッテレ「送る」に由来している。英語の commit コミット「引き渡す、委託する」や、commissioner コミッショナ「委員、弁務官、長官」も同根語である。
- ◆**hypothalamus 視床下部** thalamus「視床」の前に hypo- ヒュポ「下に」という接頭辞がついたもの。
- ◆**pineal gland 松果体** ラテン語 pinus ピーヌス「松」から。松果体が、松かさのような形をしていることに由来する。⇒p.43。
- ◆**optic chiasma 視交叉** ギリシャ語文字 χ カイ（キー）に由来。

島葉とインシュリンと半島
INSULA「島」

大脳葉の中で、**insula 島**（島葉）は成人では、外側溝の深部に隠されていて外面からは見えない。この部分の電気刺激により胃の蠕動運動の促進ないしは箇所によっては抑制が生じたり、内臓に漠然とした感覚が生じることから、内臓知覚および運動機能に関係していることが示唆される。また味覚を伝える線維（顔面神経・舌咽神経・迷走神経を通る。）は弧束核に至る。そこから視床の後内側腹側核を中継して、前頭弁蓋と島に投射されている。実際、島の刺激によって味覚感が生じることからも、味覚とも関係していることが分かる。とはいえ、島の機能に関しては、その全容は明らかではない。

さて、島を表わす語はラテン語 insula イーンスラ「島」に由来。この insula の起源に関しては諸説あるが、その一つには、in「〜の中」+ sale「塩」、すなわち塩水の「海」の中にある「陸地」に由来するというものがある。膵臓のLangerhans islands ランガーハンズ アイランズ「ランゲルハンス島」から分泌される**インスリン** [ínsjulin, ínsəlin] も insula「島」の合成語。ちなみに、英語の peninsula ペニンスュラは、insula の前に、ラテン語接頭辞 paene パエネ「ほとんど」が付いたもので、「ほとんど島」、つまり「半島」の意。

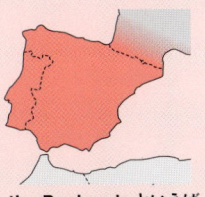

the Peninsula といえば、イベリア半島を指す

オルファクトリ バルブ
olfactory bulb B-17

オルファクトリ トラクト
olfactory tract B-18

オプティック カイアズマ
optic chiasma◆ B-19

ピテューイタリ グランド　ハイポフィスィス
pituitary gland（hypophysis） B-20

マミラリ ボディ
mammillary body B-21

トライジェミナル ナーヴ
trigeminal nerve B-22

リンビック スィステム
limbic system B-23

スィンギュレイト ジャイラス
cingulate gyrus B-24

セプタム ペルースィダム
septum pellucidum B-25

フォーニクス セリブリー
fornix（cerebrae） B-26

ヒポキャンパス
hippocampus B-27

アミグダロイド ボディ
amygdaloid body B-28

amygdaloid complex「扁桃複合体」ともいう。

ベイサル ギャングリア
（複）basal ganglia B-29

コーデイト ニュークリアス
caudate nucleus B-30

グロウバス パリダス　パリダム
globus pallidus（pallidum） B-31

ピューテイメン
putamen B-32

河合教授のワンポイント脳講座

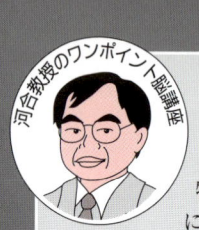

「脳」、音読みだと「のう」、訓読みでは？

現在、神経系の色々な構造物を表現する際に普通に使われている「脳」と「神経」という漢字は歴史的に対照的な経歴を持っている。「脳」は中国の古書に載るが、「神経」は江戸時代に杉田玄白（1733-1817）が作った造語である。古い日本語（和語）は、奈良時代の万葉集などの書物で知ることができるが、平安時代の源順（みなもとのしたごう、911-983）が選んだ「和名類聚抄（わみょうるいじゅうしょう）」は身体各部を当時の日本人がどう表現していたかを知ることのできる貴重な書物である。そこでは「脳」の和名を「**なずき**」と言い、「頭中の髄なり」と解説している。また、「髄脳」は古くより、文字通り「脳と脊髄」を意味するほかに、物事の本質や奥義の意味にも使われていた。しかし、日本で当時からここに精神の座があると考えられていたかどうかは疑わしい。「髄」は文字通り骨の中の「骨髄」に通じ、単なる油の固まり程度の認識であった可能性もある。この「なずき」という和語は今日一部の地方の方言に残るのみで一般には使われなくなっている。一方、「神経」という語は、「神気（しんき）」の「神」と「経脈（けいみゃく）」の「経」を合わせたもので、当時の西洋解剖学（主にオランダ医学）の翻訳・紹介の過程で作られたものである。つまり近世まで、中国や日本では末梢神経を表現するための「神経」の概念はほとんど存在しなかったようである。

和名類聚抄には他にも内臓諸器官の古称も多く掲載されている。次回の「臓単」で、それらの一部を紹介したい。

和名類聚抄（東京大学総合図書館所蔵）

神経とニューロン

末梢神経の認識がかなり曖昧であったのは東洋だけではなかった。杉田玄白が「神経」という言葉を作った17～18世紀の西洋においても、動脈、静脈や腱と神経の区別が明瞭であったどうかは疑わしい。事実、当時は神経は中空管状の構造物と信じられ、その内部に「神経液Humor nervosus」が流れて、感覚や運動を司るという「神経液流動説」が横行していたようである。科学的な「神経学」は、19～20世紀に活躍したスペインのカハール（Santiago Ramon y Cajal, 1852-1934）の仕事に負うところが多い。彼と共に1906年のノーベル生理医学賞を受賞したイタリアのゴルジ（Camillo Golgi, 1843-1926）の開発したゴルジ鍍銀（とぎん）染色を駆使して、カハールは脳内のあらゆる領域の神経細胞の全体像（細胞体、樹状突起、軸索）と線維連絡を明らかにして、今日の神経学の基盤を作った。その主張の中心は、神経細胞同士は突起を通して互いに連絡するが連続はしないという、個々の神経細胞の解剖学的生理学的独立性（ニューロン説）である。同じ染色法を用いてゴルジは、神経細胞の突起同士は互いに連続しているという立場（網状説）をとって譲らなかった。もちろん、今日では、その突起同士の連絡場であるシナプス synapse の電子顕微鏡による観察が決定的証拠となって、カハールのニューロン説が正しかったことが明らかになっている。

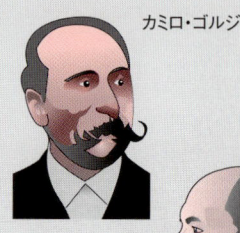

カミロ・ゴルジ

ラモニ・カハール

— Chapter 2 —

中枢神経
Central Nervous System

Frontal Lobe
前頭葉

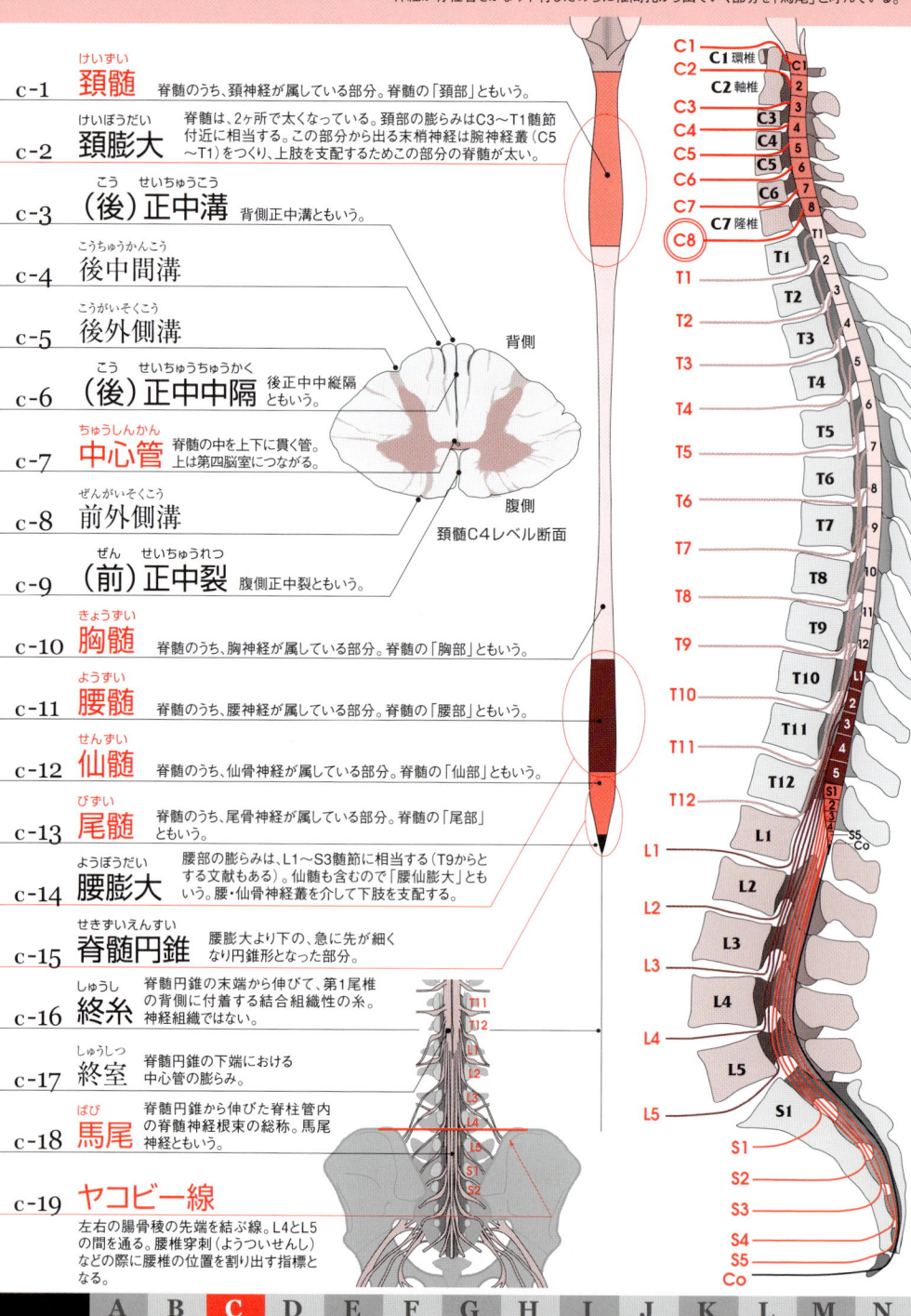

C 脊髄《概観》

脊髄、椎骨、脊髄神経は、同じ略号が使用される（例：C1…第1頚髄、第1頚椎、第1脊髄神経）。しかし下方になるにつれて髄節と椎骨のレベルはズレが大きくなる。腰神経・仙骨神経が脊柱管をかなり下行したのちに椎間孔から出ていく部分を「馬尾」と呼んでいる。

c-1	頚髄（けいずい）	脊髄のうち、頚神経が属している部分。脊髄の「頚部」ともいう。
c-2	頚膨大（けいぼうだい）	脊髄は、2ヶ所で太くなっている。頚部の膨らみはC3～T1髄節付近に相当する。この部分から出る末梢神経は腕神経叢（C5～T1）をつくり、上肢を支配するためこの部分の脊髄が太い。
c-3	（後）正中溝（こうせいちゅうこう）	背側正中溝ともいう。
c-4	後中間溝（こうちゅうかんこう）	
c-5	後外側溝（こうがいそくこう）	
c-6	（後）正中中隔（こうせいちゅうちゅうかく）	後正中中縦隔ともいう。
c-7	中心管（ちゅうしんかん）	脊髄の中を上下に貫く管。上は第四脳室につながる。
c-8	前外側溝（ぜんがいそくこう）	
c-9	（前）正中裂（ぜんせいちゅうれつ）	腹側正中裂ともいう。
c-10	胸髄（きょうずい）	脊髄のうち、胸神経が属している部分。脊髄の「胸部」ともいう。
c-11	腰髄（ようずい）	脊髄のうち、腰神経が属している部分。脊髄の「腰部」ともいう。
c-12	仙髄（せんずい）	脊髄のうち、仙骨神経が属している部分。脊髄の「仙部」ともいう。
c-13	尾髄（びずい）	脊髄のうち、尾骨神経が属している部分。脊髄の「尾部」ともいう。
c-14	腰膨大（ようぼうだい）	腰部の膨らみは、L1～S3髄節に相当する（T9からとする文献もある）。仙髄も含むので「腰仙膨大」ともいう。腰・仙骨神経叢を介して下肢を支配する。
c-15	脊髄円錐（せきずいえんすい）	腰膨大より下の、急に先が細くなり円錐形となった部分。
c-16	終糸（しゅうし）	脊髄円錐の末端から伸びて、第1尾椎の背側に付着する結合組織性の糸。神経組織ではない。
c-17	終室（しゅうしつ）	脊髄円錐の下端における中心管の膨らみ。
c-18	馬尾（ばび）	脊髄円錐から伸びた脊柱管内の脊髄神経根束の総称。馬尾神経ともいう。
c-19	ヤコビー線	左右の腸骨稜の先端を結ぶ線。L4とL5の間を通る。腰椎穿刺（ようついせんし）などの際に腰椎の位置を割り出す指標となる。

頚髄C4レベル断面

背側 / 腹側

C1 環椎　C2 軸椎　C7 隆椎

12　A 神経系概観　B 脳　C 脊髄1概観　D 脊髄2伝導路　E 脳幹1概観　F 脳幹2延髄・橋　G 脳幹3中脳　H 脳幹4脳神経　I 小脳　J 間脳視床　K 視床下部下垂体　L 大脳基底核　M 大脳辺縁系　N 大脳回・溝

脊髄からは31対の脊髄神経が、椎間孔を通って脊柱管から出ている。胸・腰・仙骨神経は対応する椎骨の下方の椎間孔から出てゆくが（例：第1胸神経⇒第1胸椎下方）、頸神経だけは例外。対応する頸椎の上方から出る。したがって第7頸椎下方（第1胸椎上方）の椎間孔から出るのは「**第8頸神経**」となる（左ページ、二重赤丸）。

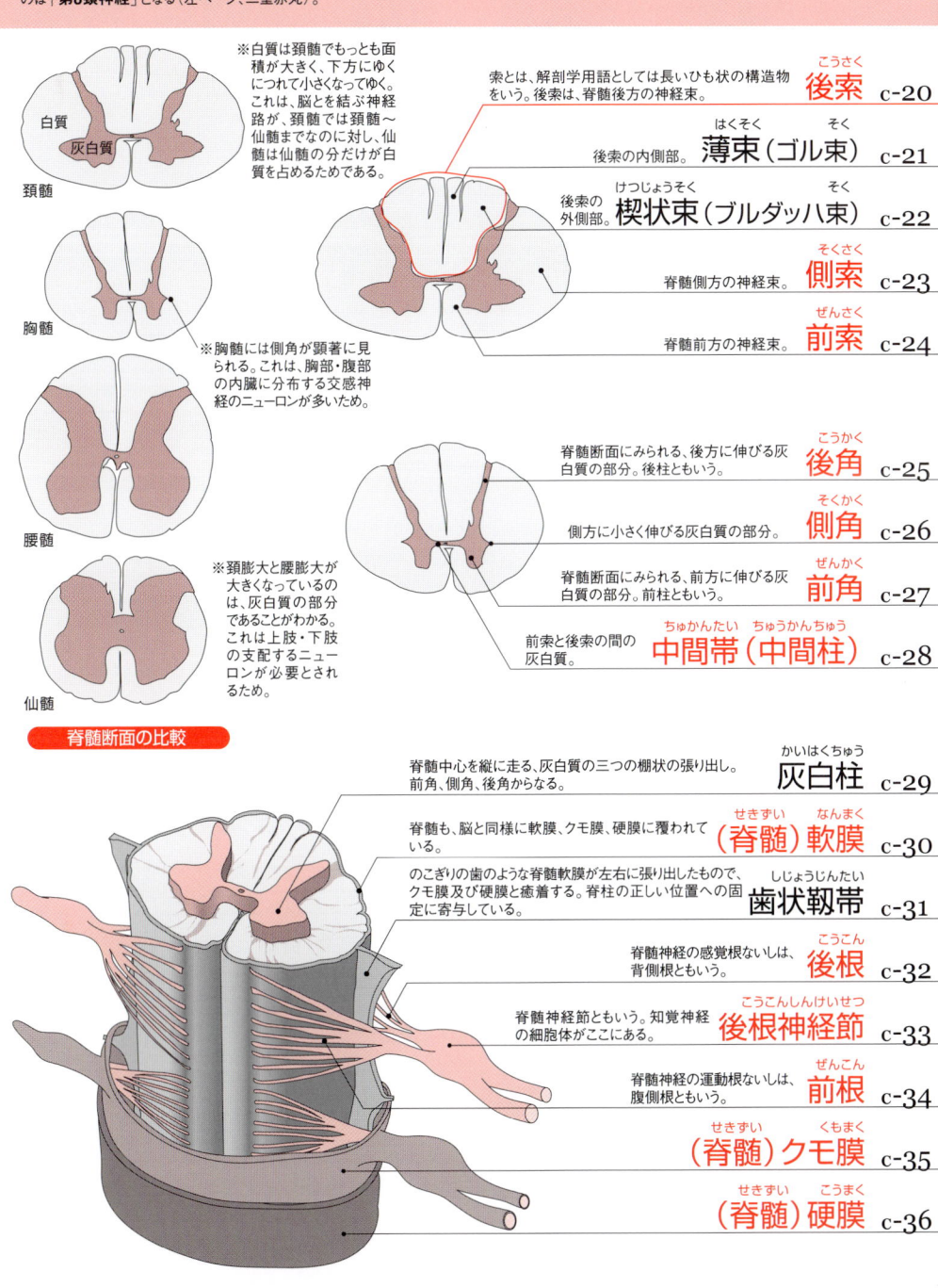

※白質は頸髄でもっとも面積が大きく、下方にゆくにつれて小さくなってゆく。これは、脳とを結ぶ神経路が、頸髄では頸髄〜仙髄までなのに対し、仙髄は仙髄の分だけが白質を占めるためである。

白質
灰白質
頸髄

※胸髄には側角が顕著に見られる。これは、胸部・腹部の内臓に分布する交感神経のニューロンが多いため。

胸髄

※頸膨大と腰膨大が大きくなっているのは、灰白質の部分であることがわかる。これは上肢・下肢の支配するニューロンが必要とされるため。

腰髄

仙髄

脊髄断面の比較

説明	用語	記号
索とは、解剖学用語としては長いひも状の構造物をいう。後索は、脊髄後方の神経束。	後索(こうさく)	c-20
後索の内側部。	薄束(はくそく)（ゴル束）	c-21
後索の外側部。	楔状束(けつじょうそく)（ブルダッハ束）	c-22
脊髄側方の神経束。	側索(そくさく)	c-23
脊髄前方の神経束。	前索(ぜんさく)	c-24
脊髄断面にみられる、後方に伸びる灰白質の部分。後柱ともいう。	後角(こうかく)	c-25
側方に小さく伸びる灰白質の部分。	側角(そくかく)	c-26
脊髄断面にみられる、前方に伸びる灰白質の部分。前柱ともいう。	前角(ぜんかく)	c-27
前索と後索の間の灰白質。	中間帯(ちゅうかんたい)（中間柱(ちゅうかんちゅう)）	c-28
脊髄中心を縦に走る、灰白質の三つの棚状の張り出し。前角、側角、後角からなる。	灰白柱(かいはくちゅう)	c-29
脊髄も、脳と同様に軟膜、クモ膜、硬膜に覆われている。	（脊髄）軟膜(なんまく)	c-30
のこぎりの歯のような脊髄軟膜が左右に張り出したもので、クモ膜及び硬膜と癒着する。脊柱の正しい位置への固定に寄与している。	歯状靱帯(しじょうじんたい)	c-31
脊髄神経の感覚根ないしは、背側根ともいう。	後根(こうこん)	c-32
脊髄神経節ともいう。知覚神経の細胞体がここにある。	後根神経節(こうこんしんけいせつ)	c-33
脊髄神経の運動根ないしは、腹側根ともいう。	前根(ぜんこん)	c-34
	（脊髄）クモ膜(くもまく)	c-35
	（脊髄）硬膜(こうまく)	c-36

C　Spinal Cord　<overview>

> このページで取り上げた英語名以外にも、別称が幾つもあるが、ここではより英語化したものを掲載している。

- c-1　サーヴィカル　パート　オヴ　スパイナル　コード
  cervical (part of) spinal cord
- c-2　サーヴィカル　エンラージメント
  cervical enlargement
- c-3　ポスティアリア　ミーディアン　サルカス
  posterior median sulcus
- c-4　ポスティアリア　インターミーディイット　サルカス
  posterior intermediate sulcus
- c-5　ポスティロラテラル　サルカス
  posterolateral sulcus
- c-6　ポスティアリア　ミーディアン　セプタム
  posterior median septum
- c-7　セントラル　キャナル
  central canal　⇒p.144ページのコラム参照
- c-8　アンテロラテラル　サルカス
  anterolateral sulcus
- c-9　アンティアリア　ミーディアン　フィシャ
  anterior median fissure
- c-10　ソラスィック　パート　オヴ　スパイナル　コード
  thoracic (part of) spinal cord
- c-11　ランバ　パート　オヴ　スパイナル　コード
  lumbar (part of) spinal cord
- c-12　セイクラル　パート　オヴ　スパイナル　コード
  sacral (part of) spinal cord
- c-13　コクスィジーアル　パート　オヴ　スパイナル　コード
  coccygeal (part of) spinal cord
- c-14　ランバ　エンラージメント
  lumbar enlargement♦
- c-15　メダラリ　コウン
  medullary cone♦　(conus medullaris)
- c-16　ターミナル　ファイラム
  terminal filum♦　※複数形は、fila ファイラ
- c-17　ターミナル　ヴェントリクル
  terminal ventricle
- c-18　コーダ　イクワイナ（エクィナ）
  cauda equina♦
- c-19　ジャコビィズ　ライン
  Jacoby's line

※Jacoby line とも表記する。

♦**lumbar enlargement** 腰膨大　**lumbosacral enlargement** ランボセイクラル エンラージメント「腰仙膨大」ともいう。enlarge は、「largeにする、拡張する、膨張する」から。enlargementは、ラテン語の **intumescentia** イントゥメセンシア とも置き換えられる。

♦**medullary cone** 脊髄円錐　ギリシャ語 κῶνος コーノス「松かさ、松ぼっくり」から。その形から英語の cone コウン「円錐、アイスクリームのコーン」が派生。

♦**terminal filum** 終糸　filumは、ラテン語 filum フィールム「糸、糸状のもの」に由来。filaria フィレアリア「フィラリア、糸状虫」や、file ファイル「糸で綴じた書類、ファイル」も同根語。

コード、コード、コード
CHORDA「ひも」

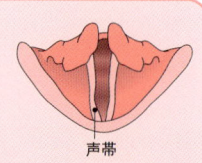

　spinal cord 脊髄 の cord は、ギリシャ語 χορδή コルデー「ひも、弦」に由来する。cord は、長いひも状の構造を指し、「索、帯、腱」と訳される（vocal cord ヴォウカル コード「声帯」など）。ギリシャ語の χ カイ（キー）はラテン語になると CH に翻字される。それで、χορδή がラテン語化したものは、chorda コルダとなった（chorda vocalis「声帯」等）。ラテン語 chorda がフランス語経由で英語に入った時 CH → C となり、cord になる。このコードは、医学用語以外は、より一般的な「ひも」を指して用いられている（電線のコード等）。一方、cord は本来ラテン語の chorda だという見解から、あえて C → CH に綴りを変えてしまった。それが chord コードで、「(楽器の)弦、(数学の)弦、心の琴線」といったやや専門的な用語に現われている。　ところが、音楽用語の chord「コード、和音」は、ラテン語 chorda に由来せず、accord アコード「一致、調和」に由来している（ad-「〜へ」+cord-「心」、すなわち「一つの心で、一致して」）。途中から頭のaが抜け落ち、さらに、弦のchordの影響を受けて chord という綴りに変化した。

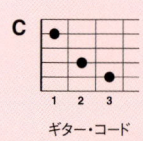

　ちなみに、英語の code コウド「符号、暗号」は、全く異なる語源で、caudex カウデクス「材木、書字板」に由来。さらには codex コーデクス「冊子本(巻き物ではなく綴じた本)、写本」に、次いで、まとめられた「規範、法典」を意味する code になった。プログラムを符号化することは coding コーディングであり、商品の品名、値段等を暗号化したものが、barcode バーコードである。様々な分野に広がる言葉の繋がりを解き明かすことは、暗号解読に似た楽しみがある。

spinal cord の spinal はラテン語 spina スピーナ「棘(とげ)」から派生した形容詞。spina に由来する spine スパインは、「脊柱、椎骨」だが、これは棘突起をはじめとして幾つもの突起「とげ」が椎骨から突き出ているため。鉱物の spinel スピネル「尖晶石」も、とげ状の結晶の形に由来している。posterolateral「後外側の」は、posterior lateral と二語で表記する。

◆ **cauda equina 馬尾** ラテン語 cauda カウダ「尻尾(しっぽ)、尾」から。caudate nucleus コーデイト ニュークリアス「尾状核」も同じ語根。⇒「肉単」p.5参照。equinaは、ラテン語の equus エクウス「馬」の形容詞形(女性形)。

◆ **posterior funiculus 後索** funiculus は、ラテン語の funis フーニス「綱、ロープ」に、指小辞 -culus が付いたもので、「小さい綱、コード」の意。

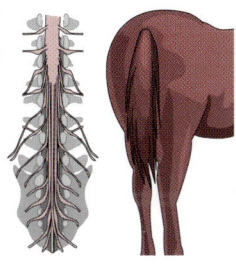

馬尾　馬の尾

	ポスティアリア フューニキュラス	
	posterior funiculus◆	c-20
	グラサイル ファスィキュラス ゴル	
	gracile fasciculus (Goll〜)	c-21
	キューニエイト ファスィキュラス ブルダッハ	
	cuneate fasciculus (Burdach〜)	c-22
	ラテラル フューニキュラス	
	lateral funiculus	c-23
	アンティアリア フューニキュラス	
	anterior funiculus	c-24

楔状束と楔形文字とコイン
CUNEUS「楔(くさび)」

cuneate fasciculus 楔状束 は、ラテン語 cuneus クネウス「楔(くさび)」に由来。この cuneus は、解剖学においては様々な楔形(くさびがた)をした言葉の語源になっている。cuneus がそのままの形では、楔部(頭頂後頭溝と鳥距溝によってに区切られ部分)を意味する。さらに、この cuneus に、form「形」が付いた語 cuneiform キューニイフォームは、「(足の)楔状骨」、「(鋤骨)楔状部」、さらには「楔形文字」という意味もある(cuneiformは、楔形文字として使われるよりも解剖学用語として使われている方が古い)。

この cuneus が、フランス語を経て英語になったものが、coin コイン「硬貨、貨幣」である。これは貨幣を打刻するための型が楔形をしていたため。後に、型ではなく硬貨の方がコインと呼ばれるようになる。ちなみに、胸部X線写真において硬貨ぐらいの大きさの円い陰影をcoin lesion「コイン リージョン」と呼んでいる。

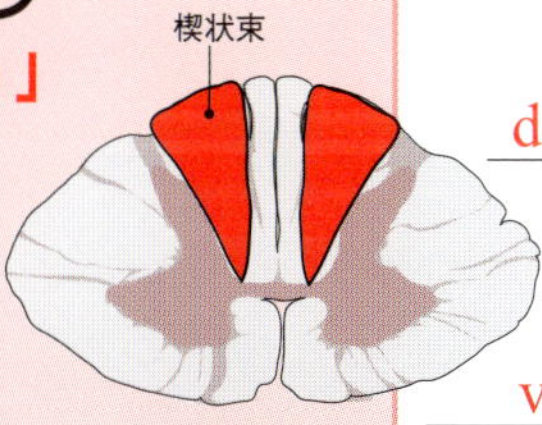

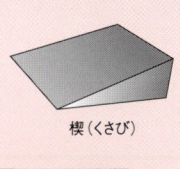

楔(くさび)
鋤骨翼
鋤骨楔状(けつじょう)部
楔部 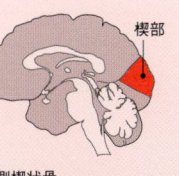
外側楔状骨
コイン
型
立方骨
中間楔状骨　内側楔状骨
足の前頭断
外側楔状骨と中間〜は下に尖り、内側楔状骨は上に尖っている。配置は石造アーチ建築に似る。

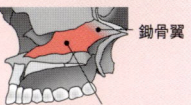

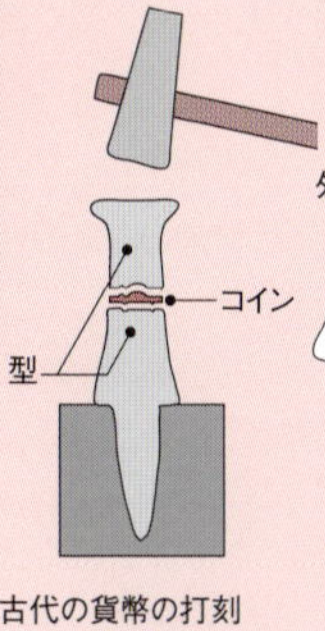

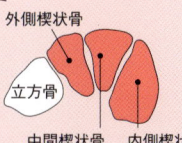

楔形文字 cuneiform　古代の貨幣の打刻

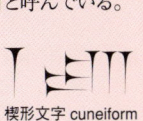

	ドーサル ポスティアリア ホーン	
	dorsal (posterior) horn	c-25
	ラテラル ホーン	
	lateral horn	c-26
	ヴェントラル アンティアリア ホーン	
	ventral (anterior) horn	c-27
	インターミーディイット ゾウン	
	intermediate zone	c-28
	グレイ コラムズ	
	gray columns	c-29
	スパイナル パイア メイタ(ピーア マータ)	
	spinal pia mater	c-30
	デンティキュレイト リガメント	
	denticulate ligament	c-31
	ドーサル ポスティアリア ルート	
	dorsal (posterior) root	c-32
	ドーサル (ポスティアリア) ルート ギャングリオン	
	dorsal (posterior) root ganglion (DRG)	c-33
	ヴェントラル アンティアリア ルート	
	ventral (anterior) root	c-34
	スパイナル アラクノイド メイタ(マータ)	
	spinal arachnoid mater	c-35
	スパイナル ドゥーラ メイタ(マータ)	
	spinal dura mater	c-36

※pia mater、dura mater についてはp.72,73を参照。

D 脊髄《伝導路》

ここでは主な脊髄の神経束や神経核、神経路について扱う。感覚性脊髄路は灰色、運動性脊髄路は赤色で示している。伝導路の局在図は文献によって異なる。実際、部位によっては重なりあうことも多い。伝導路については、p.64を参照。

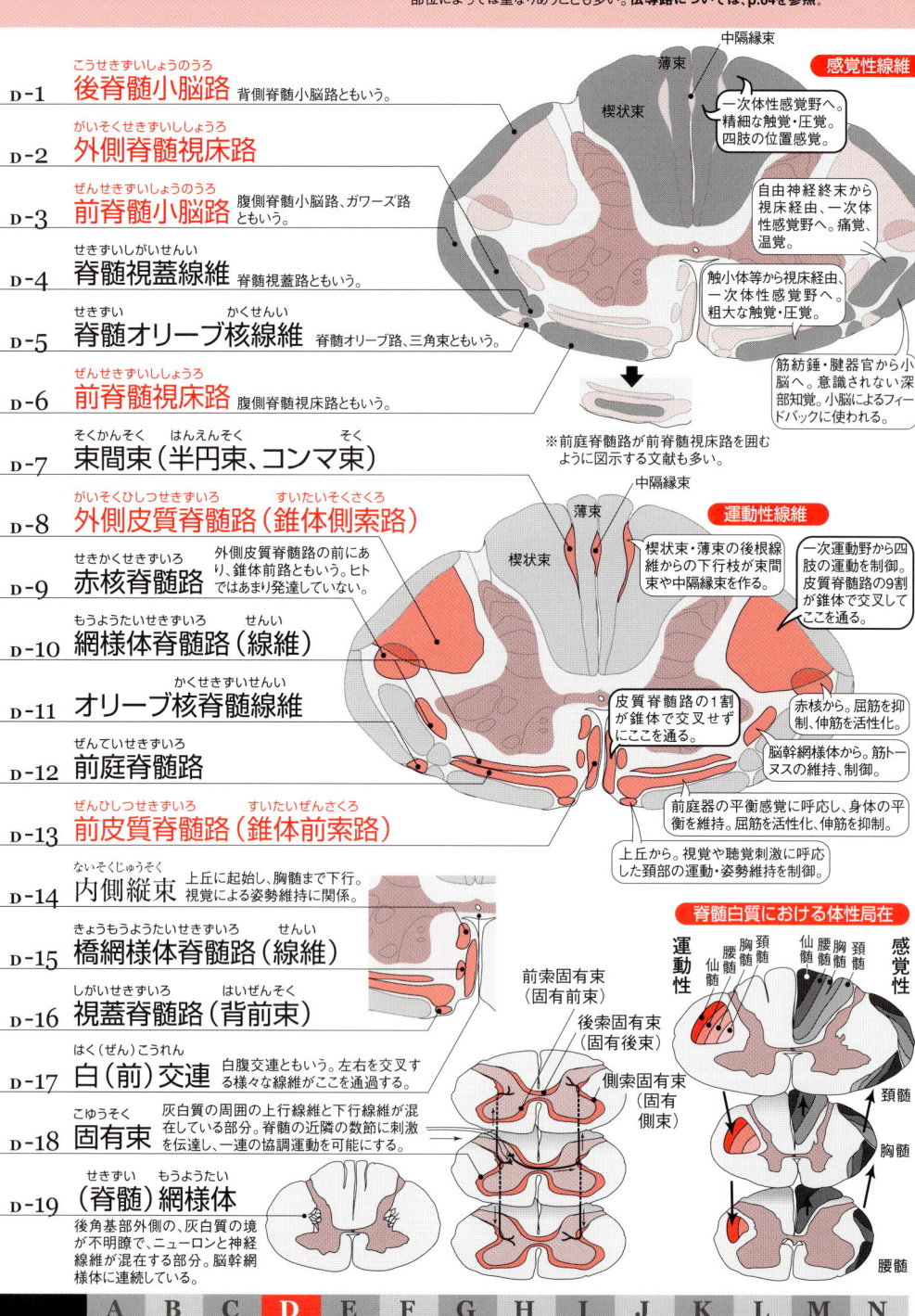

- **D-1** 後脊髄小脳路（こうせきずいしょうのうろ）　背側脊髄小脳路ともいう。
- **D-2** 外側脊髄視床路（がいそくせきずいししょうろ）
- **D-3** 前脊髄小脳路（ぜんせきずいしょうのうろ）　腹側脊髄小脳路、ガワーズ路ともいう。
- **D-4** 脊髄視蓋線維（せきずいしがいせんい）　脊髄視蓋路ともいう。
- **D-5** 脊髄オリーブ核線維（せきずい かくせんい）　脊髄オリーブ路、三角束ともいう。
- **D-6** 前脊髄視床路（ぜんせきずいししょうろ）　腹側脊髄視床路ともいう。
- **D-7** 束間束（半円束、コンマ束）（そくかんそく はんえんそく）
- **D-8** 外側皮質脊髄路（錐体側索路）（がいそくひしつせきずいろ すいたいそくさくろ）
- **D-9** 赤核脊髄路（せきかくせきずいろ）　外側皮質脊髄路の前にあり、錐体前路ともいう。ヒトではあまり発達していない。
- **D-10** 網様体脊髄路（線維）（もうようたいせきずいろ せんい）
- **D-11** オリーブ核脊髄線維（かくせきずいせんい）
- **D-12** 前庭脊髄路（ぜんていせきずいろ）
- **D-13** 前皮質脊髄路（錐体前索路）（ぜんひしつせきずいろ すいたいぜんさくろ）
- **D-14** 内側縦束（ないそくじゅうそく）　上丘に起始し、胸髄まで下行。視覚による姿勢維持に関係。
- **D-15** 橋網様体脊髄路（線維）（きょうもうようたいせきずいろ せんい）
- **D-16** 視蓋脊髄路（背前束）（しがいせきずいろ はいぜんそく）
- **D-17** 白（前）交連（はく（ぜん）こうれん）　白腹交連ともいう。左右を交叉する様々な繊維がここを通る。
- **D-18** 固有束（こゆうそく）　灰白質の周囲の上行線維と下行線維が混在している部分。脊髄の近傍の数節に刺激を伝達し、一連の協調運動を可能にする。
- **D-19** （脊髄）網様体（せきずい もうようたい）　後角基部外側の、灰白質の境が不明瞭で、ニューロンと神経線維が混在する部分。脳幹網様体に連続している。

● 伝導路の名称は、神経の起始と停止に基づくものも多い（例：赤核脊髄路＝起始が赤核、停止が脊髄）。脊髄の灰白質の名称には、灰白質の外形に基づくもの（後角頭、後角頸）、組織の特徴に基づくもの（海綿帯、膠様質）、細胞組織の構造によるレキシードの層区分がある。

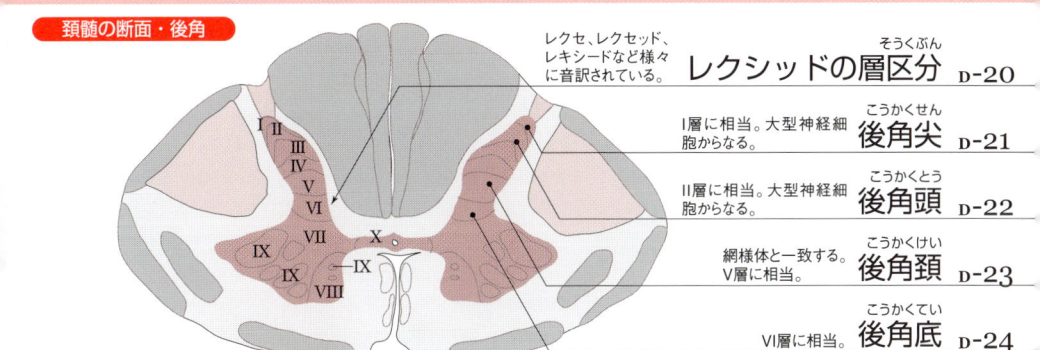

頸髄の断面・後角

レクセ、レクセッド、レキシードなど様々に音訳されている。 **レクシッドの層区分** D-20

I層に相当。大型神経細胞からなる。 **後角尖（こうかくせん）** D-21

II層に相当。大型神経細胞からなる。 **後角頭（こうかくとう）** D-22

網様体と一致する。V層に相当。 **後角頸（こうかくけい）** D-23

VI層に相当。 **後角底（こうかくてい）** D-24

胸髄の断面・胸髄核

胸髄核の大型のニューロンから発する神経線維は、同じ側の側索を上行し、下小脳脚を経由して小脳の虫部に達する（後脊髄小脳路）。

後外側路、またはリサウエル路ともいう。ここは、上行線維と下行線維が混在している。 **終帯（しゅうたい）** D-25

海綿質、後縁核、後核、背側辺縁核、縁帯ともいう。I層に相当する。 **海綿帯（かいめんたい）** D-26

前角ニューロンの体性局在

前角には2種の運動ニューロンがある。
● α運動ニューロンは大型の多極性ニューロンで、外側⇒遠位、内側⇒近位、浅部⇒伸筋、深部⇒屈筋という体性局在がある。これらの運動ニューロンは髄節のある高さにわたって分布し、加えてより高い位置に上腕、次いで前腕、より低い位置に手を支配するニューロンが存在している。
● γ運動ニューロンは、小型～中型の細胞で、筋紡錘内の筋線維を支配し筋紡錘の感度を調整する。筋紡錘からの情報により、筋トーヌスの維持、平衡を制御する。

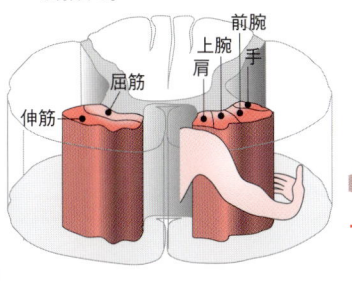

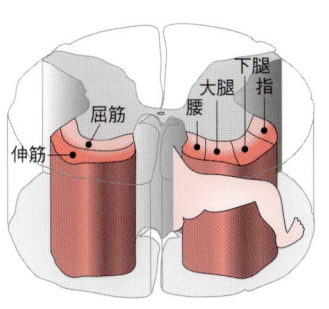

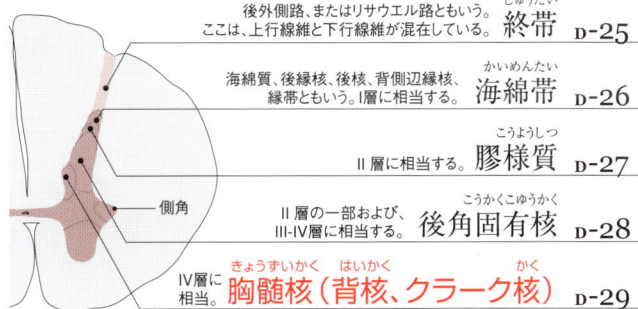

II層に相当する。 **膠様質（こうようしつ）** D-27

II層の一部および、III-IV層に相当する。 **後角固有核（こうかくこゆうかく）** D-28

IV層に相当。 **胸髄核（背核、クラーク核）（きょうずいかく、はいかく、かく）** D-29

前角の神経核

背内側核（後内側核）（はいないそくかく、こうないそくかく） D-30

後背外側核（後後外側核）（こうはいがいそくかく、こうこうがいそくかく） D-31

中心核（ちゅうしんかく） D-32

背外側核（後外側核）（はいがいそくかく、こうがいそくかく） D-33

腹外側核（前外側核）（ふくがいそくかく、ぜんがいそくかく） D-34

腹内側核（前内側核）（ふくないそくかく、ぜんないそくかく） D-35

頸髄C3～C5にあり、中心核に相当する。約75％の割合でC5～C6に副横隔神経核も存在する。 **横隔神経核（おうかくしんけいかく）** D-36

副神経核（ふくしんけいかく） D-37

頸髄C2～C5（6）にあり、腹外側核の位置に存在する。延髄から伸びてきており、副神経の起始核である（⇒H-37参照）。

D Spinal Cord <tract>

● tract トラクト は、伝導路を意味し、「路、索、束」と訳される。tract は、ラテン語 tractus トラクトゥス「引くこと、進路」に由来。英語 tractor トラクター「耕運機」も類語。

- D-1 ポステリアリア スパイノセリベラ トラクト
  posterior spinocerebellar tract
- D-2 ラテラル スパイノサラミック トラクト
  lateral spinothalamic tract
- D-3 アンテリアリア スパイノセリベラ トラクト
  anterior spinocerebellar tract
- D-4 スパイノテクタル ファイバーズ
  spinotectal fibers
- D-5 スパイノオリヴァリ ファイバーズ
  spinoolivary fibers
- D-6 アンテリアリア スパイノサラミック トラクト
  anterior spinothalamic tract
- D-7 インターファスィキュラ ファスィキュラス
  interfascicular fasciculus◆
- D-8 ラテラル コーティコスパイナル トラクト
  lateral corticospinal tract
- D-9 ルーブロスパイナル トラクト
  rubrospinal tract
- D-10 レティキュロスパイナル トラクト
  reticulospinal tract
- D-11 オリーヴォスパイナル ファイバーズ
  olivospinal fibers
- D-12 ヴェスティビュロスパイナル トラクト
  vestibulospinal tract
- D-13 アンテリアリア コーティコスパイナル トラクト
  anterior corticospinal tract
- D-14 ミーディアル ロンジテューディナル ファスィキュラス
  medial longitudinal fasciculi
- D-15 ポントウレティキュロスパイナル トラクト
  pontoreticulospinal tract
- D-16 テクトスパイナル トラクト
  tectospinal tract
- D-17 アンテリアリア ホワイト コミッシャ
  anterior white commissure
- D-18 プロパ ファスィキュラス ファスィキュライ プロプリアイ
  proper fasciculus (fasciculi proprii)
- D-19 スパイナル レティキュラ フォーメイション
  spinal reticular formation

※ fiberは、イギリスでは fibre と綴る。

●ここでは、脊髄路で頻繁に使われる接頭辞について説明する●
ここではギリシャ語の挿入母音 -o- を入れているが、ラテン語では -i- が付くこともある（dorsiflexion「背屈」等）。続く言葉が母音で始まる場合、挿入母音が付かないことがある。

◆**median**「正中」と **medial**「内側」という紛らわしい語は、同じラテン語 medius メディウス「中の、中間の」に由来。medialの反対語は、lateral「外側の」。もう一方のmedianは、「正中の、中心線上にある」という意味。middle とも置き換えられる。

◆**lateral**「外側」ラテン語 lateralis ラテラーリス「外側の」から。

◆**antero-**「前～、前方の」ラテン語 ante アンテ「前に」から。anterior「より前方」は、-ior「さらに」という接尾辞が付いたもの。

◆**ventro-**「腹～、腹側の」ラテン語 venter ウェンテル「腹」から。

◆**postero-**「後～、後方の」は、ラテン語 posta ポスタ「決められた」に由来する。郵便の「ポスト」も定められた場所にある。postero-は、posterior「より後方」から派生。

◆**retro-**「後～、後方の」 ラテン語 retro レトロー「後方に、以前に」から。さらに、「さかのぼって」や、「逆に、逆方向の」という意味もある。
retrograde amnesia レトログレイド アムニーズィア「逆向性健忘（原

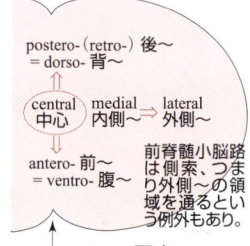

```
           postero- (retro-) 後～
                 = dorso- 背～
  central    medial  →  lateral
   中心      内側～       外側～
  antero- 前～
  = ventro- 腹～
           median- 正中～
```

前脊髄小脳路は側索、つまり外側～の領域を通るという例外もあり。

原子核、細胞核、神経核、銀河核、そしてクルミ
NUCLEUS「核」

nucleus 核は、ラテン語 nux ヌックス「クルミ、堅果」に指小辞 -ulus が付いたもの（小さいクルミ）。英語 nut ナット「堅果、ナッツ」と同じ印欧祖語に由来すると考えられている。この語から中心部分を指す種々の解剖学用語が造られている（nucleus of lens ニュークリアス オヴ レンズ「水晶体核」や、「神経核（他と区別される神経細胞群）」等）。このnucleus は、細胞学では「細胞核」、物理学では「原子核」、天文学では「（彗星、銀河の）核」を指す。派生語には、nucleotide ニュークレオタイド「ヌクレオチド」や、nuclear fusion ニュークリア フュージョン「核融合」、nuclear weapon ニュークリア ウェポン「核兵器」がある。クルミの派生語は原子の世界から、宇宙の世界において物事の核心をなしている。

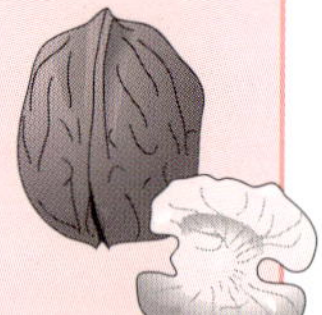

クルミ
原子核 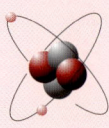
細胞核

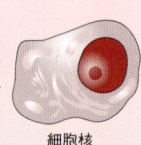

解離性知覚麻痺（感覚解離ともいう）は、種々の症例がある。**脊髄癆**（せきずいろう）は、神経系の梅毒の末期に現われ、腰・仙髄レベルの後根と後索が変性、下肢の感覚異常や歩行失調症等が生じる。**脊髄空洞症**は、中心管と関連して空洞が生じ、脊髄視床路が損傷して両側の温・痛覚が消失する。**多発性硬化症**は、特に頸髄レベルの楔状束が損傷されるため、手や指の精細な感覚が失われ、器用さが損なわれる。

因となる外傷・疾患以前の記憶に関する健忘）」等。
◆ **dorso-**「背〜、背側の」ラテン語 dorsum ドルスム「背」から。
◆ **retroposterior lateral nucleus 後背外側核（後後外側核）**
retro- も、posterior も共に「後〜」を意味するが、違う由来の語を重ねているのは、和訳で「後」、「背」を並べているのに似ている。同じ意味で由来の異なる接頭辞を重ねる英単語の例として、八分音符 quaver（note）クエイヴァがある（イギリス英語）。さらに短い音の時に、**semi**quaver セミクェイヴァ「十六分音符」、**demi**semiquaver「三十二分音符」、**hemi**demisemiquaver ヘミデミセミクェイヴァ「六十四分音符」というように、「半分」を意味する接頭辞 semi-（ラテン語）、demi-（フランス語）、hemi-（ギリシャ語）を次々並べてゆくのは興味深い。ちなみに、米語では六十四分音符は、sixty-fourth noteで日本語と似た表現。

脊髄損傷の症例

脊髄の解剖学を知ってはじめて、spinal cord injury スパイナル コード インジャリ「脊髄損傷」の症状の原因を理解することができる。ここでは幾つかの例を取り上げる。

● **脊髄離断** spinal cord transection スパイナル コード トランセクションの際は、その障害のある脊髄以下の運動機能、体性感覚、内臓感覚が失われる。

● **ブラウン・セカール症候群** Brown-Sequard syndrome ブラウンセコード スィンドロウム　脊髄の半側の障害による症状。患側の運動麻痺と識別覚の麻痺、対側の温痛覚麻痺が生じる。これは交叉するレベルの違いのため。感覚のある型が喪失し、他の型が残る症状を、dissociated anesthesia ディソシエイティッド アネススィーズィア「解離性知覚麻痺（感覚脱失）」という。ちなみに、ブラウン・セカールとはフランスの生理学者・神経科医(1817-1894)。

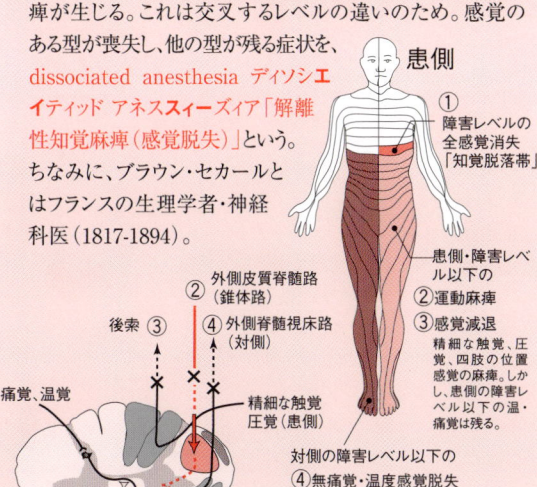

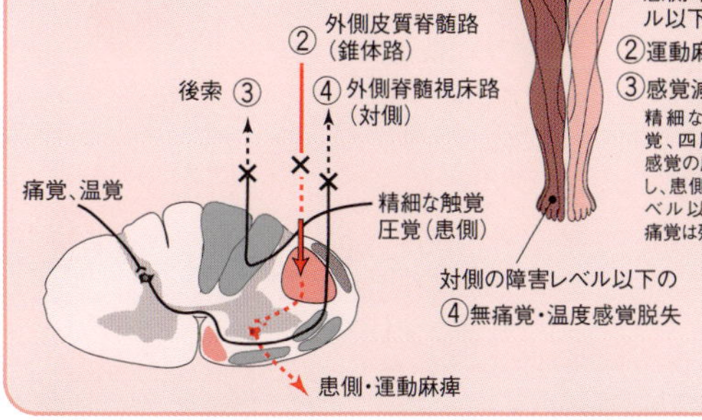

ラミネイション オヴ レクスィド　lamination of Rexed	D-20
エイペックス オヴ ポスティアリア ホーン　apex of posterior horn	D-21
ヘッド オヴ ポスティアリア ホーン　head of posterior horn	D-22
ネック オヴ ポスティアリア ホーン　neck of posterior horn	D-23
ベイス オヴ ポスティアリア ホーン　base of posterior horn	D-24
マージナル ニュークリアス ポステロラテラル トラクト　*marginal nucleus (posterolateral tract)*	D-25
ゾウナ スポンジオウサ ポステロマージナル ニュークリアス　*zona spongiosa (posteromarginal nucleus)*	D-26
サブスタンシア ジャラティノウサ　*substantia gelatinosa*	D-27
プロパ ニュークリアス オヴ ドーサル ポスティアリア ホーン　*proper nucleus of dorsal (posterior) horn*	D-28
ソーラスィック ニュークリアス　thoracic nucleus	D-29
ミーディアル ドーサル ニュークリアス　medial dorsal nucleus	D-30
レトロポスティアリア ラテラル ニュークリアス　retroposterior lateral nucleus ◆	D-31
セントラル ニュークリアス　central nucleus	D-32
ドーソラテラル ニュークリアス　dorsolateral nucleus	D-33
ヴェントロラテラル ニュークリアス　ventrolateral nucleus	D-34
ヴェントロミーディアル ニュークリアス　ventromedial nucleus	D-35
ニュークリアス オヴ フレニック ナーヴ　nucleus of phrenic nerve	D-36
ニュークリアス オヴ アクセサリ ナーヴ　nucleus of accessory nerve	D-37

患側
① 障害レベルの全感覚消失「知覚脱落帯」
② 外側皮質脊髄路（錐体路）
④ 外側脊髄視床路（対側）
後索 ③
痛覚、温覚
精細な触覚圧覚（患側）
② 運動麻痺
③ 感覚減退　精細な触覚、圧覚、四肢の位置感覚の麻痺。しかし、障害レベル以下の温・痛覚は残る。
対側の障害レベル以下の ④ 無痛覚・温度感覚脱失
患側・運動麻痺

E 脳幹《外観》

ここでは、脳幹を構成する延髄、橋、中脳について扱う（文献によっては間脳も脳幹に含めたり、延髄と橋だけを含めるものがある）。外部の構造や内部の神経核等は、延髄、橋、中脳にまたがるものが多く、ここで脳幹として一括して扱う。

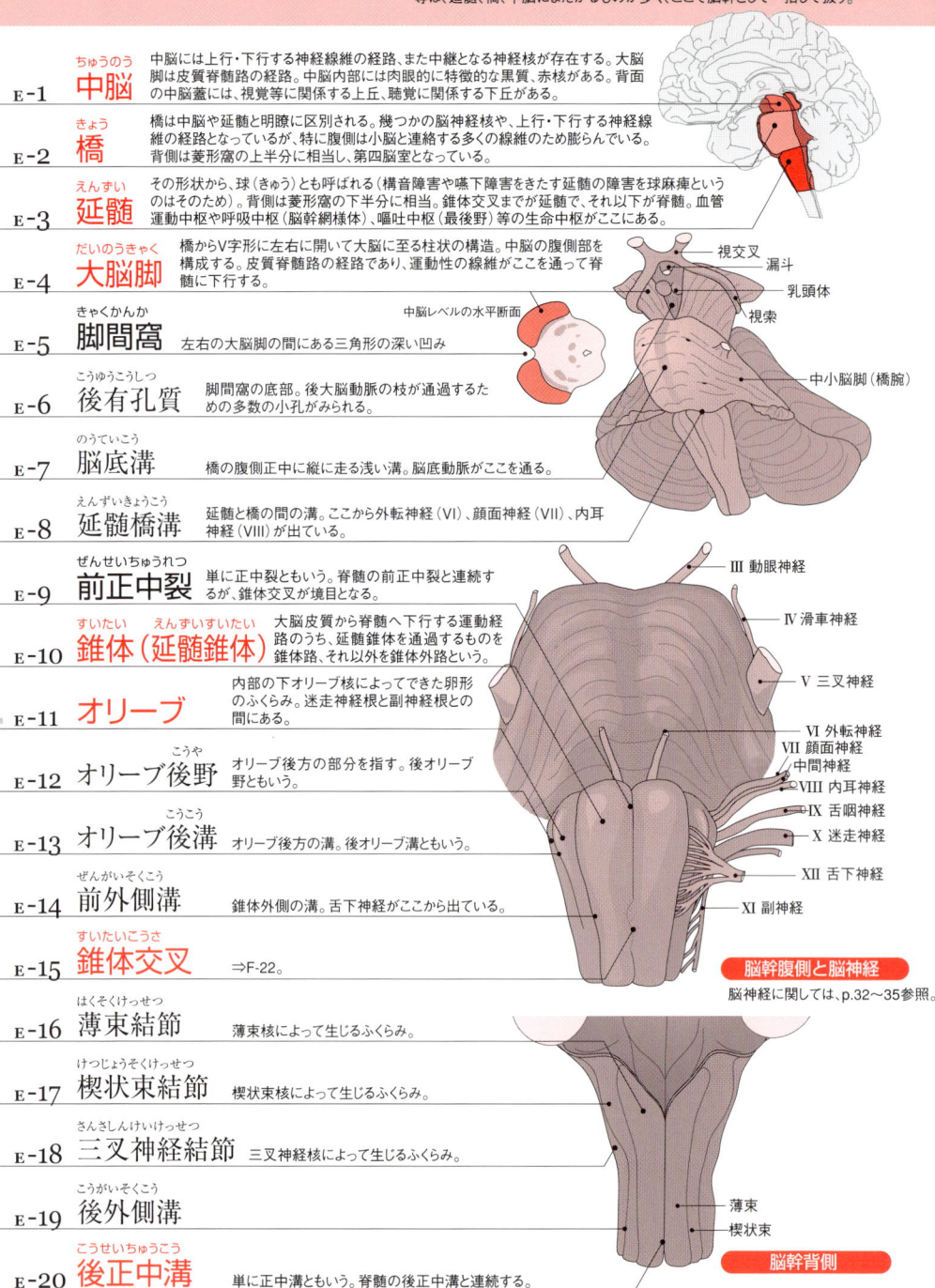

E-1	ちゅうのう 中脳	中脳には上行・下行する神経線維の経路、また中継となる神経核が存在する。大脳脚は皮質脊髄路の経路。中脳内部には肉眼的に特徴的な黒質、赤核がある。背面の中脳蓋には、視覚等に関係する上丘、聴覚に関係する下丘がある。
E-2	きょう 橋	橋は中脳や延髄と明瞭に区別される。幾つかの脳神経核や、上行・下行する神経線維の経路となっているが、特に腹側は小脳と連絡する多くの線維のため膨らんでいる。背側は菱形窩の上半分に相当し、第四脳室となっている。
E-3	えんずい 延髄	その形状から、球（きゅう）とも呼ばれる（構音障害や嚥下障害をきたす延髄の障害を球麻痺というのはそのため）。背側は菱形窩の下半分に相当し、錐体交叉までが延髄で、それ以下が脊髄。血管運動中枢や呼吸中枢（脳幹網様体）、嘔吐中枢（最後野）等の生命中枢がここにある。
E-4	だいのうきゃく 大脳脚	橋からV字形に左右に開いて大脳に至る柱状の構造。中脳の腹側部を構成する。皮質脊髄路の経路であり、運動性の線維がここを通って脊髄に下行する。
E-5	きゃくかんか 脚間窩	左右の大脳脚の間にある三角形の深い凹み。
E-6	こうゆうこうしつ 後有孔質	脚間窩の底部。後大脳動脈の枝が通過するための多数の小孔がみられる。
E-7	のうていこう 脳底溝	橋の腹側正中に縦に走る浅い溝。脳底動脈がここを通る。
E-8	えんずいきょうこう 延髄橋溝	延髄と橋の間の溝。ここから外転神経(VI)、顔面神経(VII)、内耳神経(VIII)が出ている。
E-9	ぜんせいちゅうれつ 前正中裂	単に正中裂ともいう。脊髄の前正中裂と連続する。錐体交叉までが境目となる。
E-10	すいたい　えんずいすいたい 錐体（延髄錐体）	大脳皮質から脊髄へ下行する運動経路のうち、延髄錐体を通過するものを錐体路、それ以外を錐体外路という。
E-11	オリーブ	内部の下オリーブ核によってできた卵形のふくらみ。迷走神経根と副神経根との間にある。
E-12	こうや オリーブ後野	オリーブ後方の部分を指す。後オリーブ野ともいう。
E-13	こうこう オリーブ後溝	オリーブ後方の溝。後オリーブ溝ともいう。
E-14	ぜんがいそくこう 前外側溝	錐体外側の溝。舌下神経がここから出ている。
E-15	すいたいこうさ 錐体交叉	⇒F-22。
E-16	はくそくけっせつ 薄束結節	薄束核によって生じるふくらみ。
E-17	けつじょうそくけっせつ 楔状束結節	楔状束核によって生じるふくらみ。
E-18	さんしんけいけっせつ 三叉神経結節	三叉神経核によって生じるふくらみ。
E-19	こうがいそくこう 後外側溝	
E-20	こうせいちゅうこう 後正中溝	単に正中溝ともいう。脊髄の後正中溝と連続する。

図中ラベル：視交叉、漏斗、乳頭体、視索、中小脳脚（橋腕）、III 動眼神経、IV 滑車神経、V 三叉神経、VI 外転神経、VII 顔面神経、中間神経、VIII 内耳神経、IX 舌咽神経、X 迷走神経、XII 舌下神経、XI 副神経、薄束、楔状束

中脳レベルの水平断面

脳幹腹側と脳神経（脳神経に関しては、p.32〜35参照）

脳幹背側

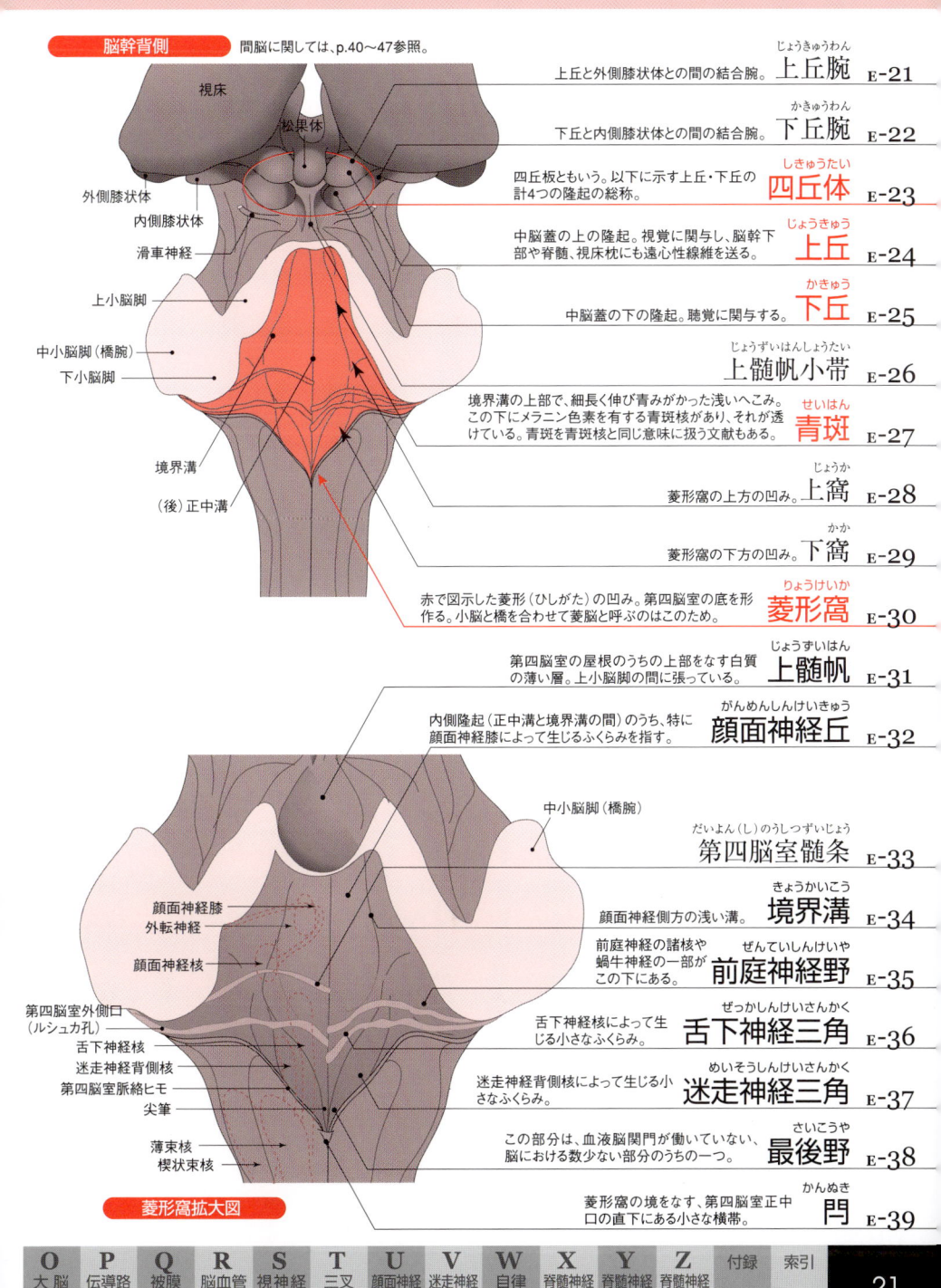

● 脳幹の重さは約200g。この中に生命維持に必要な重要な機能が詰まっている。脳幹からは第3〜12神経の10対の脳神経が出入りしている。

脳幹背側

間脳に関しては、p.40〜47参照。

視床
松果体
外側膝状体
内側膝状体
滑車神経
上小脳脚
中小脳脚(橋腕)
下小脳脚
境界溝
(後)正中溝

上丘と外側膝状体との間の結合腕。	上丘腕 (じょうきゅうわん)	E-21
下丘と内側膝状体との間の結合腕。	下丘腕 (かきゅうわん)	E-22
四丘板ともいう。以下に示す上丘・下丘の計4つの隆起の総称。	四丘体 (しきゅうたい)	E-23
中脳蓋の上の隆起。視覚に関与し、脳幹下部や脊髄、視床枕にも遠心性線維を送る。	上丘 (じょうきゅう)	E-24
中脳蓋の下の隆起。聴覚に関与する。	下丘 (かきゅう)	E-25
	上髄帆小帯 (じょうずいはんしょうたい)	E-26
境界溝の上部で、細長く伸び青みがかった浅いへこみ。この下にメラニン色素を有する青斑核があり、それが透けている。青斑を青斑核と同じ意味に扱う文献もある。	青斑 (せいはん)	E-27
菱形窩の上方の凹み。	上窩 (じょうか)	E-28
菱形窩の下方の凹み。	下窩 (かか)	E-29
赤で図示した菱形(ひしがた)の凹み。第四脳室の底を形作る。小脳と橋を合わせて菱脳と呼ぶのはこのため。	菱形窩 (りょうけいか)	E-30

菱形窩拡大図

顔面神経膝
外転神経
顔面神経核
第四脳室外側口(ルシュカ孔)
舌下神経核
迷走神経背側核
第四脳室脈絡ヒモ
尖筆
薄束核
楔状束核

第四脳室の屋根のうちの上部をなす白質の薄い層。上小脳脚の間に張っている。	上髄帆 (じょうずいはん)	E-31
内側隆起(正中溝と境界溝の間)のうち、特に顔面神経膝によって生じるふくらみを指す。	顔面神経丘 (がんめんしんけいきゅう)	E-32
	第四脳室髄条 (だいよん(し)のうしつずいじょう)	E-33
顔面神経側方の浅い溝。	境界溝 (きょうかいこう)	E-34
前庭神経の諸核や蝸牛神経の一部がこの下にある。	前庭神経野 (ぜんていしんけいや)	E-35
舌下神経核によって生じる小さなふくらみ。	舌下神経三角 (ぜっかしんけいさんかく)	E-36
迷走神経背側核によって生じる小さなふくらみ。	迷走神経三角 (めいそうしんけいさんかく)	E-37
この部分は、血液脳関門が働いていない、脳における数少ない部分のうちの一つ。	最後野 (さいこうや)	E-38
菱形窩の境をなす、第四脳室正中口の直下にある小さな横帯。	閂 (かんぬき)	E-39

O	P	Q	R	S	T	U	V	W	X	Y	Z	付録	索引
大脳皮質野	伝導路	被膜脳室	脳血管	視神経内耳神経	三叉神経	顔面神経舌咽神経	迷走神経副神経	自律神経	脊髄神経体幹	脊髄神経上肢	脊髄神経下肢		

E Brainstem <overview>

> **stem** ステムは、「幹、茎」の意。infundibular stem インファンディビュラ ステム「漏斗茎」など幹・茎状の構造に用いられる。英語の stand スタンド「立つ」も同起源。

- E-1 ミッドブレイン **midbrain** mesencephalonともいう。⇒p.5
- E-2 ポンズ **pons**◆
- E-3 メダラ オブロンガータ **medulla oblongata**◆
- E-4 ペダンクル セリブラル クルース **peduncle (cerebral crus)**
- E-5 インターペダンキュラ フォッサ **interpeduncular fossa**
- E-6 ポスティアリア パーフォレイティッド サブスタンス **posterior perforated substance**◆
- E-7 バスィラ サルカス **basilar sulcus**
- E-8 メダロポンタイン サルカス **medullopontine sulcus**
- E-9 アンティアリア ミーディアン フィシャ **anterior median fissure**
- E-10 ピラミッド オヴ メダラ **pyramid (of medulla)**◆
- E-11 オライヴァ オリーブ **oliva (olive)**
- E-12 ポウストリヴァリ エアリア レトロオリヴァリ **postolivary area (retro-olivary 〜)**
- E-13 ポウストリヴァリ サルカス レトロオリヴァリ **postolivary sulcus (retro-olivary 〜)**
- E-14 アンテロラテラル サルカス **anterolateral sulcus**
- E-15 デキュセイション オヴ ピラミッズ **decussation of pyramids**
- E-16 グラサイル テューバクル **gracile tubercle**
- E-17 キューニエイト テューバクル **cuneate tubercle**
- E-18 トライジェミナル テューバクル **trigeminal tubercle**
- E-19 ポスティロラテラル サルカス **posterolateral sulcus**
- E-20 ポスティアリア ミーディアン サルカス **posterior median sulcus**

◆ **pons** 橋 ラテン語 pons ポーンス「橋」に由来。詳しくはp.26。
◆ **medulla oblongata** 延髄 ラテン語 medulla メドゥッラ「(草や木の)髄、中心部分」から。解剖学では、「骨髄」等の器官の中心部にある軟らかい構造を指すのに用いられている。medulla は medius メディウス「中間の」に由来する。oblongataは、ラテン語のoblongus オブロングス「長楕円形の」

オリーブとオイル、オレイン酸
OLIVA「オリーブ」

オリーブ oliva は、その名の通り、ラテン語 oliva オリーウァ「オリーブ」に由来する。延髄の前外側の隆起が、地中海地方のオリーブの実を連想させるためにその名が付けられた。内部に位置する下オリーブ核が、複雑な運動機能を遂行する動物、特にヒトにおいて、よく発達しているため、外表面からも特徴的な隆起として観察できる。

延髄断面で、錐体路の背側にある inferior olivary nucleus 下オリーブ核は、棒状の灰白質が所狭しとうねって存在を誇示しているようだ。断面での形状は、小脳のdentate nucleus 歯状核(⇒p.29)によく似ている。下オリーブ核は、運動調整に関係する神経核で、小脳とのつながりも密接である。

ところで、ラテン語 oliva は、生物学では、オリーブの実の形をしたマクラガイの属名(oliva)に用いられている。そのジグザグの縞模様がなんともオリーブ核を思い出させる。ラテン語 oliva は、さかのぼれば、ギリシャ語 ἐλαία エライアー「オリーブ」が起源。この語からは別のラテン語 oleum オレウム「油」が派生しており、そこから英語の oil オイル「油」や、oleic acid オウリーイック アスィッド「オレイン酸」も生じた。オレイン酸はその炭化水素の鎖の中ほどに二重結合を持つ不飽和脂肪酸。そのため側鎖が曲がっていて規則的に並びにくく、融点が低い(つまり常温で「脂」でなく、「油」の状態)。

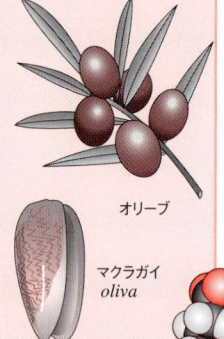

舌下神経三角の下端の筆先のように先細りとなっている部分は、「尖筆（せんぴつ）」と呼ばれる。英語では、calamus scriptorius **キャラマス スクリプトウリアス**という。これは、ラテン語 calamus **カラムス**「葦」と、scribo **スクリーボ**「書く」に由来。筆記具の葦のペンを意味している。

の中性形。かつては、medulla prolongata「延長された髄」、つまり脊髄の吻側への「延長」、すなわち脳全体を指す語だったが、ドイツの解剖学者 Lorenz Heister ハイスター（1683-1758）によって今の意味での「延髄」medulla oblongataという名称が導入されたという。延髄は、「球 bulb バルブ（⇒p.67）（その形状から）」や、「髄脳」という別名もある。ちなみに、解剖学とは全く関係ないが、和歌の世界では平安時代の源俊頼の著わした「俊頼髄脳（としよりずいのう）」や、藤原公任（きんとう）による「新撰髄脳（しんせんずいのう）」など、和歌の作法について論じた手引書に「髄脳」という名が見られる。

- **posterior perforated substance** 後有孔質 perforateは、ラテン語 perforo **ペルフォロー**「貫く、刺し通す」から派生。
- **pyramid** 錐体 ギリシャ語 πυραμις **ピューラミス**「ピラミッド」から派生。側頭骨の「錐体」も指す。⇒「骨単」p.21参照。
- **brachium of superior colliculus** 上丘腕 ラテン語の brachium **ブラキウム**「腕」から。解剖学用語で brachiumは、腕に似た構造に対して用いられる。⇒「肉単」p.56のコラム参照。
- **quadrigeminal body** 四丘体 ラテン語 quadri- **クワドリ**「四つの」に、geminus**ゲミヌス**「双子の」で、「四つ子」の意。
- **frenulum of superior medullary velum** 上髄帆小帯 ラテン語 velum **ウェールム**「帆、布」から。延髄・第四脳室の「天井に張った帆」。levator veli palatini「口蓋帆挙筋」の veli も、velumの属格である。英語の veil **ヴェイル**「ベール」も同根語。frenulum は、ラテン語の frenum **フレーヌム**「バンド、帯、手綱」に、指小辞の -ulum が付いたもの。
- **locus ceruleus** 青斑 ラテン語 locus **ロクス**「場所、位置、座」から。複数形は loci **ロウサイ**。生物学では、「遺伝子座、ローカス」として使われている。location **ロウケイション**「位置、ロケ」、locomotive **ロウコモウティヴ**「機関車（位置を移動する）」も、このラテン語に由来する。ラテン語 caeruleus **カエルレウス**「濃青色」は、英語の cerulean **セルーリアン**「空色の、セルリアンブルーの」の語源となっている。
- **medullary striae of fourth ventricle** 第四脳室髄条 ラテン語 striae は、stria **ストリア**「すじ、溝、線、鋤跡」の複数形。
- **area postrema** 最後野 ラテン語 postrema **ポストレーマ**は、postreus **ポストレウス**「後ろの」の最上級。比較級は、posterior。
- **obex** 閂 ラテン語 obex **オベックス**「閂（かんぬき）」から。この語は、ラテン語 objicio **オブイイキオー**「〜の前に置く、〜に対して投げる」から。英語の object **オブジェクト**「対象、目的」も同根語である。

ブレイキアム（ブラキアム）オヴ スーピアリア コリキュラス
brachium of superior colliculus ◆E-21

ブレイキアム（ブラキアム）オヴ インフィアリア コリキュラス
brachium of inferior colliculus E-22

クワドリジェミナル ボディ
quadrigeminal body E-23

スーピアリア コリキュラス
superior colliculus E-24

インフィアリア コリキュラス
inferior colliculus E-25

フレニュラム オヴ スーピアリア メダラリ ヴェラム
frenulum of superior medullary velum ◆E-26

ロウカス セルーリアス
caeruleusとも綴る。*locus ceruleus* ◆E-27

スーピアリア フォウヴィア
superior fovea E-28

インフィアリア フォウヴィア
inferior fovea E-29

ロンボイド フォッサ
rhomboid fossa E-30

スーピアリア メダラリ ヴェラム
superior medullary velum E-31

フェイシャル コリキュラス
facial colliculus E-32

メダラリ ストライイー オヴ フォース ヴェントリクル
medullary striae of fourth ventricle ◆E-33

リミティング サルカス
sulcus limitansともいう。*limiting sulcus* E-34

ヴェスティビュラ エアリア
vestibular area E-35

ハイポグロッサル トライゴウン
hypoglossal trigone E-36

ala cinerea「灰白翼」ともいう。**ヴェイガル トライゴウン**
vagal trigone E-37

エアリア ポウストリーマ
area postrema ◆E-38

オウベックス
obex ◆E-39

23

F 脳幹《延髄・橋》

> 脳幹には数多くの上行・下行性の線維が通過し、交叉する。それら神経束や神経核の位置は脳幹の断面の位置によって独特のパターンを示す。

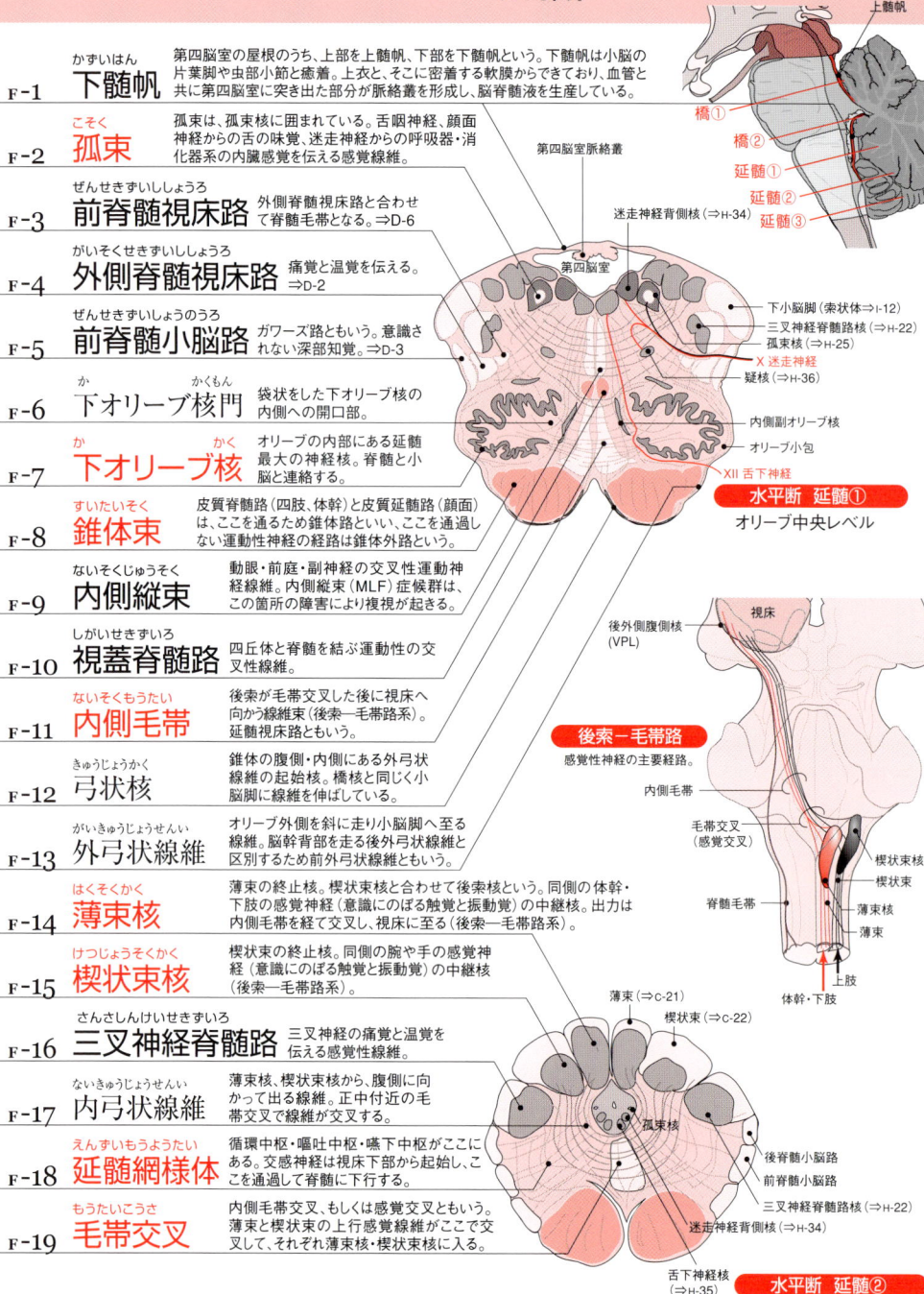

F-1 下髄帆（かずいはん）
第四脳室の屋根のうち、上部を上髄帆、下部を下髄帆という。下髄帆は小脳の片葉脚や虫部小節と癒着。上衣と、そこに密着する軟膜からできており、血管と共に第四脳室に突き出た部分が脈絡叢を形成し、脳脊髄液を生産している。

F-2 孤束（こそく）
孤束は、孤束核に囲まれている。舌咽神経、顔面神経からの舌の味覚、迷走神経からの呼吸器・消化器系の内臓感覚を伝える感覚線維。

F-3 前脊髄視床路（ぜんせきずいししょうろ）
外側脊髄視床路と合わせて脊髄毛帯となる。⇒D-6

F-4 外側脊髄視床路（がいそくせきずいししょうろ）
痛覚と温覚を伝える。⇒D-2

F-5 前脊髄小脳路（ぜんせきずいしょうのうろ）
ガワーズ路ともいう。意識されない深部知覚。⇒D-3

F-6 下オリーブ核門（かかくもん）
袋状をした下オリーブ核の核門への開口部。

F-7 下オリーブ核（かかく）
オリーブの内部にある延髄最大の神経核。脊髄と小脳に連絡する。

F-8 錐体束（すいたいそく）
皮質脊髄路（四肢、体幹）と皮質延髄路（顔面）は、ここを通る錐体束といい、ここを通過しない運動性神経の経路は錐体外路という。

F-9 内側縦束（ないそくじゅうそく）
動眼・前庭・副神経の交叉性運動神経線維。内側縦束（MLF）症候群は、この箇所の障害により複視が起きる。

F-10 視蓋脊髄路（しがいせきずいろ）
四丘体と脊髄を結ぶ運動性の交叉性線維。

F-11 内側毛帯（ないそくもうたい）
後索が毛帯交叉した後に視床へ向かう線維束（後索ー毛帯系）。延髄視床路ともいう。

F-12 弓状核（きゅうじょうかく）
錐体の腹側・内側にある外弓状線維の起始核。橋核と同じく小脳脚に線維を伸ばしている。

F-13 外弓状線維（がいきゅうじょうせんい）
オリーブ外側を斜に走り小脳脚に至る線維。脳幹背部を走る後弓状線維と区別するため前外弓状線維ともいう。

F-14 薄束核（はくそくかく）
薄束の終止核。楔状束核と合わせて後索核という。同側の体幹・下肢の感覚神経（意識にのぼる触覚と振動覚）の中継核。出力は内側毛帯を経て交叉し、視床に至る（後索ー毛帯系）。

F-15 楔状束核（けつじょうそくかく）
楔状束の終止核。同側の腕や手の感覚神経（意識にのぼる触覚と振動覚）の中継核（後索ー毛帯系）。

F-16 三叉神経脊髄路（さんさしんけいせきずいろ）
三叉神経の痛覚と温覚を伝える感覚性線維。

F-17 内弓状線維（ないきゅうじょうせんい）
薄束核、楔状束核から、腹側に向かって出る線維。正中付近の毛帯交叉で線維が交叉する。

F-18 延髄網様体（えんずいもうようたい）
循環中枢・嘔吐中枢・嚥下中枢がここにある。交感神経は視床下部から起始し、ここを通過して脊髄に下行する。

F-19 毛帯交叉（もうたいこうさ）
内側毛帯交叉、もしくは感覚交叉ともいう。薄束と楔状束の上行感覚線維がここで交叉して、それぞれ薄束核・楔状束核に入る。

図注記:
- 上髄帆／橋①／橋②／延髄①／延髄②／延髄③
- 第四脳室脈絡叢／第四脳室
- 迷走神経背側核（⇒H-34）
- 下小脳脚（索状体⇒I-12）
- 三叉神経脊髄路核（⇒H-22）
- 孤束核（⇒H-25）
- X 迷走神経
- 疑核（⇒H-36）
- 内側副オリーブ核
- オリーブ小体
- XII 舌下神経
- **水平断 延髄①** オリーブ中央レベル

- 視床／後外側腹側核（VPL）
- **後索ー毛帯路** 感覚性神経の主要経路。
- 内側毛帯／毛帯交叉（感覚交叉）／脊髄毛帯／楔状束核／楔状束／薄束核／薄束／上肢／体幹・下肢

- 薄束（⇒C-21）／楔状束（⇒C-22）／孤束核／後脊髄小脳路／前脊髄小脳路／三叉神経脊髄路核（⇒H-22）／迷走神経背側核（⇒H-34）／舌下神経核（⇒H-35）
- **水平断 延髄②** 毛帯交叉レベル

延髄は脳幹の下部であり、脳の最下部ともいえる。その形から球とも呼ばれた。延髄には脳神経核の大部分が存在し、さらに呼吸や血管運動の中枢、消化の調節の中枢や嚥下中枢などがあるため、脳の中でも生命の維持に最も関係の深い部分。橋被蓋は、三叉神経核や顔面神経核といった頭部に関わる神経核の他に、聴覚や平衡に関わる幾つもの神経核や神経線維が見られる。

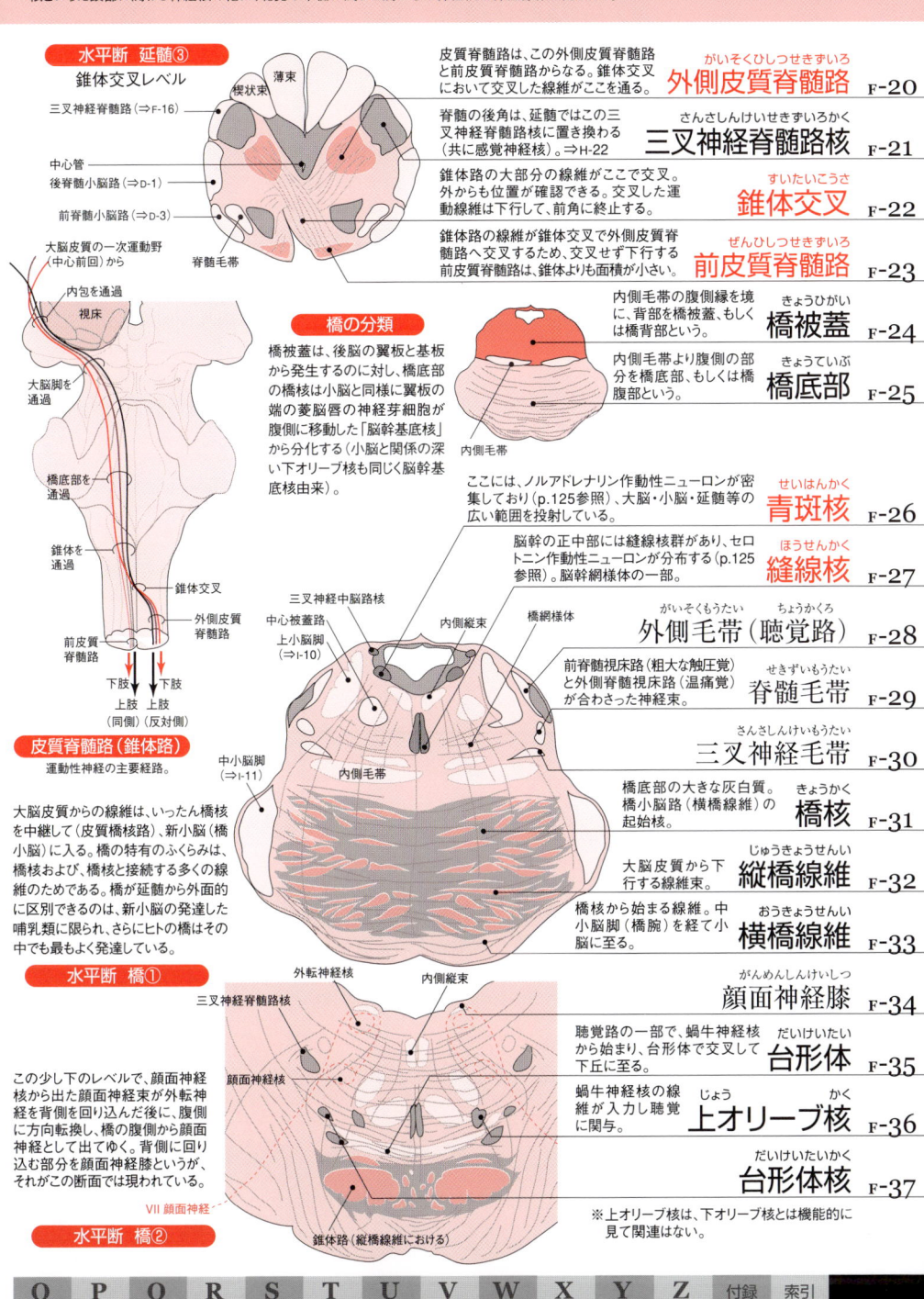

水平断 延髄③
錐体交叉レベル

- 三叉神経脊髄路（⇒F-16）
- 中心管
- 後脊髄小脳路（⇒D-1）
- 前脊髄小脳路（⇒D-3）
- 大脳皮質の一次運動野（中心前回）から
- 内包を通過
- 視床
- 大脳脚を通過
- 橋底部を通過
- 錐体を通過
- 錐体交叉
- 外側皮質脊髄路
- 前皮質脊髄路
- 下肢（同側）／下肢（反対側）
- 上肢／上肢
- 薄束
- 楔状束
- 脊髄毛帯

皮質脊髄路は、この外側皮質脊髄路と前皮質脊髄路からなる。錐体交叉において交叉した線維がここを通る。 **外側皮質脊髄路** F-20（がいそくひしつせきずいろ）

脊髄の後角は、延髄ではこの三叉神経脊髄路核に置き換わる（共に感覚神経核）。⇒H-22 **三叉神経脊髄路核** F-21（さんさしんけいせきずいろかく）

錐体路の大部分の線維がここで交叉。外からも位置が確認できる。交叉した運動線維は下行して、前角に終止する。 **錐体交叉** F-22（すいたいこうさ）

錐体路の線維が錐体交叉で外側皮質脊髄路へ交叉するため、交叉せず下行する前皮質脊髄路は、錐体よりも面積が小さい。 **前皮質脊髄路** F-23（ぜんひしつせきずいろ）

皮質脊髄路（錐体路）
運動性神経の主要経路。

大脳皮質からの線維は、いったん橋核を中継して（皮質橋核路）、新小脳（橋小脳）に入る。橋の特有のふくらみは、橋核および、橋核と接続する多くの線維によるものである。橋が延髄と外面的に区別できるのは、新小脳の発達した哺乳類に限られ、さらにヒトの橋はその中でも最もよく発達している。

橋の分類
橋被蓋は、後脳の翼板と基板から発生するのに対し、橋底部の橋核は小脳と同様に翼板の端の菱脳唇の神経芽細胞が腹側に移動した「脳幹基底核」から分化する（小脳と関係の深い下オリーブ核も同じく脳幹基底核由来）。

内側毛帯の腹側縁を境に、背側を橋被蓋、もしくは橋背部という。 **橋被蓋** F-24（きょうひがい）

内側毛帯より腹側の部分を橋底部、もしくは橋腹部という。 **橋底部** F-25（きょうていぶ）

ここには、ノルアドレナリン作動性ニューロンが密集しており（p.125参照）、大脳・小脳・延髄等の広い範囲に投射している。 **青斑核** F-26（せいはんかく）

脳幹の正中部には縫線核群があり、セロトニン作動性ニューロンが分布する（p.125参照）。脳幹網様体の一部。 **縫線核** F-27（ほうせんかく）

水平断 橋①

- 三叉神経中脳路核
- 中心被蓋路
- 上小脳脚（⇒I-10）
- 中小脳脚（⇒I-11）
- 内側縦束
- 脳網様体
- 内側毛帯
- 錐体路（縦橋線維における）

外側毛帯（聴覚路） F-28（がいそくもうたい・ちょうかくろ）

前脊髄視床路（粗大な触圧覚）と外側脊髄視床路（温痛覚）が合わさった神経束。 **脊髄毛帯** F-29（せきずいもうたい）

三叉神経毛帯 F-30（さんさしんけいもうたい）

橋底部の大きな灰白質。橋小脳路（横橋線維）の起始核。 **橋核** F-31（きょうかく）

大脳皮質から下行する線維束。 **縦橋線維** F-32（じゅうきょうせんい）

橋核から始まる線維。中小脳脚（橋腕）を経て小脳に至る。 **横橋線維** F-33（おうきょうせんい）

水平断 橋②

この少し下のレベルで、顔面神経核から出た顔面神経束が外転神経核を背側を回り込んだ後に、腹側に方向転換し、橋の腹側から顔面神経として出てゆく。背側に回り込む部分を顔面神経膝というが、それがこの断面で現われている。

- 外転神経核
- 内側縦束
- 三叉神経脊髄路核
- 顔面神経核
- VII 顔面神経

顔面神経膝 F-34（がんめんしんけいしつ）

聴覚路の一部で、蝸牛神経核から始まり、台形体で交叉して下丘に至る。 **台形体** F-35（だいけいたい）

蝸牛神経核の線維が入力し聴覚に関与。 **上オリーブ核** F-36（じょうかく）

台形体核 F-37（だいけいたいかく）

※上オリーブ核は、下オリーブ核とは機能的に見て関連はない。

O	P	Q	R	S	T	U	V	W	X	Y	Z	付録	索引
大脳皮質野	伝導路	被膜脳室	脳血管	視神経内耳神経	三叉神経	顔面神経舌咽神経	迷走神経副神経	自律神経	脊髄神経体幹	脊髄神経上肢	脊髄神経下肢		

25

F Brainstem <medulla oblongata, pons>

- F-1 インフィアリア　メダラリ　ヴェラム
  inferior medullary velum
- F-2 ソリタリ　トラクト
  solitary tract
- F-3 アンテリア　スパイノサラミック　トラクト
  anterior spinothalamic tract
- F-4 ラテラル　スパイノサラミック　トラクト
  lateral spinothalamic tract
- F-5 アンテリア　スパイノセリベラ　トラクト
  anterior spinocerebellar tract
- F-6 ハイラム　オヴ　インフィアリア　オリヴァリ　ニュークリアス
  hilum of inferior olivary nucleus
- F-7 インフィアリア　オリヴァリ　ニュークリアス
  inferior olivary nucleus
- F-8 ピラミダル　トラクト
  pyramidal tract
- F-9 ミーディアル　ロンジテューディナル　ファスィキュラス
  medial longitudinal fasciculus
- F-10 テクトスパイナル　トラクト
  tectospinal tract
- F-11 ミーディアル　レムニスカス
  medial lemniscus◆
- F-12 アーキュエイト　ニュークリアス
  arcuate nucleus
- F-13 イクスターナル　アーキュエイト　ファイバーズ
  external arcuate fibers
- F-14 グラサイル　ニュークリアス
  gracile nucleus◆
- F-15 キューニエイト　ニュークリアス
  cuneate nucleus
- F-16 スパイナル　トラクト　オヴ　トライジェミナル　ナーヴ
  spinal tract of trigeminal nerve
- F-17 インターナル　アーキュエイト　ファイバーズ
  internal arcuate fibers　fiberはイギリスではfibreと綴る。
- F-18 メダラリ　レティキュラ　フォーメイション
  medurally reticular formation
- F-19 デキュセイション　オヴ　ミーディアル　レムニスカス
  decussation of medial lemniscus

◆ **medial lemniscus**　内側毛帯　ラテン語 lemniscus レームニスクス「羊毛の飾りリボン」から。正中線の両側に並んだ線維束を、蝶結びにしているリボンになぞらえたもの。

◆ **gracile nucleus**　薄束核　ラテン語 gracilis グラキリス「細長い」から。単独で gracilis は「薄筋」を意味する。

◆ **genu of facial nerve**　顔面神経膝　ラテン語 genu ゲヌー「膝」から。解剖学用語では、膝のように曲がった部分に使われる。

◆ **decussation of pyramids**　錐体交叉　decussationは、ラテン語 decem デケム「10」から。ラテン数字では10を交差した2本の棒「X」で表わしたことから、decussatio デクッサーティオー「交叉」という語が生まれた。decem は、December ディッセンバ「12月」の語源（今と暦が二ヶ月ずれている）。

橋と教皇、ポン・ヌフとフライドポテト
PONS「橋」

pons　橋（きょう）は、ラテン語 pons ポーンス「橋」に由来。小脳半球をつなぐ線維を、ふくらんで架かる橋にたとえたもの。解剖学では、同じ器官を橋渡しする部分を指して用いる。pons hepatis「肝橋」等。「橋」を意味するフランス語 pons ポン、イタリア語 ponte ポンテ、スペイン語 puente プエンテ 等は皆 pons の派生語。パリの Pont Neuf ポン・ヌフも「新橋」という意味（とはいえ、実はパリで一番の古い橋。1603年架橋）。拍子木状に切ったフライドポテトをフランス語で、ポン・ヌフというが、開橋当時の王アンリ四世がフライドポテトを好きとか、ポン・ヌフ橋のたもとで売ったものが元祖等、諸説ある。

話は変わり、ローマ教皇の称号の一つにラテン語の Pontifex Maximus があるが、この Pontifex は、「橋を造る者」の意。歴史的には、元々はローマ帝国の異教の最高聖職者の官職名「神官長（Pontifex Maximus）」。帝政時代、ローマ皇帝が神官長を兼任。キリスト教国教化の後、ローマ皇帝グラティアヌスが、ローマ司教のダマスス1世にこの称号を譲った（375年）。しかし、なぜ古代ローマの神官長が「橋を造る者」なのかに関しては、「神と人の橋渡し」説や、「エトルリア語由来」説などがあり確定していない。

パリのポン・ヌフ橋

意識障害のうち、一過性のものは faint フェイント「失神」、持続性のものは sopor ソウポー「傾眠」（ラテン語 sopor「熟睡」から）、stupor ステューパ「昏迷」（ラテン語 stupeo ストゥペオー「打たれて感覚をなくす、驚き仰天する」から）、coma コウマ「昏睡」（ギリシャ語 κῶμα コーマ「深い眠り」から）と順に重篤になる。失神には syncope スィンコピという語もあるが、音楽用語の syncopation シンコペーションも同根語。

網様体と意識・睡眠に関して

人の「意識」とはどこで、どのように生じるのか？今日でも様々な説が存在していても、定説がないということは、この問題を解決するための判断材料の蓄積がまだ十分でないことを明らかにしている。一口に意識といっても、目覚めていて単に意識があるという状態や、何かに意識を集中している状態、自我意識といった、質とレベルの異なるものを含んでいる。この中でも、覚醒に関しては、多くのことが明らかになりつつある。

関係する部位の一つに、脳幹の reticular formation 網様体がある（部位によって「中脳網様体、橋網様体、延髄網様体に区分されるが、機能面からその三つに分けられるわけではない）。この reticular は、ラテン語の rete レーテ「網」に -culum という指小辞を付けたもので、「細かい網」という意味を持つ（英語の retina レティナ「網膜」も類語）。ここは神経細胞体（大小合わせて約100万個）と神経線維が網のように入り交じった、白質とも灰白質ともつかない領域。

網様体からは、視床（髄板内核）を中継して大脳皮質に広く投射しており、大脳皮質のニューロンの活動レベルを上げ、大脳全体を活性化し、覚醒レベル・注意力を上げ、感覚刺激に対する反応を鋭敏にする。そのためこの系は、ascending reticularing system 上行性網様体賦活系と呼ばれている（賦活とは「活性化すること」）。逆に大脳皮質から網様体への線維が入っており、この系自体も大脳皮質の活動によって調整されている（明日の面接が心配で眠れない、退屈で眠い）。さらに網様体には、あらゆる体性感覚や内臓感覚の線維が、大脳皮質に向かう主経路と別に入力している（体を揺さぶると目が覚める、大きな音で目が覚める）。とはいえ、睡眠覚醒サイクルには視床下部の役割も重要である。

網様体の機能には、脊髄への出力（網様体脊髄路）によって骨格筋の緊張を調節するものもある（中脳の障害によって decerebrate rigidity ディセレブレイト リジディティ「除脳硬直」と呼ばれる筋の異常な緊張の亢進が起きることがある）。

網様体の障害により、知覚障害（痛みや音が伝わりにくくなる）や、意識障害、さらには coma コウマ「昏睡」に陥る。narcolepsy ナーコウレプスィ「ナルコレプシー」は、網様体の機能異常のため日中猛烈な眠気（睡眠発作）に襲われる症状である。

脳幹網様体のイメージ図

ラテラル コーティコスパイナル トラクト
lateral corticospinal tract F-20

スパイナル ニュークリアス オヴ トライジェミナル ナーヴ
spinal nucleus of trigeminal nerve F-21

デキュセイション オヴ ピラミッズ
decussation of pyramids◆ F-22

アンティアリア コーティコスパイナル トラクト
anterior corticospinal tract F-23

テグメンタム オヴ ポンズ
tegmentum of pons F-24

バスィラ パート オヴ ポンズ
basilar part of pons F-25

locus ceruleusのみでも青斑核と訳される事も多い

ニュークリアス オヴ ロウカス セルーリアス
nucleus of locus ceruleus F-26

レイフィー ニュークリアス
raphe nucleus F-27

auditory tract ともいう。

ラテラル レムニスカス
lateral lemniscus F-28

スパイナル レムニスカス
spinal lemniscus F-29

トライジェミナル レムニスカス
trigeminal lemniscus F-30

ポンタイン ニュークリアイ
pontine nuclei F-31

ロンジテューディナル ポンタイン ファイバーズ
longitudinal pontine fibers F-32

トランスヴァース ポンタイン ファイバーズ
transverse pontine fibers F-33

ジェニュ オヴ フェイシャル ナーヴ
genu of facial nerve◆ F-34

トラピゾイド ボディ
trapezoid body F-35

スーピアリア オリヴァリ ニュークリアス
superior olivary nucleus F-36

ニュークリアイ オヴ トラピゾイド ボディ
nuclei of trapezoid body F-37

G 脳幹《中脳、小脳との連絡》

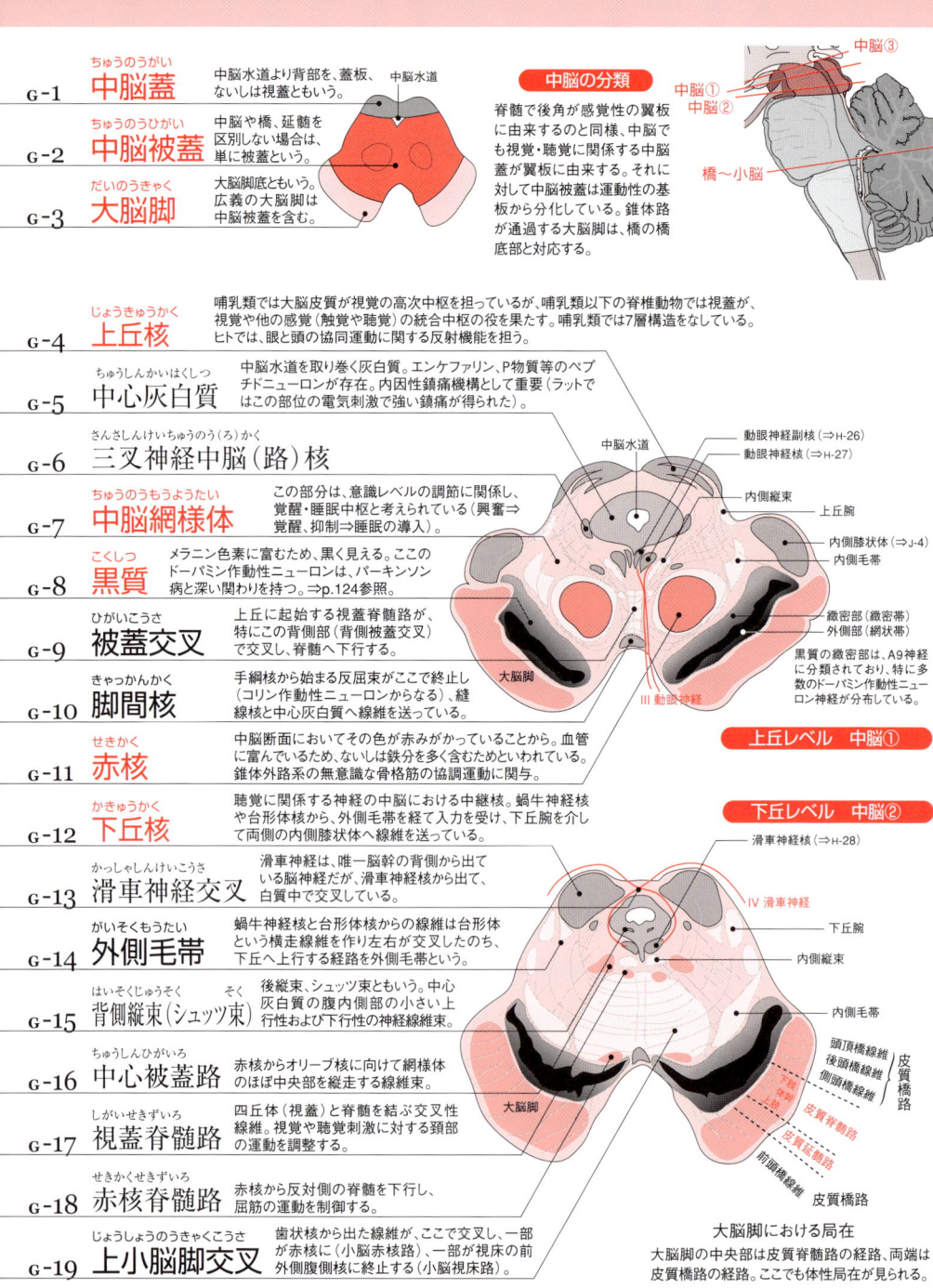

G-1	ちゅうのうがい **中脳蓋**	中脳水道より背部を、蓋板、ないしは視蓋ともいう。
G-2	ちゅうのうひがい **中脳被蓋**	中脳や橋、延髄を区別しない場合は、単に被蓋という。
G-3	だいのうきゃく **大脳脚**	大脳脚底ともいう。広義の大脳脚は中脳被蓋を含む。

中脳の分類

脊髄で後角が感覚性の翼板に由来するのと同様、中脳でも視覚・聴覚に関係する中脳蓋が翼板に由来する。それに対して中脳被蓋は運動性の基板から分化している。錐体路が通過する大脳脚は、橋の橋底部と対応する。

G-4	じょうきゅうかく **上丘核**	哺乳類では大脳皮質が視覚の高次中枢を担っているが、哺乳類以下の脊椎動物では視蓋が、視覚や他の感覚(触覚や聴覚)の統合中枢の役を果たす。哺乳類では7層構造をなしている。ヒトでは、眼と頭の協同運動に関する反射機能を担う。
G-5	ちゅうしんかいはくしつ **中心灰白質**	中脳水道を取り巻く灰白質。エンケファリン、P物質等のペプチドニューロンが存在。内因性鎮痛機構として重要(ラットではこの部位の電気刺激で強い鎮痛が得られた)。
G-6	さんさしんけいちゅうのう(ろ)かく **三叉神経中脳(路)核**	
G-7	ちゅうのうもうようたい **中脳網様体**	この部分は、意識レベルの調節に関係し、覚醒・睡眠中枢と考えられている(興奮⇒覚醒、抑制⇒睡眠の導入)。
G-8	こくしつ **黒質**	メラニン色素に富むため、黒く見える。ここのドーパミン作動性ニューロンは、パーキンソン病と深い関わりを持つ。⇒p.124参照
G-9	ひがいこうさ **被蓋交叉**	上丘に起始する視蓋脊髄路が、特にこの背側部(背側被蓋交叉)で交叉し、脊髄へ下行する。
G-10	きゃっかんかく **脚間核**	手綱核から始まる反屈束がここで終止し(コリン作動性ニューロンからなる)、縫線核と中心灰白質へ線維を送っている。
G-11	せきかく **赤核**	中脳断面においてその色が赤みかかっていることから。血管に富んでいるため、ないしは鉄分を多く含むためといわれている。錐体外路系の無意識な骨格筋の協調運動に関与。
G-12	かきゅうかく **下丘核**	聴覚に関係する神経の中脳における中継点。蝸牛神経核や台形体核から、外側毛帯を経て入力を受け、下丘腕を介して両側の内側膝状体へ線維を送っている。
G-13	かっしゃしんけいこうさ **滑車神経交叉**	滑車神経は、唯一脳幹の背側から出ている脳神経だが、脳幹の背側から出て、白質中で交叉している。
G-14	がいそくもうたい **外側毛帯**	蝸牛神経核と台形体核からの線維は台形体という横走線維を作り左右が交叉したのち、下丘へ上行する経路を外側毛帯という。
G-15	はいそくじゅうそく **背側縦束(シュッツ束)**	後縦束、シュッツ束ともいう。中心灰白質の腹内側部の小さい上行性および下行性の神経線維束。
G-16	ちゅうしんひがいろ **中心被蓋路**	赤核からオリーブ核に向けて網様体のほぼ中央部を縦走する線維束。
G-17	しがいせきずいろ **視蓋脊髄路**	四丘体(視蓋)と脊髄を結ぶ交叉性線維。視覚や聴覚刺激に対する頸部の運動を調整する。
G-18	せきかくせきずいろ **赤核脊髄路**	赤核から反対側の脊髄を下行し、屈筋の運動を制御する。
G-19	じょうしょうのうきゃくこうさ **上小脳脚交叉**	歯状核から出た線維が、ここで交叉し、一部が赤核に(小脳赤核路)、一部が視床の前外側腹側核に終止する(小脳視床路)。

上丘レベル 中脳①

下丘レベル 中脳②

大脳脚における局在
大脳脚の中央部は皮質脊髄路の経路、両端は皮質橋路の経路。ここでも体性局在が見られる。

橋・延髄の所では第四脳室として大きく開いていた脳室は、中脳では極めて狭くなり「中脳水道」と呼ばれている。とはいえ、発生の初期の段階ではまだ広かった神経管が、中脳被蓋の発達に伴い次第に狭くなっていく。中脳被蓋に損傷が起きると、その箇所によって様々な視覚に関係する症状（一例として、眼球運動の障害や、瞳孔異常、幻視等）が現われるが、大脳脚における障害は対側の運動麻痺を生じさせる。

中脳上部の水平断面　中脳③

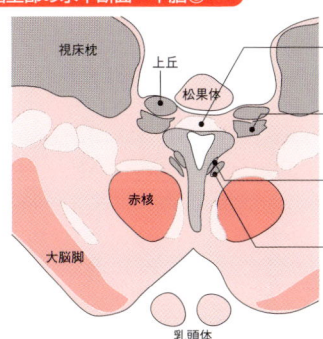

後交連 G-20
手綱と中脳水道口との間を横切る薄い線維束。視蓋前部と中脳の視覚に関係する神経核が交叉する。中脳と間脳の背側における境目となっている。

視蓋前核 G-21
上丘の腹側にあり、視覚に関与する。瞳孔の対光反射の重要な中継核。

ダルクシェヴィッチ核 G-22
二次動眼神経核の一つ。

カハール間質核 G-23
単に「間質核」ともいう。眼球運動や頭部運動に関係し、二次動眼神経核の一つに数えられている。

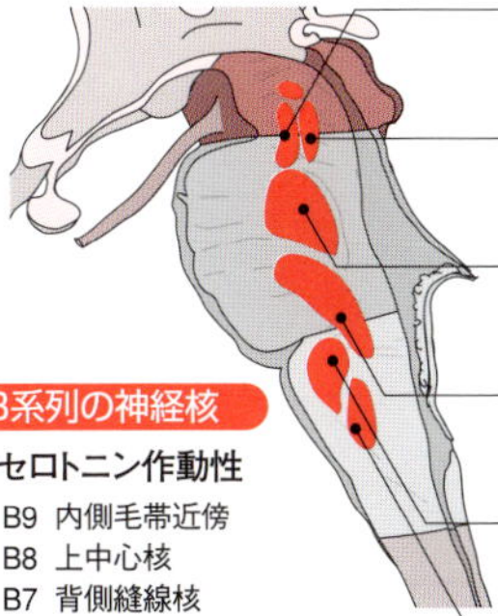

神経伝達物質による脳幹の区分

古典的な髄鞘染色法では、軸索が無髄の神経回路は染色できずに同定が困難であった。しかし、神経伝達物質を手がかりにした組織化学法によって、かつては同定することができなかった神経核や伝導路の研究が進んだ。そこで、神経伝達物質による新たな区分が、スウェーデンの神経学者ダールシュトレム Dahlströms とフクセ Fuxe によってなされた。この表のように、従来の名称と完全に範囲が対応しているわけではない。また文献により差異がある。

A系列の神経核

ドーパミン ← → ノルアドレナリン

- A15 嗅球の糸球体周囲細胞
- A14 視床下部前部
- A13 不確帯
- A12 弓状核（漏斗核）
- A11 視床下部後部
- A10 中脳腹側被蓋野
- A9 黒核緻密部
- A8 赤核後核
- A7 橋の網様体外側部
- A6 青斑（核）
- A5 顔面神経核と上オリーブ核周囲
- A4 第四脳室の直下で上小脳脚近傍
- A3 下オリーブ核背側
- A2 孤束核の周辺
- A1 外側網様核周辺

脳幹模式図

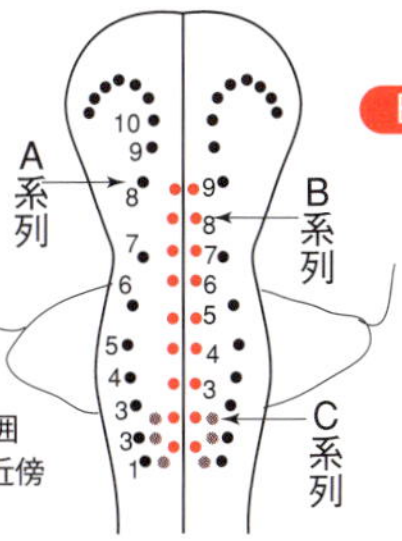

B系列の神経核
セロトニン作動性
- B9 内側毛帯近傍
- B8 上中心核
- B7 背側縫線核
- B6 上中心核
- B5 橋縫線核の中
- B4 舌下神経前位核の背側
- B3 大縫線核
- B2 不確縫線核
- B1 淡蒼縫線核

C系列の神経核
アドレナリン作動性
- C3 下オリーブ核と外側網様体の間
- C2 孤束核とその近辺
- C1 背側縫線核

縫線核 G-24
以下に示す、脳幹の正中面またはその近くに存在する種々の細胞群の総称。伝達物質がセロトニンであるニューロンをもつことが特徴（⇒p.125）。B系列に分類される。

上中心核 G-25

背側縫線核 G-26

橋縫線核 G-27

大縫線核 G-28

淡蒼縫線核 G-29

不確縫線核 G-30

橋〜小脳断面

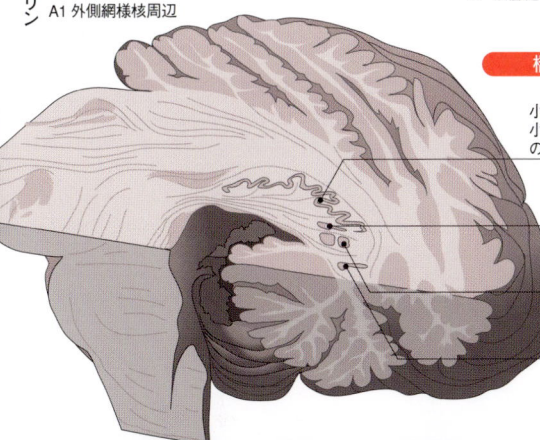

歯状核 G-31
小脳外側核ともいう。小脳核中で最も大きい。小脳半球皮質からの線維が終止し、この核からの線維が上小脳脚を通って赤核や視床に至る。

栓状核 G-32
前中位核ともいう。歯状核に栓をする位置にある。ヒト以外では、栓状核と球状核は一つの核をなし「中位核」と呼ばれる。

球状核 G-33
後中位核ともいう。室頂核と栓状核の間に位置する。栓状核と共に傍虫部からの線維が終止する。

室頂核 G-34
内側核ともいう。最も内側に位置する。前庭小脳から入力を受け、前庭神経核へ出力する。

G Brainstem \<midbrain\>

- G-1 テクタム オヴ ミッドブレイン
  tectum of midbrain◆
- G-2 テグメンタム オヴ ミッドブレイン
  tegmentum of midbrain
- G-3 セリブラル（セリーブラル）クルース
  cerebral crus◆
- G-4 ニュークリアス オヴ スーピアリア コリキュラス
  nucleus of superior colliculus◆
- G-5 セントラル グレイ サブスタンス
  central gray substance◆
- G-6 メゼンセファリック ニュークリアス オヴ トライジェミナル ナーヴ
  mesencephalic nucleus of trigeminal nerve
- G-7 ミッドブレイン レティキュラ フォーメイション
  midbrain reticular formation
- G-8 サブスタンシア ナイグラ
  substantia nigra◆
- G-9 テグメンタル デキュセイションズ
  tegmental decussations
- G-10 インターペデュンキュラ ニュークリアス
  interpeduncular nucleus◆
- G-11 レッド ニュークリアス
  red nucleus◆ nucleus ruberともいう。
- G-12 ニュークリアス オヴ インフィアリア コリキュラス
  nucleus of inferior colliculus
- G-13 デキュセイションズ オヴ トロクリア ナーヴ ファイバーズ
  decussation of trochlear nerve fibers
- G-14 ラテラル レムニスカス
  lateral lemniscus
- G-15 ドーサル ロンジテューディナル ファスィキュラス
  dorsal longitudinal fasciculus◆
- G-16 セントラル テグメンタル トラクト
  central tegmental tract
- G-17 テクトスパイナル トラクト
  tectospinal tract
- G-18 ルーブロスパイナル トラクト
  rubrospinal tract
- G-19 デキュセイション オヴ スーピアリア セリベラ ペダンクルズ
  decussation of superior cerebellar peduncles

◆**cerebral crus** 大脳脚 ラテン語 crus クルース「脚、下腿」から。crus は種々の脚状の構造物に使われている。

◆**nucleus of superior colliculus** 上丘核 ラテン語 collis コッリス「丘」に指小辞 -culusがついたもの。collum「首」とは関係がないが、column「柱、コラム」と同起源。

◆**central gray substance** 中心灰白質 periaqueductal（ペリアクィダクタル）gray substance ともいう。

◆**substantia nigra** 黒質 locus nigra（locusについては⇒p.23参照）、nucleus niger ともいう。niger、nigra はラテン語の形容詞「黒い」（⇒p.68）。substantia や locus が女性名詞なので、女性形 nigra が、nucleus が男性名詞なので、男性形 niger が使われている。

◆**interpeduncular nucleus** 脚間核 inter-「〜の間」+ラテン語 pedunclus ペドゥンクルス「小さい脚」に由来。

中脳蓋と中脳被蓋、デッキとステゴザウルス
STEGO「屋根で覆う」

tectum of midbrain 中脳蓋には、ラテン語 tectum テークトゥム「覆い、屋根」という意味があり、解剖学用語では屋根のような構造に用いられている。**tegmentum of midbrain 中脳被蓋**は、tegmen テーグメン「蓋」という意味で、覆いや蓋（ふた）のような構造のものを示す（とはいっても、蓋も覆いも同じような意味合いだが）。事実、両方とも同じラテン語動詞の tego テゴー「覆う」に由来している。英語 deck デック「甲板、デッキ」もゲルマン語の系統の同根語。甲板はまさに船室を覆う屋根である。さて、このラテン語 tego は、ギリシャ語の動詞 στέγω ステゴー「覆う、(屋根で) 覆う」と同じ印欧祖語に由来。この語から、stegosaur ステゴソー「ステゴサウルス（字義通りは「屋根付きトカゲ」）」という名称が生まれた。ステゴサウルスの背中の屋根のような骨板は、威嚇、防御、体温を上昇させるため、逆に冷却するため等諸説あるが、いずれにせよ体温調節のためであろうという見方が今日広まっている。恐竜の生態については、まだ多くの点が謎に覆われている。

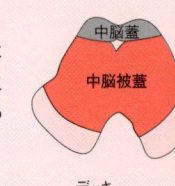

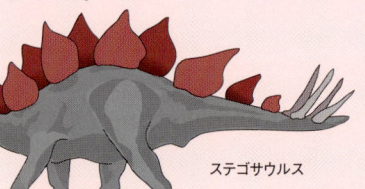

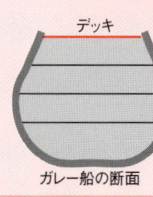

赤核からの線維は、脊髄まで下行して（赤核脊髄路）、運動制御に関与する。赤核の障害で、強い上下肢の tremor トレマ「振戦（手が勝手に小刻みに震えること、緊張した時の生理的振戦とは異なる）」等の運動障害が生じる。振戦は、黒質の障害によるパーキンソン病や、その他の原因でも生じる。tremor は、ラテン語の tremo トレモー「震える」に由来。弦楽器の演奏法Tremolo トレモロ（震音）も類語である。

◆**red nucleus** 赤核、**rubrospinal tract** 赤核脊髄路 赤核は、nucleus ruber ニュークリアス ルーバーともいう。ruber はラテン語 ruber ルベル「赤い」から（⇒p.67, 68）。

◆**dorsal longitudinal fasciculus** 後縦束 longitudinalは英語 longitude ロンジテュード「経度、経線、縦に走る線」の形容詞。ラテン語 longus ロングス「長い」から。

◆**nucleus of Darkschewitsch** ダルクシェヴィッチ核 二次動眼神経核の一つ。Liverij Darkschewitsch ダルクシェヴィッチ（1858-1925）は、ロシアの精神科医。ロシア語をローマ字に翻字しているため、綴りに違いがある。

◆**interstitial nucleus of Cajal** カハール間質核 これは、ラテン語 interstitium インテルスティティウム「間に立つもの」に由来。解剖学では、器官や組織の中にある小区域や空間、裂け目を表わしている。間質核は二次動眼神経核の一つ。橋網様体にある橋動眼中枢は水平方向の眼球運動の制御に関与するのに対し、二次動眼神経核は垂直方向の眼球運動制御に関係している。最初の記述者はラモニ・カハール。

◆**raphe nuclei** 縫線核 ギリシャ語の ραφή ラフェー「縫い目」から。他にも、raphe palati レイフィー パラティ「口蓋縫線」や、perineal raphe ペリニーアル レイフィー「会陰縫線」等がある。

◆**dentate nucleus** 歯状核 ラテン語 dens デーンス「歯」から。dental デンタル「歯の、歯科の」も類語の一つ。歯状核は、下オリーブ核に似て、ノコギリの歯のように凹凸があるのでこの名称が付いた。

◆**emboliform nucleus** 栓状核 ギリシャ語の ἐμβολή エンボレー「中へ投げ込む」から。歯状核や球状核に栓をするような位置にあることに由来。この語から、embolism エンボリズム「塞栓症」、embolus エンボラス「塞栓、栓子」が派生した。塞栓症とは、塞栓（分離した血栓等）によって血管が閉塞するもの。さらに、embolismは、カレンダーに日付けを投げ込んだもの、つまり閏（うるう）日を意味するようになった。一方、エンボレーは装飾に金・銀を「はめ込む」象眼細工をも表わすようになり、後に emblem エンブレム「表象、象徴、寓意」という意味が派生した。

◆**globosus nucleus** 球状核 ラテン語 globus グロブス「球」から。その球状の形に由来。英語の globe グロウブ「地球、地球儀」から。

◆**fastigial nucleus** 室頂核 ラテン語 fastigium ファースティーギウム「頂上、尖端、ローマ建築の切妻壁」から。fastigiumファスティジアム（英語的発音）は「室頂（第四脳室の頂上）」や、「病勢極期（病気の最も悪化した時期）」という意味で使われている。

ポス**ティ**アリア コ**ミッ**シャ
posterior commissure G-20

プリ**テ**クタル ニュー**クリア**イ
pretectal nuclei G-21

ニュー**クリア**ス オヴ **ダー**クシェヴィッチ
nucleus of Darkschewitsch ◆G-22

インタース**ティ**シャル ニュー**クリア**ス オヴ カ**ハー**ル
interstitial nucleus (of Cajal) ◆G-23

※rhapheとも綴る。 レイ**フィ**ー ニュー**クリア**イ
raphe nuclei ◆G-24

スー**ピ**アリア **セ**ントラル ニュー**クリア**ス
superior central nucleus G-25

ドーサル レイ**フィ**ー ニュー**クリア**ス
dorsal raphe nucleus G-26

ポンタイン レイ**フィ**ー ニュー**クリア**ス
pontine raphe nucleus G-27

マグナス レイ**フィ**ー ニュー**クリア**ス
magnus raphe nucleus G-28

パリダル レイ**フィ**ー ニュー**クリア**ス
pallidal raphe nucleus G-29

オブス**キュ**ラス レイ**フィ**ー ニュー**クリア**ス
obscurus raphe nucleus G-30

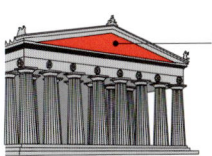

fastigium 切妻壁

デンテイト ニュー**クリア**ス
dentate nucleus ◆G-31

エン**ボ**リフォーム ニュー**クリア**ス
emboliform nucleus ◆G-32

グロ**ウ**ボサス ニュー**クリア**ス
globosus nucleus ◆G-33

ファス**ティー**ジアル ニュー**クリア**ス
fastigial nucleus ◆G-34

H 脳幹《脳神経》

ここでは、脳神経と脳神経核について概略を述べる。このページでは、運動性の神経核は赤で、感覚性のものは黒で示している。また内臓性の神経核は薄い赤ないし黒で図示している。

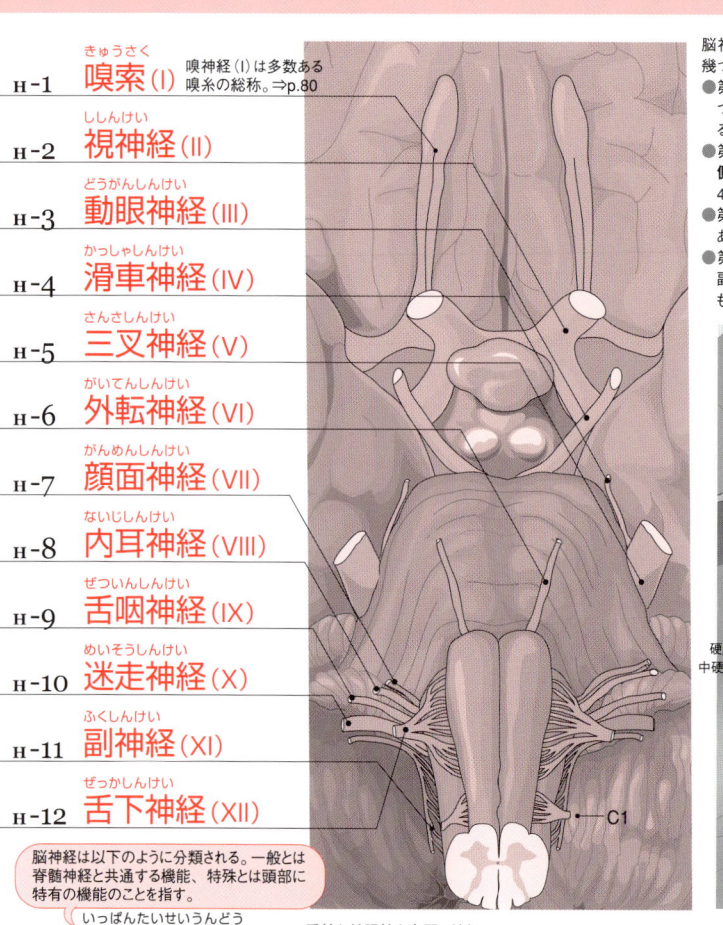

- H-1 嗅索(I)　きゅうさく　嗅神経(I)は多数ある嗅糸の総称。⇒p.80
- H-2 視神経(II)　ししんけい
- H-3 動眼神経(III)　どうがんしんけい
- H-4 滑車神経(IV)　かっしゃしんけい
- H-5 三叉神経(V)　さんさしんけい
- H-6 外転神経(VI)　がいてんしんけい
- H-7 顔面神経(VII)　がんめんしんけい
- H-8 内耳神経(VIII)　ないじしんけい
- H-9 舌咽神経(IX)　ぜついんしんけい
- H-10 迷走神経(X)　めいそうしんけい
- H-11 副神経(XI)　ふくしんけい
- H-12 舌下神経(XII)　ぜっかしんけい

脳神経はその名称から機能が類推できるが、幾つかのものは推察しづらい。
- 第4脳神経の**滑車神経**は、眼球を動かす6つの筋のうちの一つである**上斜筋**を支配する。上斜筋は「滑車」をくぐり抜ける。
- 第6脳神経の**外転神経**は眼球を動かす**外側直筋**を支配し、眼球を「外転」する。他の4つの眼球を動かす筋は動眼神経の支配。
- 第10脳神経の**迷走神経**は、副交感神経であり、内臓諸官を「迷走」している。
- 第11脳神経の**副神経**は、かつては「脊髄副神経」と呼ばれた。迷走神経の運動枝とも考えられている。

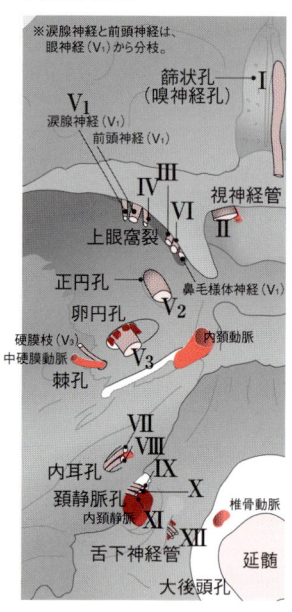

※涙腺神経と前頭神経は、眼神経(V₁)から分枝。

脳神経は以下のように分類される。一般とは脊髄神経と共通する機能、特殊とは頭部に特有の機能のことを指す。

- H-13 一般体性運動 GSE　いっぱんたいせいうんどう
  舌筋と外眼筋を支配。外転、滑車、動眼、舌下神経核。
- H-14 一般内臓運動 GVE　いっぱんないぞううんどう
  平滑筋・腺を支配。迷走神経背側核、上・下唾液核、動眼神経副核。
- H-15 特殊内臓運動 SVE　とくしゅないぞううんどう
  鰓弓由来の筋を支配。顔面、副、三叉神経運動神経核、疑核。
- H-16 一般内臓感覚 GVA　いっぱんないぞうかんかく
  特殊内臓感覚と共に、一つの細胞柱を形成。内臓からの感覚を受ける。
- H-17 特殊内臓感覚 SVA　とくしゅないぞうかんかく
  内臓感覚・味覚を受ける。孤束核。
- H-18 特殊体性感覚 SSA　とくしゅたいせいかんかく
  嗅覚・聴覚や平衡覚の入力を受ける。蝸牛・前庭神経核。
- H-19 一般体性感覚 GSA　いっぱんたいせいかんかく
  頭部皮膚感覚を受ける。三叉神経の脊髄路核、主知覚核、中脳核。

※感覚=求心性、運動=遠心性
内臓=臓性ともいう。
（例：一般内臓感覚=一般臓性求心性）

脳神経核と脊髄の発生

体性／内臓性／体性／内臓性
蓋板／翼板／基板／底板
感覚求心性／運動遠心性
発生段階の神経管断面
成人の脊髄断面
後角／側角／前角

成人の延髄断面
迷走神経背側核／前庭神経核／三叉神経核／舌下神経核／疑核／下オリーブ核／錐体路

A	B	C	D	E	F	G	H	I	J	K	L	M	N
神経系概観	脳概観	脊髄1概観	脊髄2伝導路	脳幹1概観	脳幹2延髄・橋	脳幹3中脳	脳幹4脳神経	小脳	間脳視床	視床下部下垂体	大脳基底核	大脳辺縁系	大脳回・溝

● 脳神経は、「嗅いでみる、動く車の三つの外、　顔聴く　舌に　迷う　副舌」という覚え方が有名。
　　　1.嗅、2.視、3.動眼、4.滑車、5.三叉、6.外転、7.顔面、8.内耳、9.舌咽、10.迷走、11.副、12.舌下
　　脳神経は全部で12対あるが、嗅神経と視神経以外は、脳幹に神経核がある。嗅索と視神経は神経というよりむしろ脳の一部と言われている。

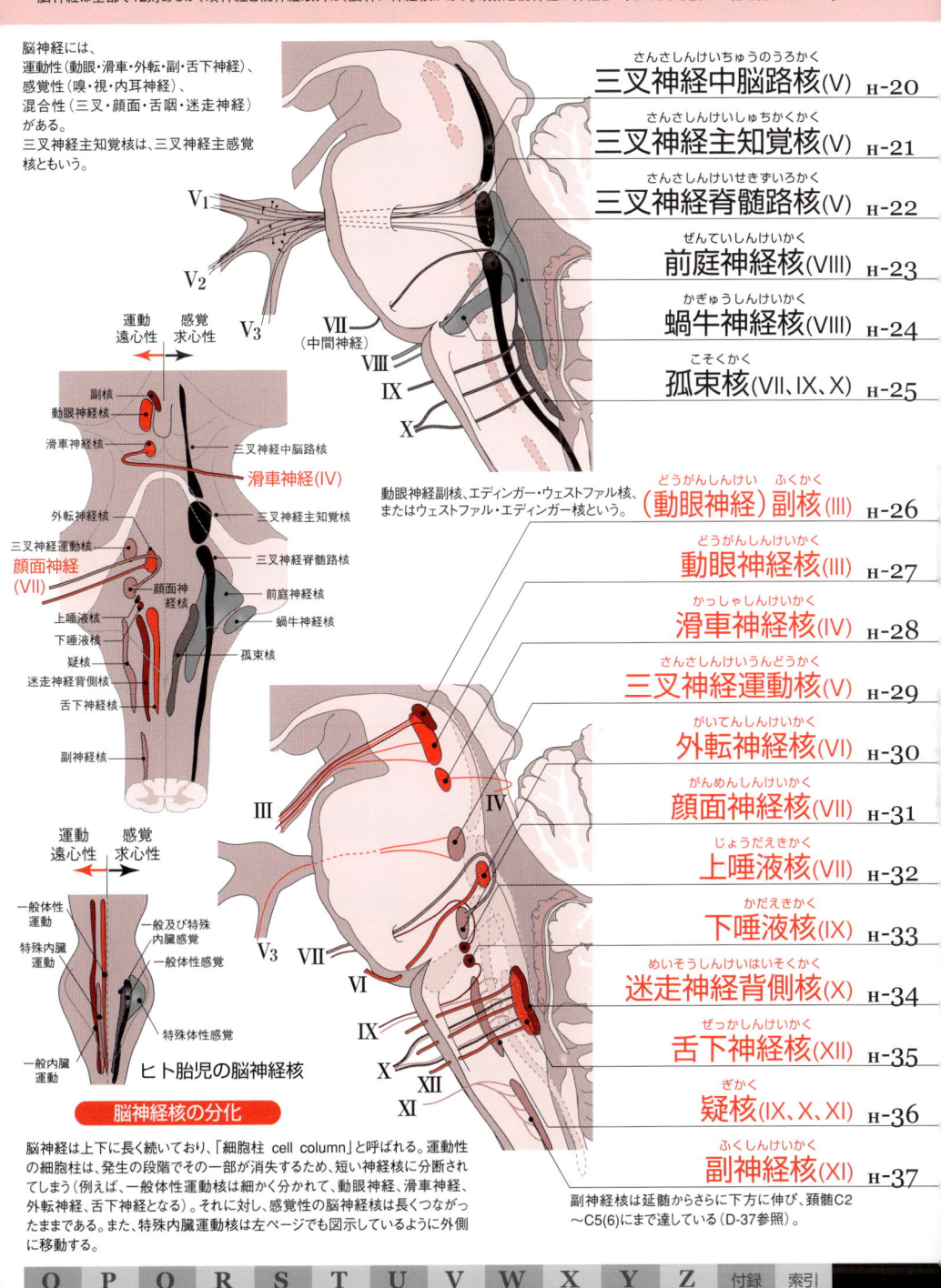

脳神経には、
運動性（動眼・滑車・外転・副・舌下神経）、
感覚性（嗅・視・内耳神経）、
混合性（三叉・顔面・舌咽・迷走神経）
がある。
三叉神経主知覚核は、三叉神経主感覚核ともいう。

三叉神経中脳路核(V) H-20
三叉神経主知覚核(V) H-21
三叉神経脊髄路核(V) H-22
前庭神経核(VIII) H-23
蝸牛神経核(VIII) H-24
孤束核(VII、IX、X) H-25

動眼神経副核、エディンガー・ウェストファル核、
またはウェストファル・エディンガー核という。
（動眼神経）副核(III) H-26
動眼神経核(III) H-27
滑車神経核(IV) H-28
三叉神経運動核(V) H-29
外転神経核(VI) H-30
顔面神経核(VII) H-31
上唾液核(VII) H-32
下唾液核(IX) H-33
迷走神経背側核(X) H-34
舌下神経核(XII) H-35
疑核(IX、X、XI) H-36
副神経核(XI) H-37

副神経核は延髄からさらに下方に伸び、頚髄C2
～C5(6)にまで達している（D-37参照）。

脳神経核の分化

脳神経は上下に長く続いており、「細胞柱 cell column」と呼ばれる。運動性の細胞柱は、発生の段階でその一部が消失するため、短い神経核に分断されてしまう（例えば、一般性体性運動核は細かく分かれて、動眼神経、滑車神経、外転神経、舌下神経となる）。それに対し、感覚性の脳神経核は長くつながったままである。また、特殊内臓運動核は左ページでも図示しているように外側に移動する。

H Brainstem <Nuclei of Cranial Nerves>

H-1 オル**ファクトリ** **ト**ラクト
olfactory tract

H-2 **オ**プティック **ナ**ーヴ
optic nerve

H-3 オキュロ**モウ**タ **ナ**ーヴ
oculomotor nerve

H-4 **ト**ロクリア **ナ**ーヴ
trochlear nerve

H-5 トライ**ジェ**ミナル **ナ**ーヴ
trigeminal nerve

H-6 アブ**デュー**セント **ナ**ーヴ　アブ**デュー**センズ
abducent nerve（abducens 〜）

H-7 **フェ**イシャル **ナ**ーヴ
facial nerve

H-8 ヴェスティビュロ**コ**クリア **ナ**ーヴ
vestibulocochlear nerve

H-9 グロッソファ**リ**ンジーアル **ナ**ーヴ
glossopharyngeal nerve

H-10 **ヴェ**イガル **ナ**ーヴ
vagal nerve

H-11 アク**セ**サリ **ナ**ーヴ
accessory nerve

H-12 ハイポ**グロ**ッサル **ナ**ーヴ
hypoglossal nerve

afferent、efferentについてはp.4参照。

H-13 **ジェ**ネラル ソウ**マ**ティック **エ**ファレント
General Somatic Efferent

H-14 **ジェ**ネラル **ヴィ**セラル **エ**ファレント
General Visceral Efferent

H-15 ス**ペ**シャル **ヴィ**セラル **エ**ファレント
Special Visceral Efferent

H-16 **ジェ**ネラル **ヴィ**セラル **ア**ファレント
General Visceral Afferent

H-17 ス**ペ**シャル **ヴィ**セラル **ア**ファレント
Special Visceral Afferent

H-18 ス**ペ**シャル ソウ**マ**ティック **ア**ファレント
Special Somatic Afferent

H-19 **ジェ**ネラル ソウ**マ**ティック **ア**ファレント
General Somatic Afferent

◆**principal sensory nucleus of trigeminal nerve 三叉神経主知覚核** principal は、ラテン語 princeps プリーンケプス「元老院長、首長、君主」に由来。ここでは「主要な、第一の」核という意味で用いられている。この語から、英語の principal プリンスィパル「主要な、重要な、校長、主役」や、principle プリンスィプル「原理、法則、主義」。princeps は、さかのぼると primus プリームス「第一の」＋ capio カピオー「取る」で、「第一の地位を占める者」の意味。エドワード3世（1312-1377）の時、ウェールズという小王国の君主の意味であった Prince of Walesが皇太子の称号として用いられ、その後すべての王子にまで適用範囲が広がって、prince プリンス「皇太子、王子」という一般名詞となった。

◆**solitary nucleus 孤束核** ラテン語 solus ソールス「単一の、ひとりの」から派生した solitarius ソーリターリウス「孤独な、孤立した」に由来。英語の sole ソウル「単独の」や、solitary ソリタリ「唯一の、孤独な、ひとりぼっちの」、solitaire ソリテア「ソリティア（ひとりで遊ぶトランプのゲーム）」、音楽用語の solo ソウロウ「ソロ、独唱」などが関連語である。孤束核は、

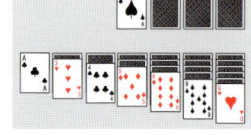

脳神経の構成

※脳神経の名前とやや異なる神経核のみ表示している。	一般体性運動 GSE	一般内臓運動 GVE	特殊内臓運動 SVE	一般内臓感覚 GVA	特殊内臓感覚 SVA	特殊体性感覚 SSA	一般体性感覚 GSA
動眼神経（III）	●	副核					
滑車神経（IV）	●						
三叉神経（V）			●				●
外転神経（VI）	●						
顔面神経（VII）		上唾液核 ●	●	●			
内耳神経（VIII）						前庭神経核 蝸牛神経核	
舌咽神経（IX）		下唾液核 ●	●	●	●		
迷走神経（X）		●	● 疑核	● 孤束核			
副神経（XI）			● 疑核				
舌下神経（XII）	●						

ここで紹介している脳幹の脳神経核の多くは、ドイツの解剖学者 Benedict Stilling シュティリンク（1810-1879）により見い出された。彼は脳や脊髄の薄い連続切片を作る手法を開発し、顕微鏡によって数々の脳神経核を同定した。その後、マイネルト（1833-1892）により孤束核や三叉神経運動核が、ダイテルス（1834-1863）により顔面神経核が、ガワーズ（1845-1915）によって外転神経核が同定されている。

- **solitary tract** ソリタリ トラクト「孤束」の回りを取り囲んでおり、これによって孤束は他の線維からは孤立している。

◆ **accessory nucleus of oculomotor nerve** 動眼神経副核 Edinger-Westphal エディンガー・ウエストファル核、略してEW核ともいう。L.Edinger（1855-1918）はドイツの比較解剖学の権威。K.Westphal（1833-1890）は、その弟子の神経科医。動眼神経副核は、エディンガーがヒトの胎児の脳で発見し、後にウェストファルが成人脳で確認した。

◆ **superior salivary nucleus** 上唾液核、**inferior salivary nucleus** 下唾液核　ラテン語 saliva サリーウァ「唾液」に由来。英語の saliva サライヴァ「唾液」も派生語。この salivary は、salivatoryとも綴る。

疑核と迂回槽、野心と救急車
AMBI-「両側に、まわりに」

疑核 nucleus ambiguus は、喉頭の横紋筋（発声に関係する筋）を支配する運動ニューロンが存在する神経核。この名称は、ラテン語 ambiguus アンビグウス「あちらこちらと行く、定まらない、疑わしい」に由来する（英語の ambiguous アンビギュアス「どちらの意味にもとれる、まぎらわしい、あいまいな」も派生語）。これは、ヒトの延髄の標本で、これら神経細胞がはっきりした集団を作らないので、その存在を確定するのが難しいことに起因する。しかし他の動物、たとえば鯨では、輪郭の明瞭な、しかも大きな細胞集団を作っているので、「疑核」という名称はふさわしくないかもしれない。ところで、ラテン語の ambiguus は、接頭辞 ambi-「両側に、まわりに」と ago アゴー「行く、導く」の合成語。ambi- から様々な語が派生している。たとえば、ambient「まわりを取り巻く」(ambient cistern アンビエント シスターン「迂回槽」)や、ambitious アンビシャス「野心的な、大志を抱いた」（古代ローマで公職を求める立候補者が、投票を依頼するため「あちこちを歩き回る」事から）や、ambulance アンビュランス「救急車、移動野戦病院」(「あちらこちらに行く」病院から)、ambivalence アンビヴァレンス「両価感情」（一つの対象に同時に相反する感情を抱くこと）等がある。ambi-の派生語は、このようにあちこちに見ることができる。

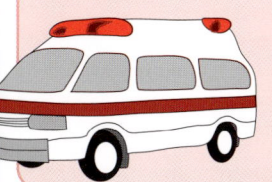

- **mesencephalic nucleus of trigeminal nerve** H-20
- **principal sensory nucleus of trigeminal nerve** ◆ H-21
- **spianl nucleus of trigeminal nerve** H-22
- **vestibular nucleus** H-23
- **cochlear nucleus** H-24
- **solitary nucleus** ◆ H-25 nucleus of solitary tract とも綴る。
- **accessory nucleus of oculomotor nerve** ◆ H-26
- **nucleus of oculomotor nerve** H-27
- **nucleus of trochlear nerve** H-28
- **motor nucleus of trigeminal nerve** H-29
- **nucleus of abducent nerve** H-30
- **nucleus of facial nerve** H-31
- **superior salivary nucleus** ◆ H-32
- **inferior salivary nucleus** ◆ H-33
- **dorsal motor nucleus of vagal nerve** H-34
- **nucleus of hypoglossal nerve** H-35
- **nucleus ambiguus** H-36
- **nucleus of accessory nerve** H-37

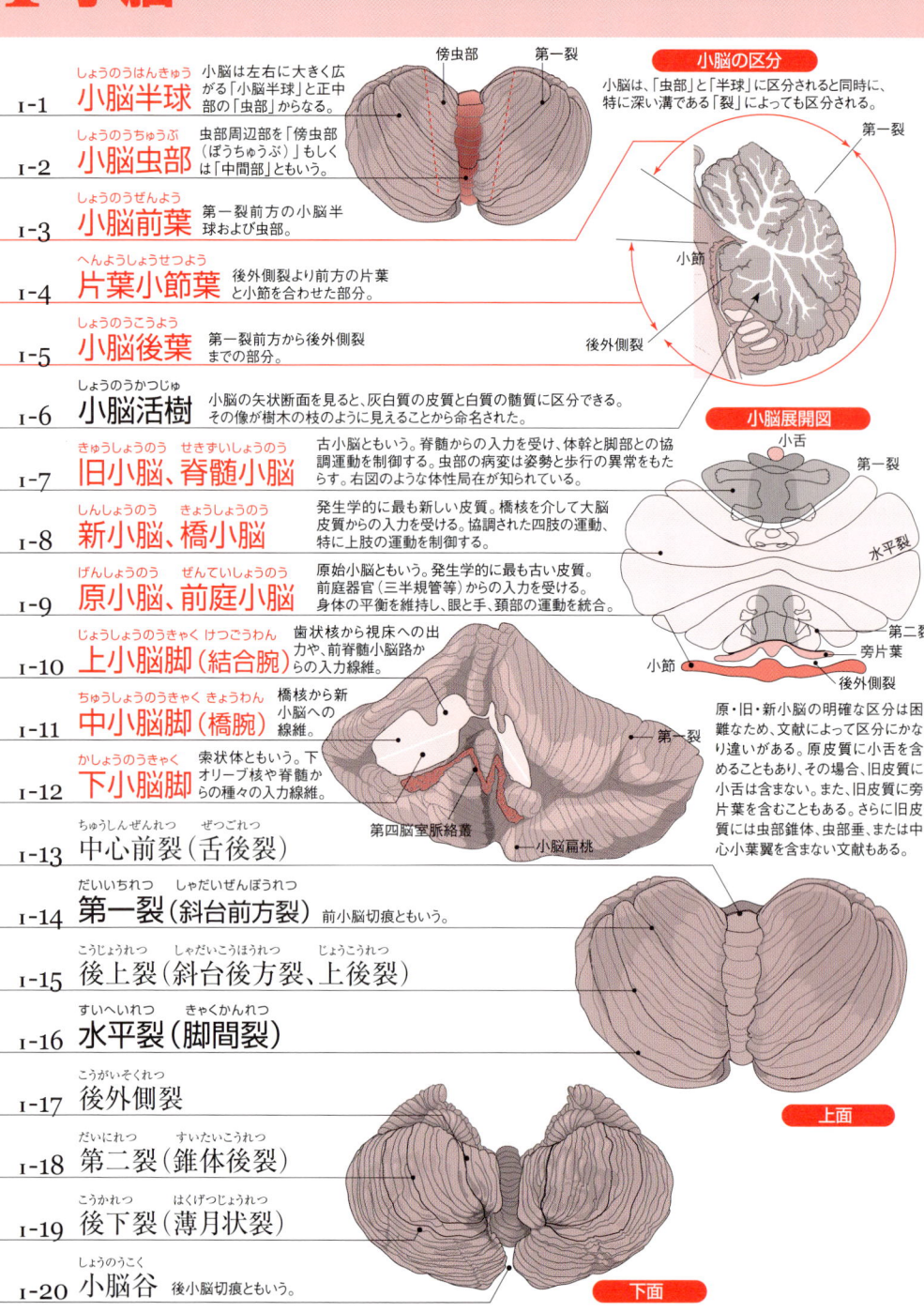

Ⅰ 小脳

> ここでは、小脳の主要な部位について示す。多くの規則的に横走する溝を小脳溝といい、小脳溝同士の間が小脳回である。特に深い溝は、小脳裂という。

Ⅰ-1	**小脳半球**（しょうのうはんきゅう）	小脳は左右に大きく広がる「小脳半球」と正中部の「虫部」からなる。
Ⅰ-2	**小脳虫部**（しょうのうちゅうぶ）	虫部周辺部を「傍虫部（ぼうちゅうぶ）」もしくは「中間部」ともいう。
Ⅰ-3	**小脳前葉**（しょうのうぜんよう）	第一裂前方の小脳半球および虫部。
Ⅰ-4	**片葉小節葉**（へんようしょうせつよう）	後外側裂より前方の片葉と小節を合わせた部分。
Ⅰ-5	**小脳後葉**（しょうのうこうよう）	第一裂前方から後外側裂までの部分。
Ⅰ-6	**小脳活樹**（しょうのうかつじゅ）	小脳の矢状断面を見ると、灰白質の皮質と白質の髄質に区分できる。その像は樹木の枝のように見えることから命名された。
Ⅰ-7	**旧小脳、脊髄小脳**（きゅうしょうのう、せきずいしょうのう）	古小脳ともいう。脊髄からの入力を受け、体幹と脚部との協調運動を制御する。虫部の病変は姿勢と歩行の異常をもたらす。右図のような体性局在が知られている。
Ⅰ-8	**新小脳、橋小脳**（しんしょうのう、きょうしょうのう）	発生学的に最も新しい皮質。橋核を介して大脳皮質からの入力を受ける。協調された四肢の運動、特に上肢の運動を制御する。
Ⅰ-9	**原小脳、前庭小脳**（げんしょうのう、ぜんていしょうのう）	原始小脳ともいう。発生学的に最も古い皮質。前庭器官（三半規管等）からの入力を受ける。身体の平衡を維持し、眼と手、頚部の運動を統合する。
Ⅰ-10	**上小脳脚（結合腕）**（じょうしょうのうきゃく（けつごうわん））	歯状核から視床への出力や、前脊髄小脳路からの入力線維。
Ⅰ-11	**中小脳脚（橋腕）**（ちゅうしょうのうきゃく（きょうわん））	橋核から新小脳への線維。
Ⅰ-12	**下小脳脚**（かしょうのうきゃく）	索状体ともいう。下オリーブ核や脊髄からの種々の入力線維。
Ⅰ-13	**中心前裂（舌後裂）**（ちゅうしんぜんれつ（ぜつごれつ））	
Ⅰ-14	**第一裂（斜台前方裂）**（だいいちれつ（しゃだいぜんぽうれつ））	前小脳切痕ともいう。
Ⅰ-15	**後上裂（斜台後方裂、上後裂）**（こうじょうれつ（しゃだいこうほうれつ、じょうごれつ））	
Ⅰ-16	**水平裂（脚間裂）**（すいへいれつ（きゃくかんれつ））	
Ⅰ-17	**後外側裂**（こうがいそくれつ）	
Ⅰ-18	**第二裂（錐体後裂）**（だいにれつ（すいたいこうれつ））	
Ⅰ-19	**後下裂（薄月状裂）**（こうかれつ（はくげつじょうれつ））	
Ⅰ-20	**小脳谷**（しょうのうこく）	後小脳切痕ともいう。

小脳の区分

小脳は、「虫部」と「半球」に区分されると同時に、特に深い溝である「裂」によっても区分される。

小脳展開図

原・旧・新小脳の明確な区分は困難なため、文献によって区分にかなり違いがある。原皮質に小舌を含めることもあり、その場合、旧皮質に小舌は含まない。また、旧皮質に旁片葉を含むこともある。さらに旧皮質には虫部錐体、虫部垂、または中心小葉翼を含まない文献もある。

● 小脳は重さ約130gと、大脳に比べて1/10ほどである。しかし小脳には多数のシワがあり、平らに延ばすと大脳皮質を延ばした面積の半分以上になる。小脳には、1mm³当たり50万個、全体で1000億個以上のニューロンがあり、全身のニューロンの半分以上がここに存在していると述べる文献もある。

小脳は、溝により小葉に区分されている。個々の小葉は、半球と虫部で別々にその多くが形態に基づいた興味深い名前が付けられている。またそれぞれには番号も付されており、小舌をⅠ、小節をⅩとし、上方から後方、下方へぐるりと10葉に分けられている。半球部は、虫部と区別するために H-Ⅱ(中心小葉)、H-Ⅶ(二腹小葉)のように、hemisphere ヘミスフィア「半球」の頭文字のHが頭に付けられている(ハイフンは省略されることもある)。とはいえ、こうした形態による分類よりも、機能や発生と関連づけた分類(原小脳、古小脳、新小脳)の方がより重要である。

小脳虫部の区分

- (小脳)小舌 (Ⅰ)　I-21
- (小脳)中心小葉 (Ⅱ、Ⅲ)　I-22
- 山頂 (Ⅳ、Ⅴ)　I-23
- 山腹 (Ⅵ)　I-24
- 虫部葉 (Ⅶa)　I-25
- 虫部隆起 (Ⅶb)　I-26
- 虫部錐体 (Ⅷ)　I-27
- 虫部垂 (Ⅸ)　I-28
- (虫部)小節 (Ⅹ)　I-29

第四脳室

小脳展開図

中心小葉翼 H-Ⅱ・Ⅲ　小舌(Ⅰ)　前葉
Ⅱ、Ⅲ 中心小葉
H-Ⅳ、Ⅴ　第一裂
四角小葉　Ⅳ、Ⅴ 山頂
H-Ⅵ
単小葉　　　　　後葉
Ⅵ 山腹
H-Ⅶa
上半月小葉　Ⅶa 虫部葉　水平裂
下半月小葉　Ⅶb 虫部隆起
H-Ⅶb
薄小葉　　Ⅷ 虫部錐体
二腹小葉
H-Ⅷ
　　　Ⅸ 虫部垂　第二裂
小脳扁桃　H-Ⅸ
　　　　　　　　傍片葉
片葉　H-Ⅹ　Ⅹ 小節
　　　後外側裂　片葉小節葉

※傍片葉は、ヒトでは明確ではない。ヒトの場合、腹側傍片葉は小脳扁桃に、背側傍片葉は二腹小葉に相当するという見方もある。

小脳半球の区分

- 中心小葉翼 (H-Ⅱ、H-Ⅲ)　I-30
- 前四角小葉 (H-Ⅳ)　I-31
- 後四角小葉 (H-Ⅴ)　I-32
- 単小葉 (H-Ⅵ)　I-33
- 半月小葉(係蹄小葉) (H-Ⅶa)　I-34
- 薄小葉(傍正中小葉) (H-Ⅶb)　I-35
- 二腹小葉 (H-Ⅷ)　I-36
- 小脳扁桃 (H-Ⅸ)　I-37
- 片葉 (Ⅹ)　I-38
- 片葉脚　I-39

上面

ここに出ている傍正中小葉や傍片葉の傍は旁と置き換え可能。ちなみに「傍若無人(ぼうじゃくぶじん・かたわらに人なきがごとし)」は「旁若無人」とも綴る。漢字の旁(つくり)は、偏の傍(かたわら)にある。

水平裂によって、上半月小葉(第1脚)と下半月小葉(第2脚)に区分。

正中傍葉ともいう。

前面

頭蓋内圧が亢進し、小脳扁桃が大後頭孔から下方へ脱出することを「小脳扁桃ヘルニア」といい、延髄の呼吸中枢を圧迫し、無呼吸を引き起こす。

O	P	Q	R	S	T	U	V	W	X	Y	Z	付録	索引
大脳皮質野	伝導路	被膜脳室	脳血管	視神経内耳神経	三叉神経	顔面神経舌咽神経	迷走神経副神経	自律神経	脊髄神経体幹	脊髄神経上肢	脊髄神経下肢		

I Cerebellum

小脳の解剖学用語にはとても興味深い名称が多い。小さな小脳の、そのほんの小さな部分に対して、これほどまでに想像力豊かに命名した解剖学者たちには、賞讃の言葉を禁じ得ない。

I-1	ヘミスフィア オヴ セリベラム hemisphere of cerebellum	
I-2	ヴァーミス オヴ セリベラム vermis of cerebellum◆	
I-3	アンティアリア ロウブ オヴ セリベラム anterior lobe of cerebellum	
I-4	フロッキュロノデュラ ロウブ flocculonodular lobe	
I-5	ポスティアリア ロウブ オヴ セリベラム posterior lobe of cerebellum	
I-6	アーバー ヴァイティー arbor vitae◆	
I-7	ペイリオセリベラム　スパイノセリベラム paleocerebellum, spinocerebellum◆	
I-8	ニーオウセリベラム　ポントセリベラム neocerebellum, pontocerebellum◆	
I-9	アーキセリベラム　ヴェスティビュロセリベラム archicerebellum, vestibulocerebellum◆	
I-10	スーピアリア セリベラ ペダンクル superior cerebellar peduncle	
I-11	ミドル セリベラ ペダンクル middle cerebellar peduncle	
I-12	インフィアリア セリベラ ペダンクル inferior cerebellar peduncle	
I-13	プリセントラル フィシャ オヴ セリベラム precentral fissure of cerebellum	
I-14	プライマリ フィシャ primary fissure	
I-15	ポスティアリア スーピアリア フィシャ posterior superior fissure	
I-16	ホリゾンタル フィシャ horizontal fissure	
I-17	ポステロラテラル フィシャ posterolateral fissure	
I-18	セコンダリ フィシャ secondary fissure	
I-19	インフィアリア ポスティアリア サルカス inferior posterior sulcus	
I-20	ヴァレキュラ オヴ セリベラム vallecula of cerebellum◆	

◆**paleocerebellum** 旧小脳 ギリシャ語 παλαιός パライオス「古い」に由来。これから、paleozoic パリオゾウイック「古生代」や、paleontology パリオントロジ「古生物学」も造られた。

◆**neocerebellum** 新小脳 ギリシャ語 νεός ネオス「新しい」に由来。neozoic ニーオゾウイック「新生代」も関連語。

◆**archicerebellum** 原小脳 ギリシャ語 ἀρχαῖος アルカイオス「初めの、古い、原始の」に由来。

◆**nodule of vermis** 虫部小節 ラテン語 nodus ノードゥス「結び目、結節」の縮小語。鉱物の小さな塊もノジュールといい、化石はそのまわりに硬い緻密なノジュールをしばしば形成する。それをパカッと割ると、中から保存状態の良い化石が出て来

小脳虫部と虫垂とバーミリオン
VERMIS「虫」

vermis of cerebellum 小脳虫部は、延髄・脊髄と密接な関わりがあり、歩行や立位の際の体のバランスを保つのに重要。一方、小脳半球は、大脳半球と密接な関係があり、特に腕や手、指の細かい協調された動きを調整している。そのため、小脳半球はヒトにおいてきわめて発達しているが、他の哺乳類では小脳半球は比較的小さく、虫部の方が目立っている。

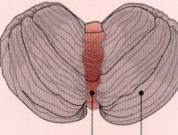

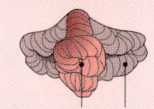

名称の由来は、ラテン語の vermis ウェルミス「虫、ミミズ、ウジムシ」。その形を虫にたとえたもの。この語から、vermiform ヴァーミフォーム「虫垂（つまり、虫の形）」や、英語の worm ワーム「虫、ミミズ」や、vermilion ヴァーミリオン「朱色、バーミリオン」が派生。バーミリオンは辰砂（しんしゃ）という鉱物から取った硫化水銀の顔料（現在では人工合成）を指すが、さらに古くは、カイガラムシ科のエンジムシ（臙脂虫）と呼ばれる「虫」から取る赤い染料に端を発している。色素は雌のみが持っていて、乾燥させたエンジムシを水や含水エタノールで抽出・精製して得られる。メキシコの砂漠のサボテンに寄生するエンジムシからのものが現在最も生産量が多い。主色素はカルミン酸。細胞の核を染色するのに用いる、あの酢酸カーミンも原料は同じ。今日では、エンジムシの染料はヴァーミリオンではなく、carmine カーマイン ないしは コチニール と呼ばれ、合成着色料と比べ無害なために、口紅や食品等の着色料として広く使用されている。虫だからと偏見を持たずにどうぞお使い下さい。

小脳は cerebellum セリベラムは、大脳を指す cerebrum セリブラムと似ていて紛らわしい。似ているのも当然で、小脳は大脳に指小詞の -ellum を付けた語で「小さな脳」。ただし、アクセントの位置に注意。ラテン語では後ろから三番目の音節よりも前にアクセントが来ないので、セリベラムはありえない。後ろから二音節目の母音が長音か、二重子音が続く時、そこにアクセントがくる。よって cerebellum は、セリベラムでなく、セリベラムになる。

ることがある。

- ◆**semilunar lobules 半月小葉** ラテン語接頭辞 semi-「半分」＋ luna ルーナ「月」で「半月」の意。**ansiform lobule 係蹄小葉**の別名あり。ラテン語 ansa アーンサ「ワナ、取っ手、輪」から。
- ◆**tonsil of cerebellum 小脳扁桃** ラテン語 toncilla トンスィッラ「扁桃腺」に由来。日本語名の「扁桃」とは、じつはアーモンドのことである（⇒p.55「扁桃体」のコラム参照）。
- ◆**flocculus 片葉** ラテン語 floccus フロックス「綿毛」に、指小辞 -culus がついたもの。

小脳景色、山あり谷あり緑あり

arbor vitae 小脳活樹 ラテン語 arbor アルボル「木」と、vita ウィータ「命、生命、活力」から。vitae は、vita の属格（「命の」）。小脳の矢状断面は、あたかも樹木の枝のように見えるので、中世の解剖学者によって「命の木」と呼ばれた。この vita からは、英語の vital ヴァイタル「活力のある」や、vitality ヴァイタリティ「活力、生命力」、vitamin ヴァイタミン「ビタミン」が派生した。英語で arbor アーバーは、そのまま「樹木、高木」を意味し、arboreal アーボーリアルは「樹上生活に適した」の意。ちなみに、英語で「ヒバ」の仲間を arborvitae アーバーヴァイティーと呼んでいる。

ヒバ

vallecula of cerebellum 小脳谷 ラテン語 vallecula ウァレークラ「小さい谷」は、valles ウァレース「谷」に指小辞が付いたもの。英語の valley ヴァリ「谷」も派生語。

culmen 山頂は、culmen monticulus ともいう。ラテン語 culmen クルメン「頂上、山頂」。英語の culmination カルミネイション「南中、子午線通過、最高潮」も派生語。monticulus モンティクルスは、「小さな山」。小脳を「小さな山」に見立てた場合、culmen は、まさに「山頂」である。

declive 山腹 ラテン語 declivis デークリーウィス「傾く、傾斜の」に由来。頭蓋腔の clivis クリーウィス「斜台」も類語。

folium of vermis 虫部葉 ラテン語 folium フォリウム「葉」に由来。英語 foliage フォウリイッジ「（集合的な意味で）葉」も類語。

uvula vermis 虫部垂は、ラテン語 uvula ウーウラ「小さいぶどうの房」に由来。uvula palatina は、「口蓋垂」。この uvula は、uva ウーウァ「ぶどうの房」に指小辞がついたもの。このように小脳は、まさに自然に満ちている。

culmen 山頂
declive 山腹
vallecula 小脳谷

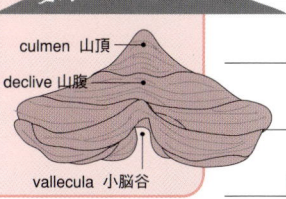

リングラ オヴ セリベラム
lingula (of cerebellum) I-21

セントラル ロビュール オヴ セリベラム
central lobule (of cerebellum) I-22

カルメン
culmen I-23

ディクライヴ
declive ◆ I-24

フォウリアム オヴ ヴァーミス
folium of vermis I-25

テューバ オヴ ヴァーミス
tuber of vermis I-26

ピラミッド オヴ ヴァーミス
pyramid of vermis I-27

ユーヴュラ ヴァーミス
uvula vermis ◆ I-28

ノデュール オヴ ヴァーミス
nodule of vermis ◆ I-29

ウィング オヴ セントラル ロビュール
wing of central lobule I-30

アンティアリア クワドランギュラ ロビュール
anterior quadrangular lobule I-31

ポスティアリア クワドランギュラ ロビュール
posterior quadrangular lobule I-32

スィンプル ロビュール
simple lobule I-33

セミルーナ ロビュール
semilunar lobules ◆ I-34

グラサイル ロビュール
gracile lobule I-35

バイヴェントラル ロビュール
biventral lobule I-36

トンスィル オヴ セリベラム
tonsil of cerebellum ◆ I-37

フロキュラス
flocculus ◆ I-38

ペダンクル オヴ フロキュラス
peduncle of flocculus I-39

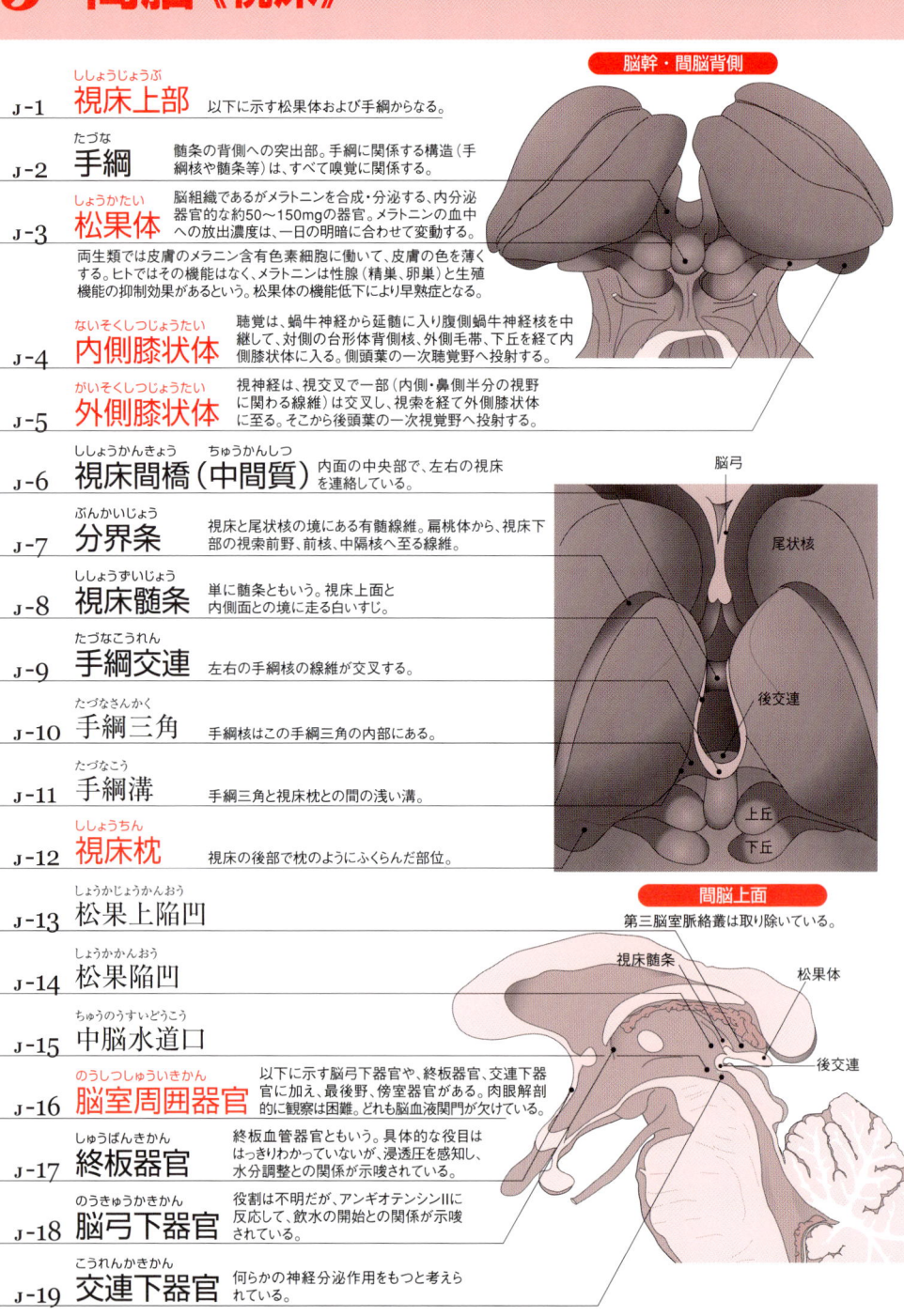

J 間脳《視床》

ここでは、間脳について示す。間脳は、大脳半球の間に位置し、視床上部、(狭義の)視床、視床下部からなる。広義の視床は、視床上部も含んでいる。

脳幹・間脳背側

J-1	視床上部 (ししょうじょうぶ)	以下に示す松果体および手綱からなる。
J-2	手綱 (たづな)	髄条の背側への突出部。手綱に関係する構造(手綱核や髄条等)は、すべて嗅覚に関係する。
J-3	松果体 (しょうかたい)	脳組織であるがメラトニンを合成・分泌する、内分泌器官的な約50〜150mgの器官。メラトニンの血中への放出濃度は、一日の明暗に合わせて変動する。両生類では皮膚のメラニン含有色素細胞に働いて、皮膚の色を薄くする。ヒトではその機能はなく、メラトニンは性腺(精巣、卵巣)と生殖機能の抑制効果があるという。松果体の機能低下により早熟症となる。
J-4	内側膝状体 (ないそくしつじょうたい)	聴覚は、蝸牛神経から延髄に入り腹側蝸牛神経核を中継して、対側の台形体背側核、外側毛帯、下丘を経て内側膝状体に入る。側頭葉の一次聴覚野へ投射する。
J-5	外側膝状体 (がいそくしつじょうたい)	視神経は、視交叉で一部(内側・鼻側半分の視野に関わる線維)は交叉し、視索を経て外側膝状体に至る。そこから後頭葉の一次視覚野へ投射する。
J-6	視床間橋(中間質) (ししょうかんきょう/ちゅうかんしつ)	内面の中央部で、左右の視床を連絡している。
J-7	分界条 (ぶんかいじょう)	視床と尾状核の境にある有髄線維。扁桃体から、視床下部の視索前野、前核、中隔核へ至る線維。
J-8	視床髄条 (ししょうずいじょう)	単に髄条ともいう。視床上面と内側面との境に走る白いすじ。
J-9	手綱交連 (たづなこうれん)	左右の手綱核の線維が交叉する。
J-10	手綱三角 (たづなさんかく)	手綱核はこの手綱三角の内部にある。
J-11	手綱溝 (たづなこう)	手綱三角と視床枕との間の浅い溝。
J-12	視床枕 (ししょうちん)	視床の後部で枕のようにふくらんだ部位。

間脳上面
第三脳室脈絡叢は取り除いている。

J-13	松果上陥凹 (しょうかじょうかんおう)	
J-14	松果陥凹 (しょうかかんおう)	
J-15	中脳水道口 (ちゅうのうすいどうこう)	
J-16	脳室周囲器官 (のうしつしゅういきかん)	以下に示す脳弓下器官や、終板器官、交連下器官に加え、最後野、傍室器官がある。肉眼解剖での観察は困難。どれも脳血液関門が欠けている。
J-17	終板器官 (しゅうばんきかん)	終板血管器官ともいう。具体的な役目ははっきりわかっていないが、浸透圧を感知し、水分調整との関係が示唆されている。
J-18	脳弓下器官 (のうきゅうかきかん)	役割は不明だが、アンギオテンシンIIに反応して、飲水の開始との関係が示唆されている。
J-19	交連下器官 (こうれんかきかん)	何らかの神経分泌作用をもつと考えられている。

A	B	C	D	E	F	G	H	I	J	K	L	M	N
神経系概観	脳概観	脊髄1概観	脊髄2伝導路	脳幹1概観	脳幹2延髄・橋	脳幹3中脳	脳幹4脳神経	小脳	間脳視床	視床下部下垂体	大脳基底核	大脳辺縁系	大脳回・溝

● 視床の病変はその箇所によって様々な障害が起きる。例えば、後大脳動脈の分枝に血管障害が生じて視床の後腹側核が影響を受けると、反対側の体性感覚(痛覚・触覚・温覚などの皮膚感覚)が消失すると共に、その感覚が消失した側に異常な不快感・耐えがたい苦痛を引き起こす(視床症候群)。痛みを加えるものがなくても痛みが生じるものを「自発痛」という。

視床の分類

視床の灰白質は、内側髄板という白質によって、前、内側、腹側、外側の大きく4つのグループに分けられている。これらの分類に加えて、内側髄板の内部にも神経核がある。また後部は外側膝状体と内側膝状体、視床枕核によって構成される。さらに、外側髄板を隔てて、網様核も存在する。

大脳皮質への投射

視床からは大脳皮質のさまざまな箇所に投射されるが、感覚野や運動野のように厳密に特定の領域に投射し、中継核となるものを「特異核」、それに対して大脳皮質の広い領域に向かって投射する核を「非特異核」という。また、大脳の連合野へ投射するものは、「連合核」という。

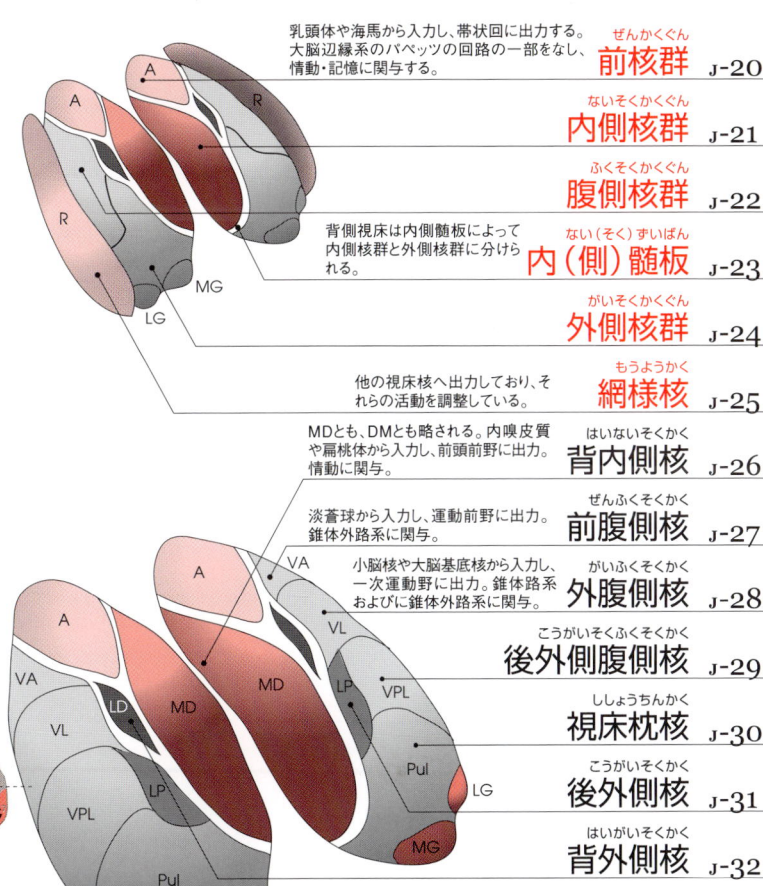

※小さな番号はブロードマンの区分

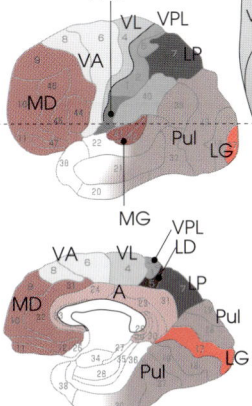

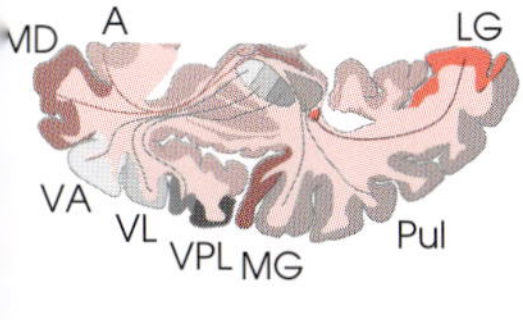

乳頭体や海馬から入力し、帯状回に出力する。大脳辺縁系のパペッツの回路の一部をなし、情動・記憶に関与する。 — **前核群**(ぜんかくぐん) J-20

— **内側核群**(ないそくかくぐん) J-21

— **腹側核群**(ふくそくかくぐん) J-22

背側視床は内側髄板によって内側核群と外側核群に分けられる。 — **内(側)髄板**(ない(そく)ずいばん) J-23

— **外側核群**(がいそくかくぐん) J-24

他の視床核へも出力しており、それらの活動を調整している。 — **網様核**(もうようかく) J-25

MDとも、DMとも略される。内嗅皮質や扁桃核から入力し、前頭前野に出力。情動に関与。 — **背内側核**(はいないそくかく) J-26

淡蒼球から入力し、運動前野に出力。錐体外路系に関与。 — **前腹側核**(ぜんふくそくかく) J-27

小脳や大脳基底核から入力し、一次運動野に出力。錐体路系および錐体外路系に関与。 — **外腹側核**(がいふくそくかく) J-28

— **後外側腹側核**(こうがいそくふくそくかく) J-29

— **視床枕核**(ししょうちんかく) J-30

— **後外側核**(こうがいそくかく) J-31

— **背外側核**(はいがいそくかく) J-32

— **正中中心核(中心正中核)**(せいちゅうちゅうしんかく)(ちゅうしんせいちゅうかく) J-33

— **後内側腹側核**(こうないそくふくそくかく) J-34

— **束傍核**(そくぼうかく) J-35

束傍核や、正中中心核は、脳幹網様体から入力を受け、大脳皮質のほぼ全域に出力する。大脳全体の覚醒・意識水準に影響を与える。 — **外(側)髄板**(がい(そく)ずいばん) J-36

— **視床下核(リュイ体)**(ししょうかかく)(たい) J-37

後外側腹側核(VPL)は、内側毛帯、および脊髄視床路から入力を受け、一次体性感覚野(体幹・四肢)に出力する。それに対し、後内側腹側核(VPM)は三叉神経核、孤束核からの知覚を入力し、一次体性感覚野(頭部・顔面)に出力する。

視床枕は、上丘から入力を受け、視覚連合野に出力する。視覚と体性感覚とを統合する立体認知、空間把握に関与する。

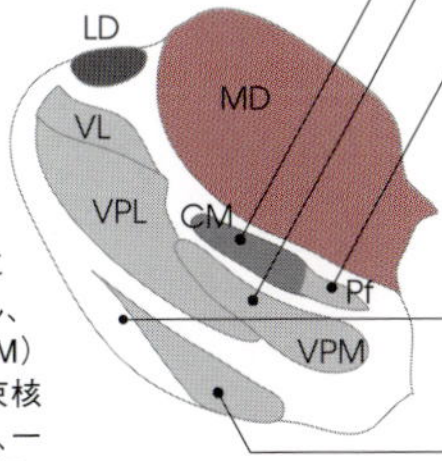

視床の断面

J Thalamus

視床の神経核の英語名は、語順や、用いている形容詞などに色々なパターンが多いが、ここでは代表的なものを列挙している。

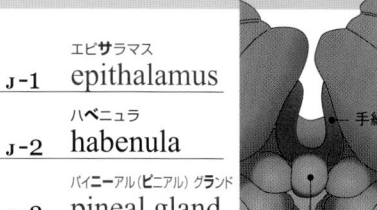

- J-1 エピサラマス **epithalamus**
- J-2 ハベニュラ **habenula**
- J-3 パイニーアル(ピニアル) グランド **pineal gland** ※gland は body に置き換える可能
- J-4 ミーディアル ジェニキュレイト ボディ **medial geniculate body**
- J-5 ラテラル ジェニキュレイト ボディ **lateral geniculate body**
- J-6 インターサラミック アドヒージョン **interthalamic adhesion**
- J-7 ターミナル ストライア **terminal stria**
- J-8 メダラ ストライア **medullar stria** (medullar = medullary)
- J-9 ハベニュラ コミッシャ **habenular commissure**
- J-10 ハベニュラ トライゴウン *habenular trigone*
- J-11 ハベニュラ サルカス *habenular sulcus*
- J-12 パルヴァイナ *pulvinar*
- J-13 スープラパイニーアル(スープラピニアル) リセス *suprapineal recess*
- J-14 パイニーアル リセス *pineal recess*
- J-15 オウプニング オヴ セリブラル アクイダクト **opening of cerebral aqueduct**
- J-16 サーカムヴェントリキュラ オーガンズ **circumventricular organs**
- J-17 オーガナム ヴァスキュロウサム オヴ ラミナ ターミナリス **organum vasculosum of lamina terminalis**
- J-18 サブフォーニカル オーガン **subfornical organ** 略号 OVLT
- J-19 サブコミッシャラル オーガン **subcommissural organ**

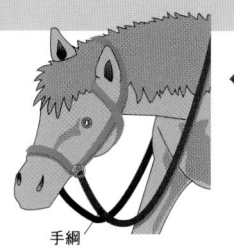

◆**habenula 手綱** ラテン語 habena ハベーナ「手綱、皮ひも」に指小辞 -la がついたもの。松果体を馬の頭にたとえると、手綱はまるで馬の手綱のようにみえる。この habena は、ラテン語の動詞 habeo ハベオー「持つ、保つ」に由来する。英語の habit ハビット「習慣、性質」も派生語。英語の have ハヴ「持つ」や、ドイツ語 haben ハーベン「持つ」と関係を持っていそうだが、直接のつながりは持っていないと考えられている。

視覚に関係がないのになぜ視床?
THALAMOS「寝室」

視床 thalamus は、ギリシャ語 θάλαμος タラモス「寝室、婦人室、小部屋、結婚の間、船の最下層の部屋」に由来する。なぜ、内部が空洞になっていない視床に対して「寝室、部屋」という名称を付けたのか? しかも視覚に関係がないのになぜ視床なのか? これはガレノスのプネウマ説に深い関わりがある。

医学の父ヒポクラテス(460-377B.C.頃)は精神の座が脳にあると唱えていたが、大哲学者アリストテレス(384-322B.C.)は、精神の座が心臓にあると唱えた。後の解剖学者ガレノス(130-210頃)は、精神の座は脳(とはいえ、脳の実質ではなく、脳室に)にあると主張した。脳室には、「プネウマ(精神精気、ラテン語で spiritus animalis)」が貯えられ、それが眼に送られて視覚が生じるという(眼から視覚の粒子が脳室に送られ貯蔵されるという説明もあり、諸説がある)。というわけで、ガレノスは、元々は視床の側方の脳室を指してサラモスと呼んだと思われる。英国の医師トーマス・ウィリス(1621-1675)が視床を thalamus opticus と命名したが、後に視床が外側膝状体を除いて視覚とは関係のないことがわかり、opticus を除いて thalamus のみとなった。とはいえ、フランス語で視床は couche optique クーシュ・オプティーク(視覚のクッション)といい、thalamus opticus の直訳を今なお使っているのは、日本だけではないようである。

pulvinar「視床枕」は、ラテン語 pulvinus プルウィーヌス「枕、クッション、ふとん」に由来。厚いクッションを連想させる視床枕と、「視床」という和訳とはよく符合している。ちなみに、英語で、epithalamium エピサレイミアムといえば、「祝婚歌」。「結婚の間」の意味から派生。epithalamus「視床上部」と同根語とは夢想だにできない。

頭の中の寝室
thalamus「視床」=寝室
pulvinar「視床枕」=枕
clivus「斜台」=ベッド
anterior clinoid process「前床突起」=ベッドの柱

- 脊髄前角の細胞核も、この視床と同じ名称を用いていることがあるので、限定するときには、medial dorsal nucleus of thalamus のように表記する。ventral lateral nucleus「外腹側〜」は、一語で ventrolateral といい、分けるかつなげるかどちらがよく使われるのかは、単語によって異なる。日本語訳も「外側腹側〜」、「外腹側〜」のどちらも見られる。略号は、Pulの場合のように一つの単語の略の場合小文字が使われる。

◆**lateral geniculate body 外側膝状体** ラテン語 genu ゲヌー「膝」に指小辞 -culus が付いたもの。

松果体とパイナップルとピノプシン
PINUS「松」

pineal gland 松果体 pineal は、ラテン語 pinea ピーネア「松果、つまり松かさ、松ぼっくり」から。pinea は、ラテン語 pinus ピーヌス「松」に由来し、英語の pine パイン「松」も派生語。pineapple パイナプル「パイナップル」も、果実の形が松かさに、味はりんごに似ているため。また、松果体の別称 conarium コウネアリアム も、ギリシャ語 κῶνος コーノス「松かさ」に由来する（英語 cone コウン「円錐」も類語）。

さて、松果体には、加齢に伴ってリン酸カルシウム等の石灰質の「脳砂」が沈着する。英語名は brain sand, corpora arenacea コーポラ アレネイスィア、acervulus アサーヴュラスと色々。arenacea は、ラテン語 arena アレーナ「砂」に基づく（競技場をアリーナというのは、古代ローマの円形闘技場の板敷きに、流された血で滑るのを防ぐため砂が敷かれたのが起源）。

ところで、近代哲学の創始者にして数学者・生理学者のルネ・デカルト Réne Descartes（1596-1650）は、松果体を「魂の座（精神の座）」と呼んだ。「脳の中で対をなさない唯一の器官で、ヒトにしかないから」という誤った根拠からとはいえ、それまでの脳室に重きを置いたガレノスの説と比べれば、脳の実質に注目し、脳の局在を示唆した点で前進といえる。

さて、松果体から分泌されるメラトニンは、睡眠誘発作用を持っており、夜間に合成、分泌される。この分泌は視交叉上核（概日時計の中枢）によって調整されている。興味深いことに、哺乳類を除く脊椎動物は、この松果体にも光受容細胞があり、概日周期のリズム発生に関与する。実際、ニワトリ松果体からはロドプシンに似た光受容タンパク質も発見されており、pinopsin「ピノプシン」と命名されている。

ヒトでは松果体は、脳の深部に位置するが、魚類、両生類では松果体が皮下まで伸びている。トカゲに至っては parietal eye パライエタル アイ「頭頂眼」をなし「第三の眼」とも呼ばれ、物の像を見ることはできないが、光を感知している。

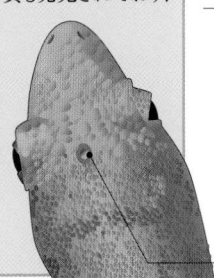

anterior nuclear group J-20
medial nuclear group J-21
ventral nuclear group J-22
internal medullary lamina J-23
lateral nuclear group J-24
reticular nucleus J-25
dorsomedial nucleus, DM/MD J-26
ventral anterior nucleus, VA J-27
ventral lateral nucleus, VL J-28
ventral posterolateral nucleus, VPL J-29
pulvinar nucleus Pul J-30
lateral posterior nucleus, LP J-31
lateral dorsal nucleus, LD J-32
centromedian nucleus, CM J-33
ventral posteromedial nucleus, VPM J-34
parafascicular nucleus, Pf J-35

※lateral dorsal = dorsolateral
lateral posterior = posterolateral

external medullary lamina J-36
subthalamic nucleus J-37

トカゲの第三の眼（やや強調して図示している）

K 間脳《視床下部・下垂体》

ここでは、間脳のうち、視床下部、及び下垂体について示す。

- K-1 （視床下部）**室周部** 脳室周囲層ともいう。
- K-2 （視床下部）**内側部** 内側野ともいう。
- K-3 （視床下部）**外側部** 外側野ともいう。
- K-4 **視索前野** 視索前域ともいう。ここは体温の制御に関係する。
- K-5 **前視床下部域** 視床下部前区域、視交叉前域ともいう。
- K-6 **中間視床下部域** 視床下部中間域、漏斗部ともいう。
- K-7 **後視床下部域** 視床下部後区域、乳頭体域ともいう。

脳室を中心にした区分

視床下部の分類は、文献によって名称も分け方もまちまちである。

矢状断からの区分

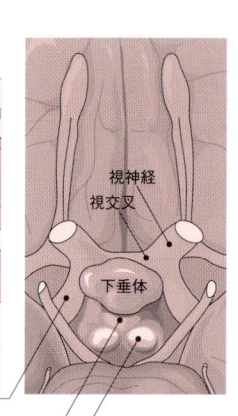

- K-8 **前交連** 脳梁吻と終板の境界を横断する線維。左右の側頭葉の紡錘状回を交連する。
- K-9 **終板** 第三脳室終板ともいう。第三脳室の前壁をつくる。
- K-10 **視交叉上陥凹**
- K-11 **視交叉（視神経交叉）** 視神経の神経線維のうち各々の半分が交叉する。視交叉は第三脳室の底となっている。
- K-12 **漏斗陥凹** 第三脳室の底で、下垂体へ向かう部分の凹み。
- K-13 **視索** 視神経は、視交叉のあとは、視索という名称で呼ばれる。この後、外側膝状体に達する。
- K-14 **灰白隆起** 漏斗の基部が肥厚している部分。漏斗核はこの中にある。
- K-15 **乳頭体** 視床下面から突出している一対の隆起。海馬から脳弓を経て入力を受け、視床前核と脳幹被蓋部へ出力を送る。
- K-16 **漏斗** 灰白隆起の先端部。下垂体茎へつながり、そこから下垂体が下がっている。
- K-17 **下垂体茎（下垂体柄）**
- K-18 **下垂体門脈** 下垂体動脈は第一次毛細血管網を広がった後、下垂体門脈にまとまって前葉に入り、第二次毛細血管網に入る。
- K-19 **腺性下垂体（下垂体前葉）**
- K-20 **神経下垂体（下垂体後葉）**

下垂体は「脳下垂体」ともいう。視床下部の漏斗からぶら下がった重さ約0.5～1g、大きさ約1cmの小さな器官。蝶形骨のトルコ鞍の凹みに収まっている。視床下部の指令を受けて、体内各所の内分泌腺を刺激するホルモンを分泌する。下垂体の後葉が間脳に由来するのに対し（それゆえ神経下垂体と呼ばれる）、前葉は胎生期の頭蓋咽頭管のラトケ嚢に由来する。

下垂体前葉から分泌されるホルモン
- 副腎皮質刺激ホルモン（ACTH）
- 甲状腺刺激ホルモン（TSH）
- 性腺刺激ホルモン（ゴナドトロピン）
- 成長ホルモン（GH）
- プロラクチン（PRL）

下垂体後葉から分泌されるホルモン
- 抗利尿ホルモン（ADH）＝バソプレシン
- オキシトシン

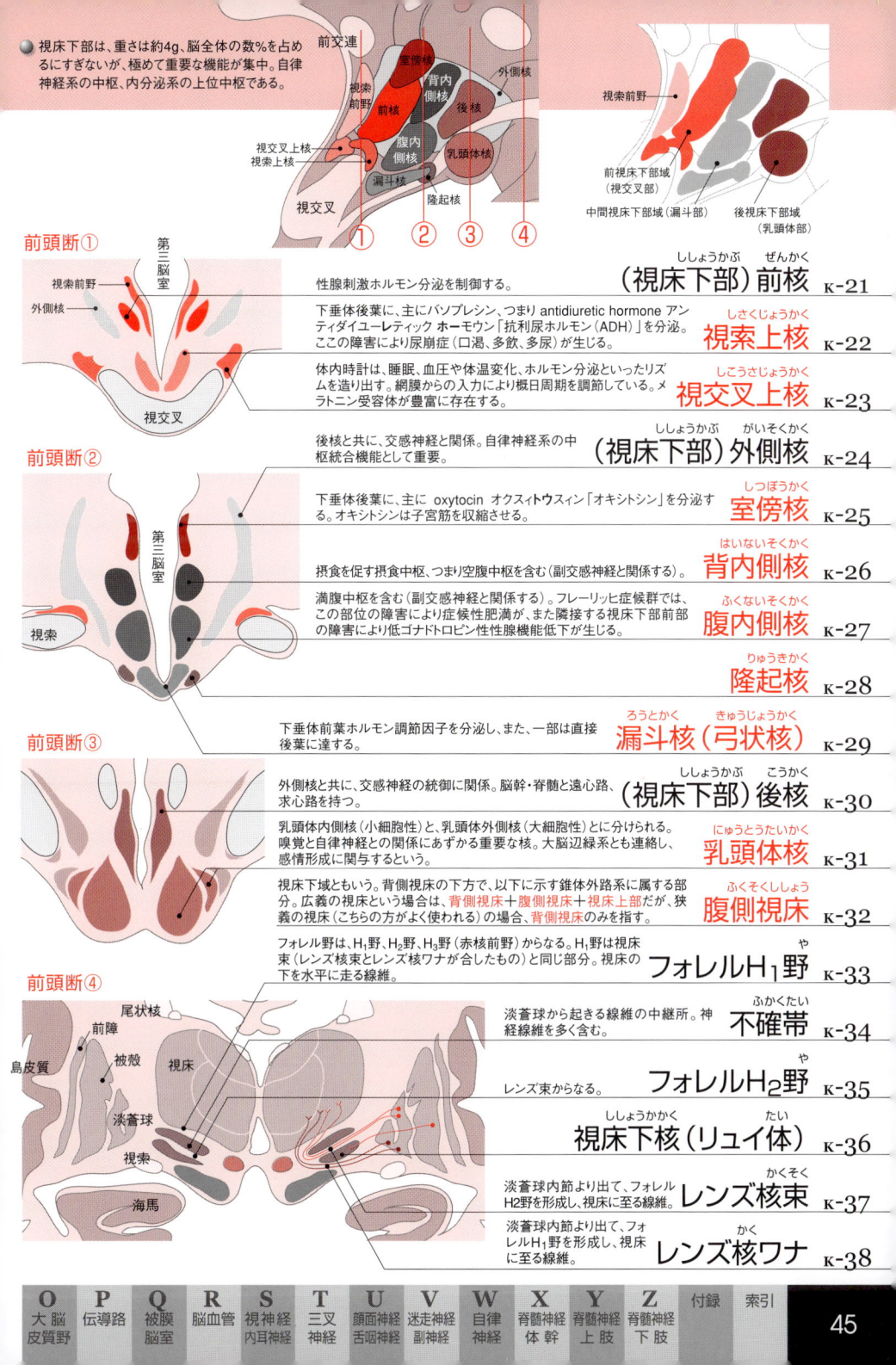

- 視床下部は、重さは約4g、脳全体の数%を占めるにすぎないが、極めて重要な機能が集中。自律神経系の中枢、内分泌系の上位中枢である。

図中番号	説明	名称	記号
	性腺刺激ホルモン分泌を制御する。	（視床下部）前核	K-21
	下垂体後葉に、主にバソプレシン、つまり antidiuretic hormone アンティダイユーレティック ホーモウン「抗利尿ホルモン（ADH）」を分泌。ここの障害により尿崩症（口渇、多飲、多尿）が生じる。	視索上核	K-22
	体内時計は、睡眠、血圧や体温変化、ホルモン分泌といったリズムを造り出す。網膜からの入力により概日周期を調節している。メラトニン受容体が豊富に存在する。	視交叉上核	K-23
	後核と共に、交感神経と関係。自律神経系の中枢統合機能として重要。	（視床下部）外側核	K-24
	下垂体後葉に、主に oxytocin オクスィトウスィン「オキシトシン」を分泌する。オキシトシンは子宮筋を収縮させる。	室傍核	K-25
	摂食を促す摂食中枢、つまり空腹中枢を含む（副交感神経と関係する）。	背内側核	K-26
	満腹中枢を含む（副交感神経と関係する）。フレーリッヒ症候群では、この部位の障害により症候性肥満が、また隣接する視床下部前部の障害により低ゴナドトロピン性性腺機能低下が生じる。	腹内側核	K-27
		隆起核	K-28
	下垂体前葉ホルモン調節因子を分泌し、また、一部は直接後葉に達する。	漏斗核（弓状核）	K-29
	外側核と共に、交感神経の統御に関係。脳幹・脊髄と遠心路、求心路を持つ。	（視床下部）後核	K-30
	乳頭体内側核（小細胞性）と、乳頭体外側核（大細胞性）とに分けられる。嗅覚と自律神経との関係にあずかる重要な核。大脳辺縁系とも連絡し、感情形成に関与するという。	乳頭体核	K-31
	視床下域ともいう。背側視床の下方で、以下に示す錐体外路系に属する部分。広義の視床という場合は、背側視床+腹側視床+視床上部だが、狭義の視床（こちらの方がよく使われる）の場合、背側視床のみを指す。	腹側視床	K-32
	フォレル野は、H₁野、H₂野、H₃野（赤核前野）からなる。H₁野は視床束（レンズ核束とレンズ核ワナが合したもの）と同じ部分。視床の下を水平に走る線維。	フォレルH₁野	K-33
	淡蒼球から起きる線維の中継所。神経線維を多く含む。	不確帯	K-34
	レンズ束からなる。	フォレルH₂野	K-35
		視床下核（リュイ体）	K-36
	淡蒼球内節より出て、フォレルH₂野を形成し、視床に至る線維。	レンズ核束	K-37
	淡蒼球内節より出て、フォレルH₁野を形成し、視床に至る線維。	レンズ核ワナ	K-38

K Hypothalamus, Pituitary Gland

	ペリヴェント**リ**キュラ **ゾ**ウン
K-1	periventricular zone
	ミーディアル **ゾ**ウン
K-2	medial zone
	ラテラル **ゾ**ウン
K-3	lateral zone
	プリ**オ**プティック **エ**アリア
K-4	preoptic area （regionともいう）
	アン**ティ**アリア ハイポ**サ**ラミック **エ**アリア
K-5	anterior hypothalamic area
	インター**ミ**ーディイット ハイポ**サ**ラミック **エ**アリア
K-6	intermediate hypothalamic area
	ポス**ティ**アリア ハイポ**サ**ラミック **エ**アリア
K-7	posterior hypothalamic area
	アン**ティ**アリア コ**ミ**ッシャ
K-8	anterior commissure
	ラミナ ター**ミ**ナリス
K-9	lamina terminalis
	スープラ**オ**プティック リ**セ**ス
K-10	supraoptic recess
	オプティック カイ**ア**ズマ
K-11	optic chiasma
	インファン**ディ**ビュラ リ**セ**ス
K-12	infundibular recess
	オプティック **ト**ラクト
K-13	optic tract
	テューバ ス**ィ**ニーリアム
K-14	tuber cinereum♦
	マミラリ **ボ**ディ
K-15	mammillary body
	インファン**ディ**ビュラム オヴ ピ**テュ**ーイタリ **グ**ランド
K-16	infundibulum of pituitary gland♦
	ピ**テュ**ーイタリ ス**ト**ーク ※stalkとは、茎や柄のこと。
K-17	pituitary stalk
	ハイポ**フィ**ズィアル **ポ**ータル **ヴェ**イン
K-18	hypophysial portal vein
	アデノハイ**ポ**フィシス アン**ティ**アリア ピ**テュ**ーイタリ
K-19	adenohypophysis（anterior pituitary）
	ニューロハイ**ポ**フィシス ポス**ティ**アリア ピ**テュ**ーイタリ
K-20	neurohypophysis（posterior pituitary）

◆hypothalamus 視床下部 ギリシャ語の接頭辞 ὑπο- ヒュポ「下に」+ thalamus「視床」から。epithalamus「視床上部」は、接頭辞 ἐπι-エピ「上に」が付いたもの。

◆pituitary gland 下垂体 ラテン語 pituita ピートゥイータ「粘液、鼻汁、痰」に由来。別名の hypophysisハイポフィシス は、ギリシャ語 ὑπο-ヒュポ「下に」+ φύσις フュスィス「生ずること、発生すること、自然」で、「下に成長するもの」の意。

◆infundibulum of pituitary gland 下垂体漏斗 ラテン語 infundibulum イーンフンディブルム「漏斗」に由来。

◆zona incerta 不確帯 ギリシャ語 ζώνη ゾーネー「帯」に由来。incertaは、ラテン語の否定接頭辞 in- + certa ケルタ「定められた」。不確帯は確かに明瞭ではない。

灰白隆起とシンデレラ、サイネリアと納骨所
CINIS「灰」

灰白隆起 tuber cinereum ラテン語 cinis キニス「灰」、その形容詞 cinereus キネレウス「灰色の」に由来する。ashen tuber アッシェン テューバ、という別名もある。この cinis から、cinerea スィニーリア「灰白質（gray matter の別名）」が生じた。

童話の Cinderella スィンデレラ「シンデレラ」という名は、cinis の派生語のフランス語 cendre サンドル「灰」に、指小辞がついた Cendrillon サンドリヨン（フランス語のシンデレラの名）に由来する。かまど、ないしは暖炉の灰で「灰かぶり、灰まみれ」になっている主人公に対する、義理の姉がつけた蔑称である。ちなみに、沖縄に棲息するきれいなウミウシの一種は、「シンデレラウミウシ」とも呼ばれている。

キク科の色鮮やかな sineraria スィネレアリア「シネラリア」は、白ないしは灰色の産毛状のものが葉や茎に生えることが起源。シネラリアでは、縁起が悪いということで、日本では「サイネリア」と呼びならわされている（これは英語の発音とは違う）。cinis の派生語には、cinerarium スィネ**レ**アリアム「（古代ローマの）納骨所」や、cinerary urn スィネラリ アーン「骨つぼ」等の灰色という暗いイメージ通りのものと、正反対に鮮やかな花や生き物に関するものがあって、とても対照的である。

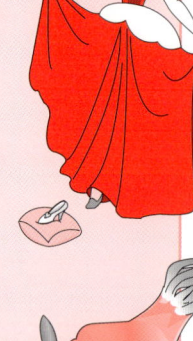

シンデレラウミウシ

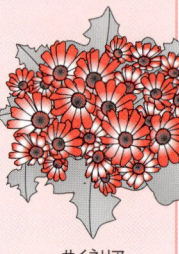

サイネリア

※「下垂体の」という形容詞には、pituitary ピテューイタリも、hypophysial ハイポフィズィアル（もしくは hypophyseal とも綴る）のどちらも用いられている。hypophysial portal vein 下垂体門脈の portal とは、ラテン語 porta ポルタ「門」に由来する。portaは、「肝門」など血管等が器官や臓器に入る入口のことを指し、そこを通る静脈が「門脈」というのが命名の由来である。⇒p.132「下垂体門脈」参照。

フォレル野と蟻研究

オーギュスト・フォレル Auguste H. Forel（1848-1931）は、スイスの神経科医・神経解剖学者。幼少から昆虫、特に蟻の生態に興味を抱いたが、やや本人の希望とは異なる医学の道に進む。チューリッヒ大学では、ベルンハルト・グッデン Bernhard A. von Gudden（1824〜1886、晩年にバイエルンのルートヴィッヒ2世の侍医となるが、彼の自殺未遂の巻き添えで亡くなる）から精神医学を学ぶ。彼は郡の医師試験に落ちた時、数ヵ月間スイス国内を旅行し、その観察結果からスイスの蟻に関する論文を記し、昆虫学会から良い評価を得た。医師試験を通った際も故郷の施設では希望した精神科医の職が得られず、ミュンヘン大学に移ったグッデンの元に行き、そこで脳解剖の研究を続けた。それがフォレル野や不確帯の発見へと導く研究につながった。

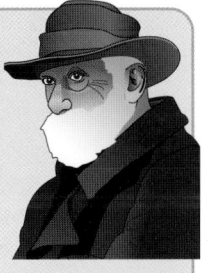

彼は生涯、脳の研究と共に蟻の研究を続け、世界中を旅行し数多くの新種の蟻を見い出し、かつ分類し、蟻の生態に関する発見も成しとげ、蟻研究の大家として知られている。

クッシング症候群とピュリッツァー賞

ハーヴェイ・クッシング Harvey W. Cushing（1869-1939）は、代々医師の家系に生まれ、ハーバード大学医学部時代にすでに優れた技量を示していた。手術における麻酔の質の向上、医療事故防止を願い、術中に呼吸数、脈拍数、体温を定期的にチェックするチャート型麻酔記録を、友人のエイモリー・コッドマンと共に発明したのは、この在籍中のことである。後に、神経外科で今日も用いられている手術手技を多数開発し、新たな脳外科という分野を切り開いた。また、満月様顔貌が特徴的な下垂体疾患を報告した。彼にちなんで、その症状は Cushing syndrome クッシング スィンドロウム「クッシング症候群」（副腎ガン等の下垂体以外の原因を含む）や、Cushing disease クッシング ディズィーズ「クッシング病」（下垂体腺腫を伴うもの）と呼ばれている。1902年には、脳死に関する最初の報告をしたとされる。彼には文才もあり、師のウィリアム・オスラーWilliam Oslerに関する伝記を記し、1925年のピュリッツァー賞を受賞している。

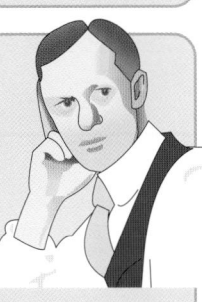

アンティアリア ハイポサラミック ニュークリアス
anterior hypothalamic nucleus K-21

スープラオプティック ニュークリアス
supraoptic nucleus K-22

スープラカイアズマティック ニュークリアス
suprachiasmatic nucleus K-23

ラテラル ハイポサラミック ニュークリアス
lateral hypothalamic nucleus K-24

パラヴェントリキュラ ニュークリアス
paraventricular nucleus K-25

ドーソミーディアル ニュークリアス
dorsomedial nucleus K-26

ヴェントロミーディアル ニュークリアス
ventromedial nucleus K-27

テューバラル ニュークリアス
tuberal nucleus K-28

インファンディビュラ アーキュイット ニュークリアス
infundibular (arcuate) nucleus K-29

ポスティアリア ハイポサラミック ニュークリアス
posterior hypothalamic nucleus K-30

マミラリ ニュークリアス
mammillay nucleus K-31

サブサラマス ヴェントラル サラマス
subthalamus, ventral thalamus K-32

フォレルズ フィールド
Forel's field H₁ K-33
（H₁野のHは、ドイツ語のHaube「帽子」の略。フォレル野は赤核の帽子のような位置にあるため。）

ゾウナ インサータ
zona incerta♦ K-34

ルイズ ボディ　フォレルズ フィールド
Luys' body　Forel's field H₂ K-35

サブサラミック ニュークリアス
subthalamic nucleus K-36

レンティキュラ ファスィキュラス
lenticular fasciculus K-37

アンサ レンティキュラリス
ansa lenticularis K-38
（loopと置換可）

L 大脳基底核とその周囲の構造

ここでは、姿勢や運動の制御に関わる大脳基底核、および大脳の深部にある内包や他の大脳の神経核について示す。

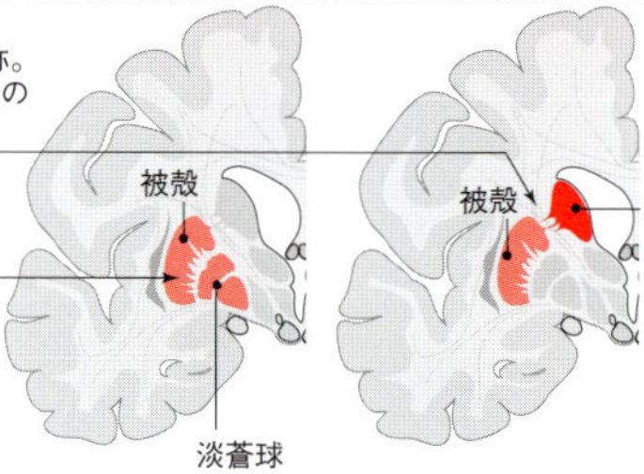

発生学的には、淡蒼球の方が古いため、淡蒼球を旧線条体、線条体のことを新線条体と呼ぶことがある。

L-1 線条体（せんじょうたい）
被殻＋尾状核の総称。いわゆる錐体外路系の中枢。

L-2 レンズ核（かく）
被殻＋淡蒼球の総称。レンズのような形の構造。最近はあまりこの用語は用いられていない。

L-3 被殻（ひかく）
被殻の構造は尾状核と類似しており、太い有髄線維をほとんど含まず、主として小さい神経細胞からなる。被殻は書字など訓練を必要とする巧みで複雑な運動に関与している。

L-4 淡蒼球（たんそうきゅう）
大脳核の入力部。下記の二つの部分からなる。

L-5 （淡蒼球）外節（がいせつ）
視床下核へ投射線維を送っている。

L-6 （淡蒼球）内節（ないせつ）
淡蒼球内節と黒質網様部は、大脳基底核の回路の出力部に当たり、内包によって区切られているとはいえ、機能も構造も似ている。

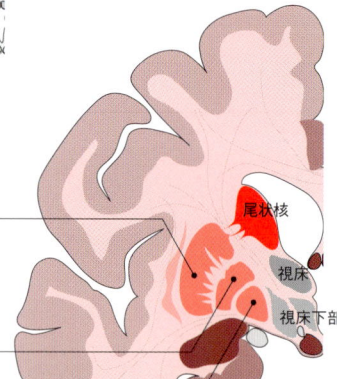

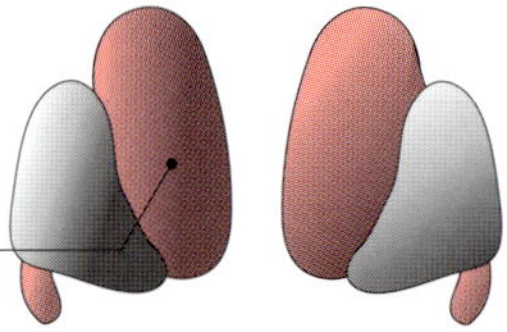

L-7 尾状核（びじょうかく）

L-8 尾状核頭（びじょうかくとう）

L-9 尾状核体（びじょうかくたい）

L-10 尾状核尾（びじょうかくび）
尾状核は、側脳室の前角～下角に沿って存在する。大脳核の入力部にあたる。認識による運動に関係し、ここの障害で、運動亢進を特徴とするハンチントン舞踏病が起きる。線条体には、以下の入力がある。
● 大脳皮質 ⇒ 興奮性入力
● 視床の正中中心核の線維 ⇒ 興奮性入力
● 黒質からのドーパミン線維 ⇒ 興奮性入力
● 縫線核のセロトニン線維 ⇒ 抑制性入力

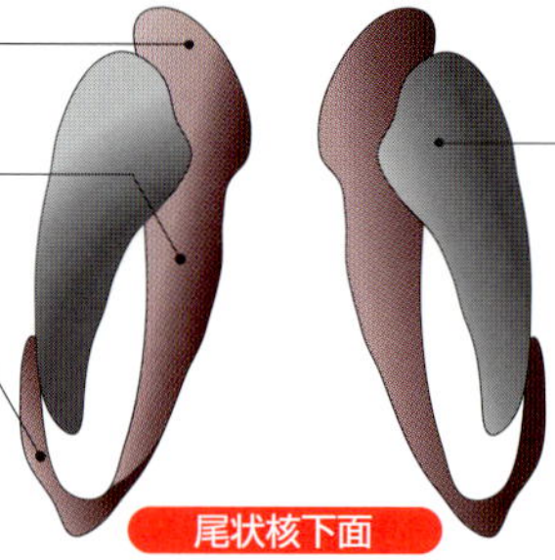

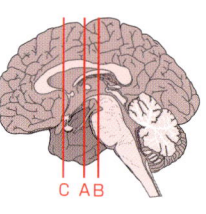

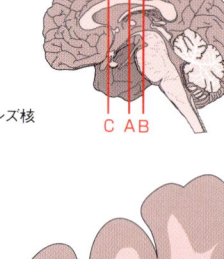

L-11 前障（ぜんしょう）
被殻と島の間にある薄い灰白質の層。基底核に数えられたり、大脳皮質の島に属するとされたりするが、発生学的には、扁桃体等の旧皮質に由来するとも考えられている。それゆえ通常は基底核には含まれない。その機能も十分理解されていない。

L-12 黒質（こくしつ）
この細胞の神経伝達物質はドーパミンで、線条体に出力をし、線条体からの入力があるため、ループを形成する。円滑な随意運動に重要な役を果す。パーキンソン病では黒質のニューロンが変性する。

L-13 視床下核（ししょうかかく）
比較的小さな核。視床下核から淡蒼球への線維（視床下核束）が送られている。

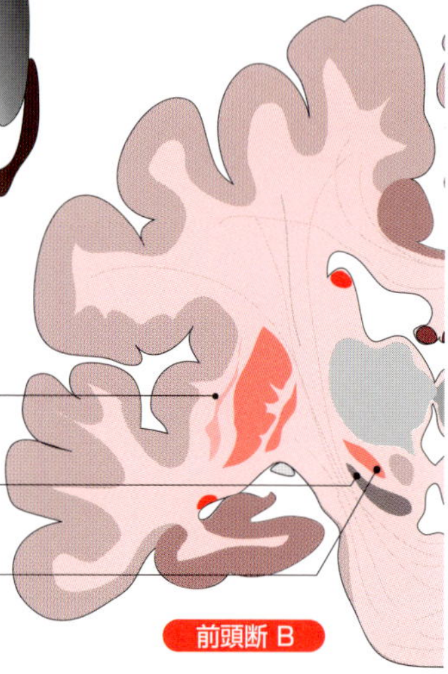

線条体の入力部 → 尾状核、被殻　線条体の出力部 → 黒質、視床下核

- 大脳基底核とは、大脳半球の基底部の髄質にある神経核の集合体。大脳基底核という言葉は、研究者や文献によって定義がまちまち。ある者は、線条体と淡蒼球だけを基底核と呼び、ある者は、扁桃体と前障を含め、またある者は視床さえ含めている。黒質や視床下核は、線条体と機能的に関わりが深いため、多くの場合、大脳基底核の定義に含まれている。

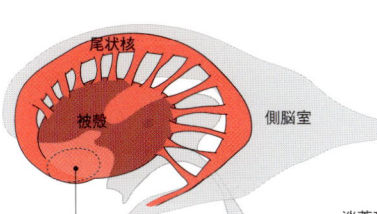

側坐核 (そくざかく) L-14
腹側線条体とも分類されることがある。腹側被蓋野（主にA10）のドーパミン作動性ニューロンから入力を受ける。

前頭断 C

前脳基底核 (ぜんのうきていかく) L-15
淡蒼球の吻側部と前有孔質の間にある構造の総称。その範囲に関しては文献によって異なるが無名質、対角帯核、中隔野を含む。さらには、扁桃体の一部を含めることもある。

無名質 (むめいしつ) L-16
腹側視床に分類されることもある。淡蒼球前半の腹側にある。無名質の中の、アセチルコリン作動性ニューロンの集団をマイネルト基底核という。

マイネルト基底核 (きていかく) L-17
マイネルト核ともいう。アルツハイマー病の患者の脳において、マイネルト核の神経変性が知られる。しばしば無名質と同義に用いられる。

内包には体性局在がみられる。

頭（皮質延髄路）
上肢（皮質脊髄路）
下肢（皮質脊髄路）

内包 (ないほう) L-18
内包とは、レンズ核と尾状核、視床との間にある、大きい線維束。大脳脚から大脳皮質へ向かう線維。内包の水平断は、広く開いたV字をしており（前脚と後脚）、折れ曲がる部分が内包膝という。

（内包）前脚 (ないほう ぜんきゃく) L-19
尾状核頭とレンズ核との間にあり、その外側部を前視床脚、内側部を前頭橋路が通る。

内包膝 (ないほうしつ) L-20
内包膝は屈曲部。皮質核線維、皮質網様体線維が走る。

（内包）後脚 (ないほう こうきゃく) L-21
皮質脊髄線維、皮質赤核路、上視床脚等が通る。

聴放線 (ちょうほうせん) L-22
内側膝状体から側頭葉の一次聴覚野へ向かう線維。

視放線 (しほうせん) L-23
外側膝状体から後頭葉の一次視覚野へ向かう線維。

被殻と尾状核は発生学的にみると、同一の細胞群が内包の発達によって隔てられたもので、両者の間には互いに結合する灰白質の線条が多数見られる。

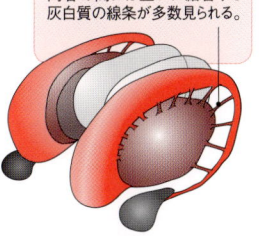

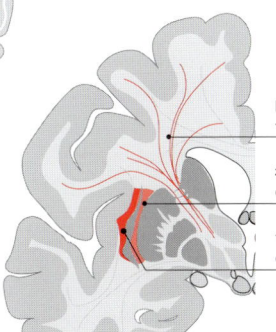

放線冠 (ほうせんかん) L-24
内包を通り新皮質に向かって放射状に広がる線維。

外包 (がいほう) L-25
被殻と前障を分離する白質の薄い層。

最外包 (さいがいほう) L-26
前障と島を分離する白質の薄い層。
※極包ともいう

L Basal Ganglia

basalは、base ベイス「基本、基底、基部」の形容詞。「基本の、基底の、根本の」の意。別の形の形容詞には、basic ベイスィック「基本的な」がある。

L-1	コーパス ストライエイタム **corpus striatum**◆	
L-2	レンティフォーム ニュークリアス **lentiform nucleus**◆	
L-3	ピューテイメン **putamen**◆	
L-4	グロウバス パリダス **globus pallidus**◆	
L-5	エクスターナル セグメント ラテラル *external segment*(*lateral ～*)	
L-6	インターナル セグメント ミーディアル *internal segment*(*medial ～*)	
L-7	コーデイト ニュークリアス **caudate nucleus**◆	
L-8	ヘッド オヴ コーデイト ニュークリアス *head of caudate nucleus*	
L-9	ボディ オヴ コーデイト ニュークリアス *body of caudate nucleus*	
L-10	テイル オヴ コーデイト ニュークリアス *tail of caudate nucleus*◆	
L-11	クローストラム **claustrum**◆	
L-12	サブスタンシア ナイグラ **substantia nigra**	
L-13	サブサラミック ニュークリアス **subthalamic nucleus**	

◆**corpus striatum** 線条体 ラテン語 stria ストリア「溝、すじ」から。

◆**lentiform nucleus** レンズ核 ラテン語 lens レーンス「レンズ豆、平豆（ひらまめ）」から。レンズ豆の形に似ていることから、メガネや望遠鏡の lens「レンズ」が生まれた。

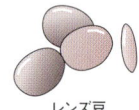

レンズ豆

◆**putamen** 被殻 ラテン語 putamen プターメン「殻、外皮」に由来する。

◆**globus pallidus** 淡蒼球 ラテン語 pallidus パリドゥス「色の薄い、淡白な色の」から。蒼という字を使っているが、ラテン語には色調としての青さという意味はない（顔面蒼白の時に顔が本当に青色を帯びるのではないように）。ceruleus のように色調が青い場合、「青斑」というように「青」の文字が使われている。英語の pale ペイル「色が薄い、淡い、青ざめた」も pallidus の派生語である。globus は、ラテン語 globus グロブス「球」から。解剖学では、球状のものに用いられる（globosus nucleus「球状核」等）。英語の globe グロウブ「地球、地球儀」も同根語。

◆**caudate nucleus** 尾状核、**tail of caudate nucleus** 尾状核尾 ラテン語 cauda カウダ「尻尾（しっぽ）、尾」から。このcaudaの派生形は、様々な「尻尾」状の部分に用いられている。cauda equina コーダ エクィナ「馬尾」等。単独で cauda の場合、「筋尾」をも意味する。音楽用語のコーダは、曲の「結尾、終止部」。tail of caudate nucleus 尾状核尾は、ラテン語では、cauda nuclei caudati となる。この場合、後の caudatiは、caudaの属格「尾の」で、nucleus caudatus が「尾状核」。

◆**claustrum** 前障 ラテン語 claustrum クラウストルム「閂（かんぬき）、障害物、横木」から。レンズ核の外側にある閂、横木にたとえたもの。このラテン語は、ギリシャ語の κλείς クレイス「閂、横木、鍵」から派生し、ギリシャ語 μαστός マストス「乳房、乳首」との合成語である sternocleidomastoid muscle「胸鎖乳突筋」もこのクレイスに由来する。

◆**nucleus accumbens** 側坐核 ラテン語 accumbo アックンボー「横たわる」に由来。

◆**basal nucleus of Meynert** マイネルトの基底核 マイネルト Theodor H. Meynert（1833-1892）は、オーストリアの精神科医。フロイト S.Freud も一時期彼の研究所に勤めていた。マイネルト基底核以外にもマイネルト反屈束や、マイネルト細胞、マイネルト交連（背側視交叉上交連）、マイネルト交叉（被蓋交叉）等の数多くの発見をしている。

◆**internal capsule** 内包 ラテン語 capsula カプスラ「小さな入れ物」に由来する。capsuleは、「被膜、鞘、嚢」を指す種々の名称

> 大脳基底核は錐体外路系として不随意運動の制御を行なっており、この部分の障害の一つにハンチントン舞踏病がある。ハンチントン舞踏病 Huntington's chorea の chorea は、コウリーア「舞踏病、ヒョレア」は、四肢や顔面の痙攣や、振幅が大きく踊るような短時間の突発的な不随意運動を伴う。ギリシャ語の χορός コロス「踊り、輪舞」に由来。英語の chorus「コーラス」は、ギリシャの舞踏合唱団に由来。

に使われている（joint capsule「関節包」等）。⇒肉単p.60

◆**genu of internal capsule**　内包膝　ラテン語 genu ゲヌー「膝」から。解剖学用語では、膝のように曲がった部分に使われる。英語の **genuine** ジェニュイン「本物の、真正の、血統の純潔な」も genu の派生語である。これは、生まれたばかりの赤子を父親が膝genu の上に置いて認知したという古代の習慣に由来すると考えられている。

◆**acoustic radiation**　聴放線　ギリシャ語 ἀκούω アクーオー「聞く」に由来。英語には acoustic アクースティック（もしくは、アカウスティック）「聴覚の、音響の」、さらに、acoustic guitar アクースティック ギター「アコースティックギター」等類語が多数あり。

無名という名の名前
INNOMINATE「無名の」

　古い解剖学の文献には、しばしば「無名〜」という芸のない名称が見受けられる。innominate bone イノミニット ボウン「無名骨⇒寛骨」、innominate artery イノミニット アータリ「無名動脈⇒腕頭動脈」、innominate vein イノミニット ヴェイン「無名静脈⇒腕頭静脈」、innominate fossa イノミニット フォッサ「無名窩（仮声帯と披裂喉頭蓋ひだの間の浅いくぼみ）」。長く名前を与えられずに放置されていたという意味合いが含められているわけだが、名称を与えた段階でもう無名ではないし、名称を与える前はどんなものも無名なのだから、やはり「無名〜」という名称はナンセンスである。しかも寛骨の場合、解剖学者ケルススが西暦30年頃には os coxae とちゃんと命名していたにも関わらず、ガレノス（西暦131-201）やベサリウス（1514-1564）といった著名な解剖学者たちが、os innominatum と呼んだという例もある。

　innominate substance イノミニット サブスタンス「無名質」も、分類上どこに属させるかはっきりしない上、非常に投げやりな名称を与えられていたが、今日ではアルツハイマー病との関連で注目されてきている。

　innominateは、ラテン語で否定の接頭辞 in- +nomen ノーメン「名前」。nomenは、name「名前」や、nomenclature ノウメンクラチャ「分類学的命名法、学名（ロシア語でノーメンクラツーラといえば、特権階級の意）」も類語である。

　「無名」とは正反対に、「名前」という意味の名前が聖書中には登場する。それはノアの息子セム（ヘブライ語で、שֵׁם シェーム「名」）。言語学では semitic セミティック「セム語（アラビア語、ヘブライ語等を含む分類）」として今日も使われている。

nucleus accumbens◆ L-14
basal forebrain L-15
innominate substance L-16
basal nucleus of Meynert◆ L-17
internal capsule◆ L-18
anterior limb of internal capsule L-19
genu of internal capsule◆ L-20
posterior limb of internal capsule L-21
acoustic radiation◆ L-22
optic radiation L-23
coronary radiation L-24
external capsule L-25
extreme capsule L-26

M 大脳辺縁系

● ここでは、大脳辺縁系について示す。ヒトでは大脳新皮質が極めて発達しており、そのため原皮質・旧皮質の比率は小さい。しかし、より下等な生物（は虫類等）では、原皮質・旧皮質の方が大脳新皮質よりも大きな比率を占めている。

M-1	嗅脳（きゅうのう）	嗅覚に関係する大脳を指す語。①広義の嗅脳は、大脳辺縁系と嗅葉を指す。これは梁下野、嗅脳後部、帯状回、海馬傍回、海馬、歯状回、扁桃体等、嗅覚と関係のないものまで含まれている。本能や情動行動などに関係する。②狭義の嗅脳は、前頭葉下面を指し、前部は嗅葉と梁下野から、後部は前有孔質と終板傍回からなる。
M-2	嗅葉（きゅうよう）	以下に示す、嗅球、嗅索、嗅三角を指す総称。
M-3	嗅球（きゅうきゅう）	嗅索の先端の膨らんだ部分で、ここから嗅神経の線維（嗅糸）が篩骨の篩状孔を通って鼻腔上部に達する。
M-4	嗅索（きゅうさく）	嗅球と嗅三角を結ぶ神経束。
M-5	内側嗅条（ないそくきゅうじょう）	嗅三角から内側へ分かれる神経束。
M-6	嗅三角（きゅうさんかく）	嗅索の、三角形をしている後端。
M-7	外側嗅条（がいそくきゅうじょう）	嗅三角から外側へ分かれる神経束。梨状葉皮質に至り、扁桃体の皮質内側核に終止する。
M-8	前有孔質（嗅結節）（ぜんゆうこうしつ・きゅうけっせつ）	レンズ核線状体動脈の枝が通過するための多数の小孔がみられる。
M-9	対角帯（たいかくたい）	ブローカの対角帯ともいう。
M-10	前梨状回（ぜんりじょうかい）	扁桃体を覆う回。嗅覚に関係する。
M-11	嗅内野（内嗅皮質）（きゅうないや・ないきゅうひしつ）	内嗅領、内側嗅領、嗅脳溝内野ともいう。海馬傍回の内側部。
M-12	帯状回（たいじょうかい）	帯状回と上前頭回との間は帯状溝によって区切られる。皮質下には帯状束が走っている。
M-13	梁下野（りょうかや）	帯状回前部の一部。
M-14	中隔核（ちゅうかくかく）	透明中隔（左右の側脳室前角を分ける薄板）と梁下野をまとめて、中隔野という。
M-15	鉤（こう）	海馬傍回の前端の鉤状の部分。扁桃体はこの内部にある。
M-16	海馬傍回（かいばぼうかい）	側頭葉の内側面の脳回。歯状回とは海馬溝で区切られる。
M-17	脳梁灰白層（のうりょうかいはくそう）	脳梁上面の薄い灰白質の層。ここに外側縦条という細い線維束が前後に走っている。
M-18	終板傍回（しゅうばんぼうかい）	梁下野の一部で、終板のすぐ吻側の部分。
M-19	歯状回（しじょうかい）	海馬体を構成する脳回。歯のようにでこぼこしている。
M-20	小帯回（しょうたいかい）	灰白小帯ともいう。脳梁膨大の脳梁灰白層から歯状回に通じる小帯。

乳頭体

透明中隔　脳弓

辺縁葉

原皮質

● 海馬に関係する用語は、時に混同して使用されていることもあって分かりにくい。狭義の海馬は、アンモン角のみを指し、「固有海馬 hippocampus proper」ともいう。また、アンモン角と歯状回を海馬と呼ぶこともある。さらに、広義の海馬は、いわゆる「海馬体（かいばたい）hippocampal formation」のことで、固有海馬、海馬采（かいばさい）、海馬台（かいばだい）の複合体を指す。

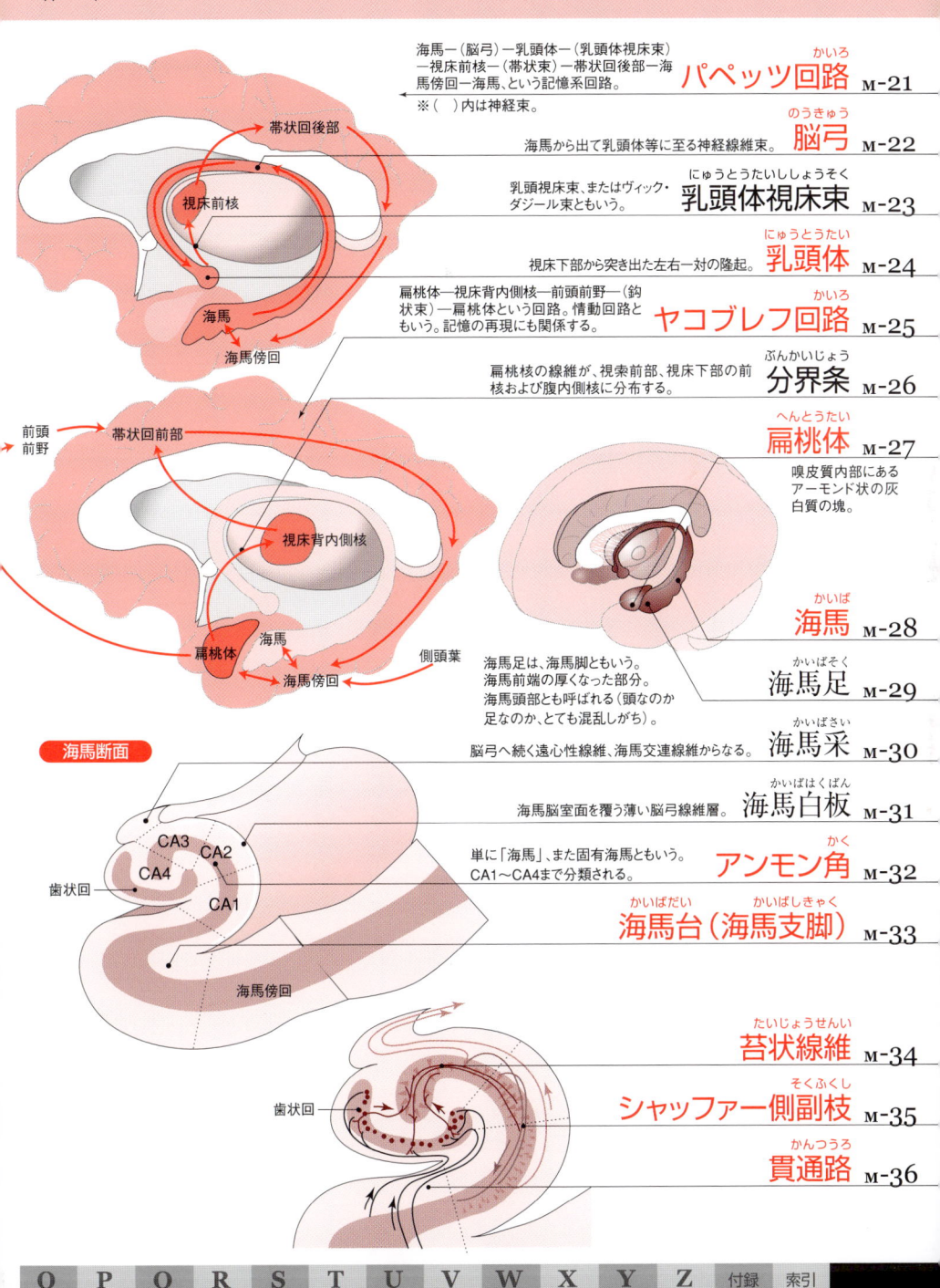

説明	用語	番号
海馬―（脳弓）―乳頭体―（乳頭体視床束）―視床前核―（帯状束）―帯状回後部―海馬傍回―海馬、という記憶系回路。※（ ）内は神経束。	パペッツ回路（かいろ）	M-21
海馬から出て乳頭体等に至る神経線維束。	脳弓（のうきゅう）	M-22
乳頭視床束、またはヴィック・ダジール束ともいう。	乳頭体視床束（にゅうとうたいししょうそく）	M-23
視床下部から突き出た左右一対の隆起。	乳頭体（にゅうとうたい）	M-24
扁桃体―視床背内側核―前頭前野―（鉤状束）―扁桃体という回路。情動回路ともいう。記憶の再現にも関係する。	ヤコブレフ回路（かいろ）	M-25
扁桃核の線維が、視索前部、視床下部の前核および腹内側核に分布する。	分界条（ぶんかいじょう）	M-26
嗅皮質内部にあるアーモンド状の灰白質の塊。	扁桃体（へんとうたい）	M-27
	海馬（かいば）	M-28
海馬足は、海馬脚ともいう。海馬前端の厚くなった部分。海馬頭部とも呼ばれる（頭なのか足なのか、とても混乱しがち）。	海馬足（かいばそく）	M-29
脳弓へ続く遠心性線維、海馬交連線維からなる。	海馬采（かいばさい）	M-30
海馬脳室面を覆う薄い脳弓線維層。	海馬白板（かいばはくばん）	M-31
単に「海馬」、また固有海馬ともいう。CA1〜CA4まで分類される。	アンモン角（かく）	M-32
	海馬台（海馬支脚）（かいばだい／かいばしきゃく）	M-33
	苔状線維（たいじょうせんい）	M-34
	シャッファー側副枝（そくふくし）	M-35
	貫通路（かんつうろ）	M-36

M Limbic system

M-1	ライネンセファロン rhinencephalon◆
M-2	オルファクトリ ロウブ olfactory lobe
M-3	オルファクトリ バルブ olfactory bulb
M-4	オルファクトリ トラクト olfactory tract
M-5	ミーディアル オルファクトリ ストライイー medial olfactory striae
M-6	オルファクトリ ピラミッド olfactory pyramid
M-7	ラテラル オルファクトリ ストライイー lateral olfactory striae
M-8	アンティアリア パーフォレイティッド サブスタンス anterior perforated substance
M-9	ダイアゴナル バンド diagonal band
M-10	プリピリフォーム ジャイラス prepiriform gyrus◆
M-11	エントライナル エアリア コーテックス entorhinal area(cortex)◆
M-12	スィンギュレイト ジャイラス cingulate gyrus
M-13	サブキャロウサル エアリア subcallosal area
M-14	セプタル ニュークリアス septal nucleus
M-15	アンカス uncus ※複数形は unci アンサイ
M-16	パラヒポキャンパル ジャイラス parahippocampal gyrus
M-17	インデューズィアム グリスィアム indusium griseum
M-18	パラターミナル ジャイラス paraterminal gyrus
M-19	デンテイト ジャイラス dentate gyrus
M-20	ファスィオラ ジャイラス fasciolar gyrus

◆**rhinencephalon 嗅脳、entorhinal area 嗅内野** ギリシャ語 ἐγκέφαλος エンケファロス「脳」+ ῥίς リース「鼻」(属格は ῥινός リーノス)から。嗅脳が鼻、嗅覚に関係するため。リースの造語には、rhinitisライナイティス「鼻炎」、rhinoceros ライノサラス「サイ」(鼻+ κέρας ケラス「角」、つまり「鼻のところに角のある生き物」。目のところに角のある生き物については⇒「骨単」p.9参照。

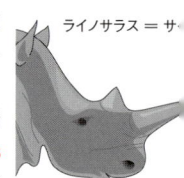

ライノサラス=サ

◆**limbic system 大脳辺縁系** limbic は、ラテン語の limbus リンブス「縁(ふち、へり)」から。大脳辺縁系は、大脳皮質の縁に位置している。この limbus は、解剖学では様々な部分の縁や境界に用いられている(limbus of cornea リンバス オヴ コーニア「角膜縁」)。ローマ・カトリックの用語で Limbo リンボウ は「辺獄、リンボ」を指す。これは、死後に徳の高い未洗礼の異教徒や、洗礼を受ける前に死んだ幼児の置かれる、苦痛の伴わない所、地獄の「縁」(リンボは苦痛の伴う「煉獄」とは異なる)。ここから、「監獄・収容所」の意味が生じた。ところで、英語の limb リム「縁」も limbus の派生語。しかし、「四肢」を意味する場合の limb は、ゲルマン語由来で「木の大枝」が原義。ちなみに、棒をくぐる西インド諸島由来の limbo「リンボーダンス」は、語源不詳だが、黒人奴隷が棒の下をくぐると収容所(limbo)から開放されるという条件で踊ったのが由来とも、西インド諸島の言葉で奴隷を意味する kalimo に由来する等、諸説ある。

◆**prepiriform gyrus 前梨状回** ラテン語 pirum ピルム「梨(なし)」に由来。英語 pear ペア「西洋梨」も類語。

脳弓と淫行と ⌢ フェルマータ
FORNIX「円蓋」

脳弓は海馬から乳頭体へ至る「弓形」の線維束。脳弓fornixは、ラテン語で「アーチ、丸天井、円蓋、地下室」を指す。解剖学では、種々のアーチ状、丸天井の構造を指すのに用いられる(例:conjunctival fornix コンジャンクタイヴァル フォーニクス「結膜円蓋」、vaginal fornix ヴァジナル ～「膣円蓋」等)。古代ローマでは、売春婦は通りに面した丸天井のアーチ門の元や地下室で売買をした。そこから「アーチへ行く」=「売春宿へ行く」となる。英語の fornicate フォーニケイト「淫行・私通を行なう」が生じた。fornix 自体も「売春宿」を意味するようになる。

この fornix は、印欧祖語の *dher-「支える」に由来し、英語の firmament ファーマメント「支え、天空」や、firm ファーム「確かな」、fermata ファーマータ「フェルマータ」(音楽用語で「休止、停止」)も派生している。

○ cingulate gyrus 帯状回 の cingulate は、ラテン語の cingulum キングルム「帯、ベルト、腹巻き」に由来。帯状回は、脳梁を帯状に取り巻いている。cingulum スィンギュラム（英語読み）が単独では、「帯状束」を指す。それに対して、「小帯回」の fasciolar gyrus は、ラテン語 fascia「帯、バンド」に指小辞 -la がついたもの。fascia ファシァ「筋膜」も派生語である。

◆**Ammon horn** アンモン角 cornu ammonis コーニュー アモニス（英語読み）ともいう。CA1やCA2等は、この略号。アンモンとは、古代エジプトのテーベの地方神アモンのこと。アメンは、アムンともいう。古代エジプト語は基本的に子音表記のため、母音が正確に分からない。Ammon アンモーンは、ギリシャ語に入った時の綴り。ツタンカーメンも「アメン神の生ける姿」の意味である。ところで、新王国時代にテーベが首都となった際、地方神アモンも国の最高神にいわば昇格。また、太陽神ラーと同一視されて、「アモン・ラー」とも呼ばれた。アモン神の聖獣は羊であり、アメン神自体も羊の角を持つ姿の像が多い。アンモン角は、その巻いた角の形に由来する。さらに、渦巻き状の形から ammonite アモナイト「アンモナイト（中生代を代表する頭足類）」という語が造られた。ちなみに、アモンの神殿への参拝者の乗物であるラクダの糞から作られた肥料が「アモンの塩」と呼ばれ（塩化アンモニウムを含む）、それを燃やした時に発生する気体が、ammonia アモウニア「アンモニア」と命名されたという説もある（他に諸説あり）。

◆**fimbria of hippocampus** 海馬采 ラテン語 fimbria フィンブリア「糸、長い縁毛、房状のへり」に由来。fimbriae of uterine tube フィンブリイー オヴ ユーテリン テューブ「卵管采（らんかんさい）」にも用いられる。英語の fringe フリンジ「へり、縁、縁飾り」も、fimbria が変化した俗ラテン語 frimbria に由来する。

アモンの角を帯びたアレクサンドロス大王のコイン（西暦前290年頃）。エジプトでは、アレクサンドロスは神格化され、太陽神アモン・ラーと同一視された。（角を赤で強調）

海馬の語源については p.78を参照。

扁桃体とアーモンド
AMYGDALOS「アーモンド」

1937年、クリューヴァーとビューシーは、サルの両側の側頭葉を切除することにより、視覚性失認症（物を見ても何なのかを認識できない）、手あたり次第に物を口に入れる、雌雄の別なくしかも違う動物とさえ交尾しようとする、恐怖心や狂暴性が消失するといった症状が起こることを報告した。これには扁桃体の欠損が大きく関係すると考えられており、ヒトにおける同様の症状を、クリューヴァー・ビューシー症候群 Kluber-Bucy syndrome と呼んでいる。扁桃体は、好き嫌いの感情、価値判断を行っており、記憶に深く関係する。

日本語名の「扁桃」とは、桃の種を扁平にしたような形のアーモンドのこと。扁桃体の amygdaloid body は、ギリシャ語 αμύγδαλος アミュグダロス「アーモンド」に由来。英語の almond アーモンド も、ずいぶん紆余曲折を経ているが、アミュグダロスの派生語である。のどの扁桃（英語 tonsil）も、アーモンドの形に由来する。

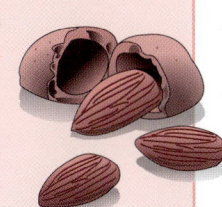

ペイペズ サーキット
Papez circuit M-21

フォーニクス セリブリー
fornix cerebrae M-22

マミロサラミック ファスィキュラス
mammillothalamic fasciculus M-23

マミラリ ボディ
mammillary body M-24

ヤコヴレフ サーキット
Yakovlev circuit M-25

ストライア ターミナリス
stria terminalis M-26

アミグダロイド ボディ
amygdaloid body M-27

ヒポキャンパス
hippocampus M-28

(ペス) ピーズ ヒポキャンピ
pes hippocampi M-29

フィンブリア オヴ ヒポキャンパス
fimbria of hippocampus◆ M-30

アルヴィーアス オヴ ヒポキャンパス
alveus of hippocampus M-31

アモン ホーン
Ammon horn◆ M-32

サビキュラム オヴ ヒポキャンパス
subiculum (of hippocampus) M-33

モッスィ ファイバーズ
mossy fibers M-34

コラテラルズ オヴ シャファ
collaterals of Schaffer M-35

パーフォレイティング トラクツ
perforating tracts M-36

N 大脳《回・溝》

ここでは、大脳の主要な脳回（gyrus）、脳溝（sulcus）について紹介する。

前頭葉、頭頂葉、側頭葉、後頭葉、島葉については、p.6を参照。

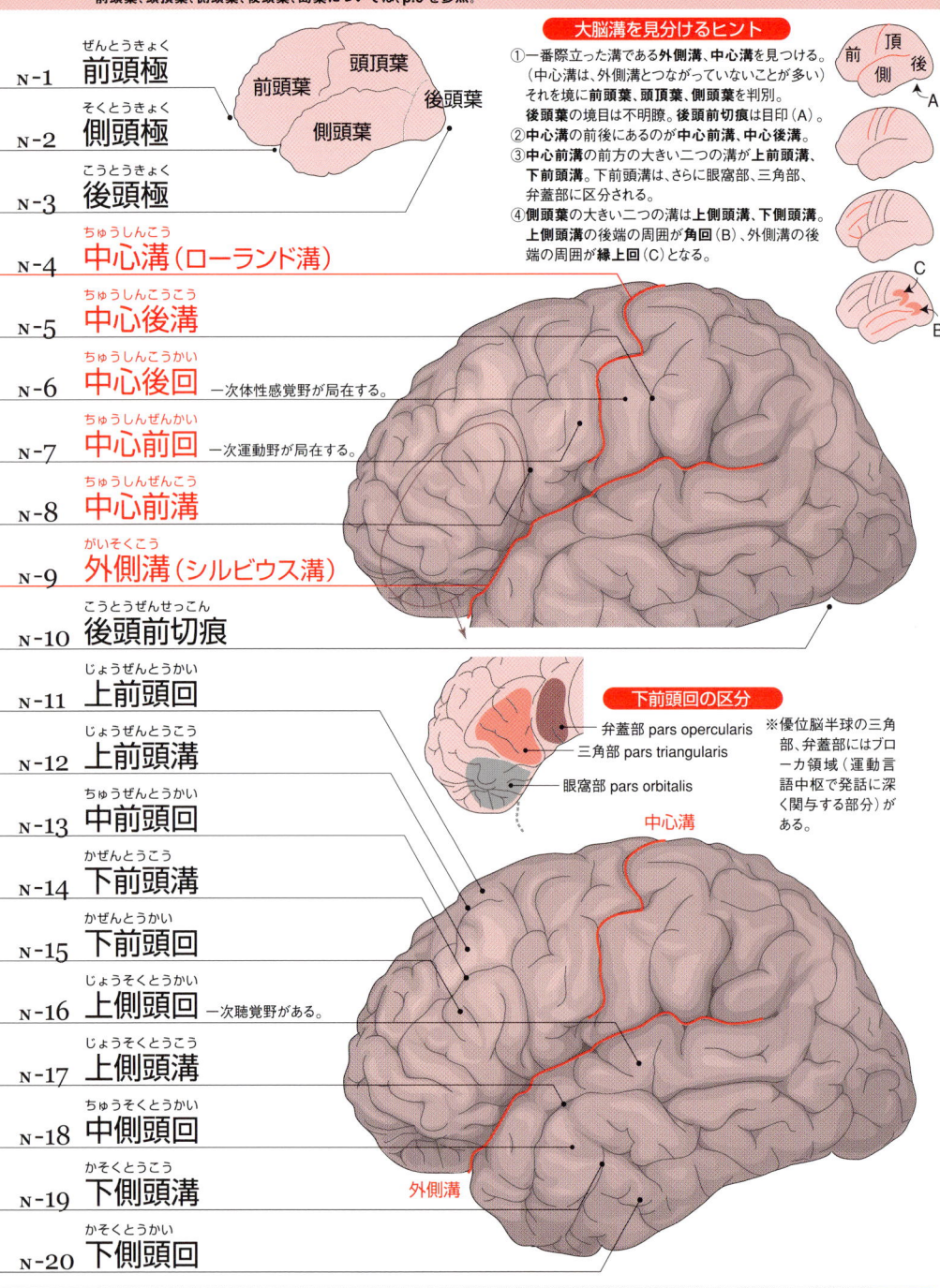

- N-1　前頭極（ぜんとうきょく）
- N-2　側頭極（そくとうきょく）
- N-3　後頭極（こうとうきょく）
- N-4　中心溝（ローランド溝）（ちゅうしんこう）
- N-5　中心後溝（ちゅうしんこうこう）
- N-6　中心後回（ちゅうしんこうかい）— 一次体性感覚野が局在する。
- N-7　中心前回（ちゅうしんぜんかい）— 一次運動野が局在する。
- N-8　中心前溝（ちゅうしんぜんこう）
- N-9　外側溝（シルビウス溝）（がいそくこう）
- N-10　後頭前切痕（こうとうぜんせっこん）
- N-11　上前頭回（じょうぜんとうかい）
- N-12　上前頭溝（じょうぜんとうこう）
- N-13　中前頭回（ちゅうぜんとうかい）
- N-14　下前頭溝（かぜんとうこう）
- N-15　下前頭回（かぜんとうかい）
- N-16　上側頭回（じょうそくとうかい）— 一次聴覚野がある。
- N-17　上側頭溝（じょうそくとうこう）
- N-18　中側頭回（ちゅうそくとうかい）
- N-19　下側頭溝（かそくとうこう）
- N-20　下側頭回（かそくとうかい）

大脳溝を見分けるヒント

① 一番際立った溝である**外側溝**、**中心溝**を見つける。（中心溝は、外側溝とつながっていないことが多い）それを境に**前頭葉、頭頂葉、側頭葉**を判別。後頭葉の境目は不明瞭。後頭前切痕は目印（A）。

② 中心溝の前後にあるのが**中心前溝、中心後溝**。

③ 中心前溝の前方の大きい二つの溝は**上前頭溝、下前頭溝**。下前頭溝は、さらに眼窩部、三角部、弁蓋部に区分される。

④ 側頭葉の大きい二つの溝は**上側頭溝、下側頭溝**。上側頭溝の後端の周囲が**角回**（B）、外側溝の後端の周囲が**縁上回**（C）となる。

下前頭回の区分

- 弁蓋部 pars opercularis
- 三角部 pars triangularis
- 眼窩部 pars orbitalis

※優位脳半球の三角部、弁蓋部にはブローカ領域（運動言語中枢で発話に深く関与する部分）がある。

中心溝
外側溝

胎児期の脳は、初期の段階では表面がなめらかだが、脳表面積の発達に伴って、脳溝・脳回が増えてゆく。胎生4〜8ヶ月の間に生じる脳溝は「第1次脳溝」と呼ばれ、ヒトに共通して見られる（外側溝、中心溝、頭頂間溝、上側頭溝、頭頂後頭溝等）。その後に生じる第2次脳溝、第3次脳溝は存在しなかったり余分の溝があったりと、その人固有のパターンを示す。

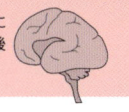

※「下頭頂小葉は、縁上回と角回に分けられる」としばしば説明されている。角回の後方に、「後下頭頂小葉」が認められることもある（D）。縁上回前方の島葉を覆う部分を「頭頂弁蓋」という（E）。

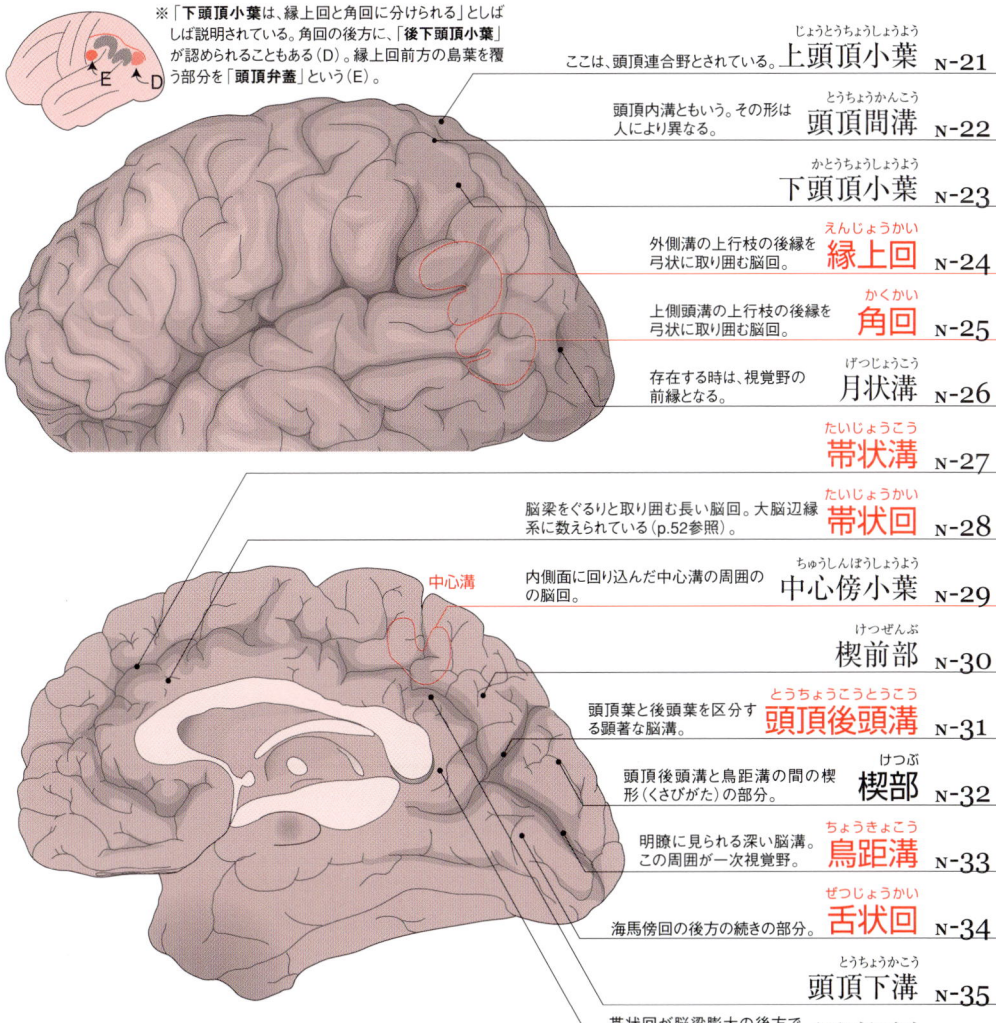

ここは、頭頂連合野とされている。	上頭頂小葉	N-21
頭頂内溝ともいう。その形は人により異なる。	頭頂間溝	N-22
	下頭頂小葉	N-23
外側溝の上行枝の後縁を弓状に取り囲む脳回。	縁上回	N-24
上側頭溝の上行枝の後縁を弓状に取り囲む脳回。	角回	N-25
存在する時は、視覚野の前縁となる。	月状溝	N-26
	帯状溝	N-27
脳梁をぐるりと取り囲む長い脳回。大脳辺縁系に数えられている（p.52参照）。	帯状回	N-28
内側面に回り込んだ中心溝の周囲の脳回。	中心傍小葉	N-29
	楔前部	N-30
頭頂葉と後頭葉を区分する顕著な脳溝。	頭頂後頭溝	N-31
頭頂後頭溝と鳥距溝の間の楔形（くさびがた）の部分。	楔部	N-32
明瞭に見られる深い脳溝。この周囲が一次視覚野。	鳥距溝	N-33
海馬傍回の後方の続きの部分。	舌状回	N-34
	頭頂下溝	N-35
帯状回が脳梁膨大の後方で狭まり、海馬傍回へ移行する部分。	帯状回峡	N-36
	側副溝	N-37
	内側後頭側頭回	N-38
	後頭側頭溝	N-39
その形から「紡錘状回 fusiform gyrus」とも呼ばれる。ラテン語 fusus フーススは「紡錘（ぼうすい、つむ）」に由来（肉単p.5参照）。	外側後頭側頭回	N-40

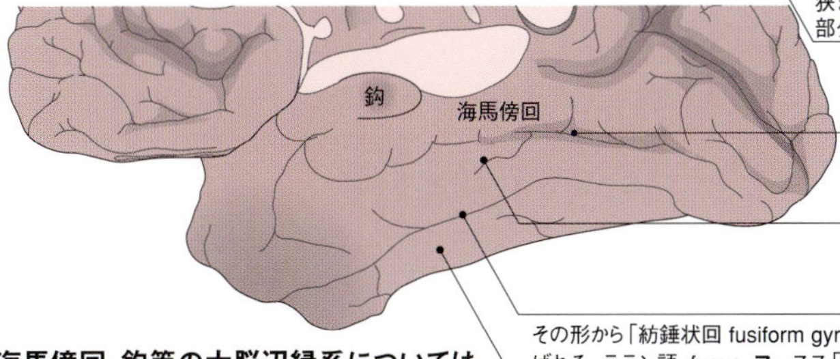

海馬傍回、鈎等の大脳辺縁系については、p.52を参照。

N Cerebral gyri, cerebral sulci

	フロンタル ポゥル	
N-1	frontal pole◆	
N-2	テンポラル ポゥル temporal pole	
N-3	オクスィピタル ポゥル occipital pole	
N-4	セントラル サルカス ロゥランディック フィシャ central sulcus(Rolandic fissure)◆	
N-5	ポウストセントラル サルカス postcentral sulcus	
N-6	ポウストセントラル ジャイラス postcentral gyrus	
N-7	プリセントラル ジャイラス precentral gyrus	
N-8	プリセントラル サルカス precentral sulcus	
N-9	ラテラル サルカス スィルヴィアン フィシャ lateral sulcus (Sylvian fissure)◆	
N-10	プリオクスィピタル ノッチ preoccipital notch	
N-11	スーピアリア フロンタル ジャイラス superior frontal gyrus	
N-12	スーピアリア フロンタル サルカス superior frontal sulcus	
N-13	ミドル フロンタル ジャイラス middle frontal gyrus	
N-14	インフィアリア フロンタル サルカス inferior frontal sulcus	
N-15	インフィアリア フロンタル ジャイラス inferior frontal gyrus	
N-16	スーピアリア テンポラル ジャイラス superior temporal gyrus	
N-17	スーピアリア テンポラル サルカス superior temporal sulcus	
N-18	ミドル テンポラル ジャイラス middle temporal gyrus	
N-19	インフィアリア テンポラル サルカス inferior temporal sulcus	
N-20	インフィアリア テンポラル ジャイラス inferior temporal gyrus	

◆**gyrus**（複数形 gyri ジャイライ）「回」脳の「シワ」の盛り上がった部分。ギリシャ語 γῦρος ギューロス「円、回転体」に由来。回転しながら、常に同じ方向を保つ gyroscope ジャイロスコウプ「ジャイロ(スコープ)、地球ゴマ」もギューロスの派生語である。ちなみに *Gyrinus japonicus* ギュリヌス ヤポニクス という学名をもつミズスマシは、クルクルと絶えず水面を旋回している。

ジャイロスコープ

ミズスマシ（原寸大）

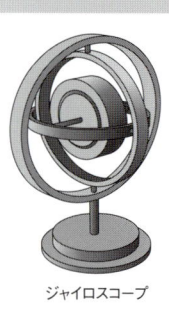

◆**sulcus**（複数形 sulci サルサイ）「溝」脳の「シワ」の溝の部分。sulcus は、ラテン語の sulcusスルクス「鋤（すき）を引いた跡、畑の畝（うね）の間の溝」が

fissure of Sylvius フィシャ オヴ スィルヴィアス、又は Sylvius' fissure とも表記。

pre-occipital のようにハイフン付きもある。

シルビウス溝、ジン、ペンシルバニア州 SILVA「森」

Sylvian fissure シルビウス溝は、オランダのライデン大学医学部教授で解剖・生理学者のFrançois de LeBoëフランソワ・ド・ル・ボエ (1614-1672) が最初に記述した。学者間のラテン語での通称 Franciscus Sylvius フランキスクス・スィルウィウス（フランシスカス・シルビウス）から、シルビウス溝と呼ばれる。当時は、オランダが世界貿易の覇者たる時代（鎖国中の日本とも貿易していた）。熱帯の熱病を患った船員や東インド植民地のオランダ人のために、シルビウスは利尿効果のある「杜松（ネズ、英語 juniper ジュニパー、仏語 genièvre ジュニエーヴル）の実」をアルコールに漬けた薬 Geneva イェネファを開発したが、これが飲用として流行。Genevaは英語では略されて gin「ジン」となる。ところで、Sylvius は、元はラテン語の silva スィルウァ「森」に由来（共和制以前のローマに、森で生まれたシルウィウス王がいる）。ちなみに、クエーカー教徒のWilliam Penn ウィリアム・ペン (1644-1718) は、新大陸で「信仰の自由の国」を標榜して開拓した自らの土地を、父親に敬意を表してラテン語で「ペンの森」と命名した（父親は、ピューリタン徒革命時の英国海軍提督ウィリアム・ペン卿）。これが、今日でも森の豊かなPennsylvania ペンスィルヴェイニア「ペンシルバニア（州）」の語源である。加えて、ドラキュラのモデルとなったブラド3世「串刺公」の住んでいたTransylvania トランスィルヴェイニア「トランシルバニア」も、「森の向こうの地」の意味。

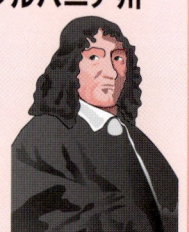

フランシスカス・シルビウス

ネズ

脳回の「回」を指す gyrus は、convolution コンヴォルーションとも置き換えられる（例：angular gyrus ＝ angular convolution「角回」）。
脳溝の「溝」を指す sulcus は、fissure フィシャに置き換えられるものもある（例：calcarine sulcus ＝ calcarine fissure「鳥距溝」）。
ただし、fissure は「溝」のうち深いものを指し、浅い溝は groove グルーヴが用いられる（例：olfactory sulcus ＝ olfactory groove「嗅溝」）。

起源。さかのぼると、印欧祖語の *selk-「引く」に行き着く。この印欧祖語からギリシャ語経由で、英語の hulk ハルク「（他の船に引っ張られて動くような）大型荷物船、老朽船、廃船」という語が派生し（語頭の s の音は、時としてギリシャ語で h の音に変わる）、転じて「とてつもなく大きな塊、図体の大きい男」という意味も生じた。つまり、Hulk「超人ハルク」も、脳溝 cerebral sulcus の遠い類語ということになる。

◆**frontal pole 前頭極** 英語 pole ポウル「さお、柱、極」は、ラテン語 polus ポルス「軸、軸の先端、極」から。解剖学では、構造の先端を指す語に用いられる。地軸の先端は、the North Pole「北極」と the South Pole「南極」。「極の、極地の」を意味する polar ポウラー も同根語（polar bear「北極グマ」、the Polar Star「北極星」等）。ちなみに、北極星は Polaris ポラリスともいう呼び名もある。

◆**Rolandic fissure ローランド溝** 他に、fissure of Rolando ロウランドウ、Rolando's fissure とも表記する。Luigi Rolando ルイジ・ローランド（1773-1831）は、イタリアの解剖学者。彼以前の脳の解剖図は、脳回をいい加減に描いていたが、ローランドの「大脳半球の構造について」（1829年）という論文の中で、その規則性について明らかにし、脳回を正確に描いた図の先駆けとなった。ローランド溝という名称は後代の解剖学者が、彼にちなんで命名した。

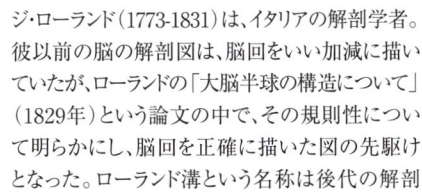

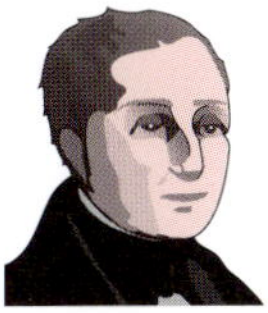

ルイジ・ローランド

◆**superior parietal lobule 上頭頂小葉** lobuleは、lobe「葉」+指小辞 -ule で、頭頂葉・後頭葉などよりも下位の区分。

◆**calcarine sulcus 鳥距溝** ラテン語 calcar カルカル「ニワトリの蹴爪（けづめ）」に由来。側脳室後角の内側壁には、その形がニワトリの蹴爪に似た高まりがあり、calcar avis キャルカー エイヴィス、ないしは calcarine spur キャルカリーン スパー「鳥距（ちょうきょ）」（spur も「蹴爪、拍車」のこと）と名付けられた。鳥距は、鳥距溝の周囲にある皮質領域が発達したために、側脳室側が隆起して生じたものである。

鳥距と鳥距溝の関係（左後頭葉）
後頭極
鳥距溝
鳥距
側脳室後角
蹴爪

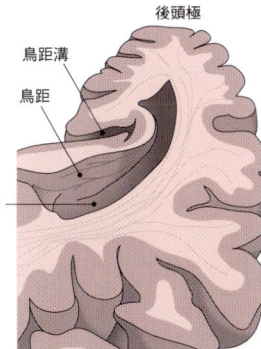

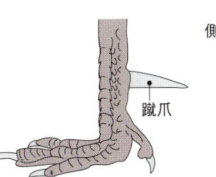

スーピアリア パライエタル ロビュール
superior parietal lobule◆ N-21

イントラパライエタル サルカス
intraparietal sulcus N-22

インフィアリア パライエタル ロビュール
inferior parietal lobule N-23

スープラマージナル ジャイラス
supramarginal gyrus N-24

アンギュラ ジャイラス
angular gyrus N-25

リューネイト サルカス
lunate sulcus N-26

スィンギュレイト サルカス
cingulate sulcus N-27

スィンギュレイト ジャイラス
cingulate gyrus N-28

パラセントラル ロビュール
paracentral lobule N-29

プリキューニアス
precuneus N-30

parieto-occipital のようにハイフンを入れることもある。

パライエトオクスィピタル サルカス
parietooccipital sulcus N-31

キューニアス
cuneus N-32

キャルカリーン サルカス
calcarine sulcus◆ N-33

リンガル ジャイラス
lingual gyrus N-34

サブパライエタル サルカス
subparietal sulcus N-35

イスマス オヴ スィンギュレイト ジャイラス
isthmus of cingulate gyrus N-36

コラテラル サルカス
collateral sulcus N-37

ミーディアル オクスィピトテンポラル ジャイラス
medial occipitotemporal gyrus N-38

オクスィピトテンポラル サルカス
occipitotemporal sulcus N-39

ラテラル オクスィピトテンポラル ジャイラス
lateral occipitotemporal gyrus N-40

O 大脳《機能局在》

ここでは、前のページに続いて大脳の回や溝を紹介し、大脳の交連線維や、脳梁について、そして機能局在について概略を示している。

o-1	直回（ちょくかい）	前頭葉の眼窩回の内側にある脳回。
o-2	嗅溝（きゅうこう）	一部、嗅索に覆われている脳溝。
o-3	眼窩溝（がんかこう）	眼窩回の間にある脳溝。
o-4	眼窩回（がんかかい）	前頭葉の底にあり、眼窩の上に位置する回。
o-5	**島葉**（とうよう）	「島」、「白質島」ともいう。以下に示す領域。
o-6	島長回（長回）（とうちょうかい・ちょうかい）	島の後部にある長い脳回。
o-7	島短回（短回）（とうたんかい・たんかい）	島の前部にある数本の短い脳回。
o-8	島中心溝（とうちゅうしんこう）	島の中心を走り、島長回と島短回の領域を区切る溝。
o-9	島限（とうげん）	嗅皮質へと移行する島葉の下限。この下に中大脳動脈がある。
o-10	島輪状溝（とうりんじょうこう）	弁蓋との境、島葉全体を囲んでいる。
o-11	**横側頭回（ヘシュルの横回）**（おうそくとうかい・おうかい）	ウェルニッケ野に相当する。左右の大脳半球には脳回の大きさに関して違いはあまりないが、この言語中枢に関わる横側頭回は、優位半球（大抵左半球）が反対側と比べて大きいという。
o-12	**脳梁**（のうりょう）	左右大脳半球を連絡する最も大きな神経束。以下の部分に区分される。
o-13	脳梁膨大（のうりょうぼうだい）	
o-14	脳梁幹（脳梁体）（のうりょうかん・のうりょうたい）	
o-15	脳梁膝（のうりょうしつ）	
o-16	脳梁吻（のうりょうふん）	脳梁から、終板へ移行する部分。
o-17	脳梁放線（のうりょうほうせん）	脳梁放射ともいう。脳梁を介して左右の大脳半球から放射する神経線維。
o-18	大鉗子（後頭鉗子）（だいかんし・こうとうかんし）	脳梁放射のうち、脳梁膨大を通過するU字形の神経線維。
o-19	小鉗子（前頭鉗子）（しょうかんし・ぜんとうかんし）	脳梁放射のうち、脳梁膝を通過するU字形の神経線維。

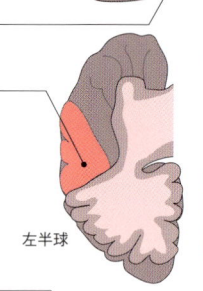

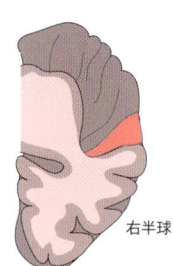

左半球　右半球

男女の脳で外見的な違いはほとんどないが、この脳梁膨大や前交連の大きさが、女性の方が平均して大きいことが観察されている。

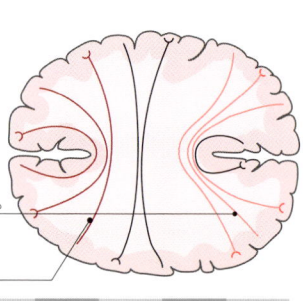

| A 神経系概観 | B 脳概観 | C 脊髄1概観 | D 脊髄2伝導路 | E 脳幹1概観 | F 脳幹2延髄・橋 | G 脳幹3中脳 | H 脳幹4脳神経 | I 小脳 | J 間脳視床 | K 視床下部下垂体 | L 大脳基底核 | M 大脳辺縁系 | N 大脳回・溝 |

- 一次運動野等は、頭に「第」をつけて、第一次運動野ともいう。網膜に映る映像情報は、その位置関係を変えずに大脳皮質の一次視覚野に投影している。その前方には幾つもの視覚野が存在し、さらに高度な処理をしている。一次視覚野（V$_1$）、二次視覚野（V$_2$）、三次視覚野（V$_3$）、V$_3$A野、四次視覚野（V$_4$）、五次視覚野（V$_5$、別名MT野・運動情報を検出）、MST野（広視野の運動を認知）が同定されている。

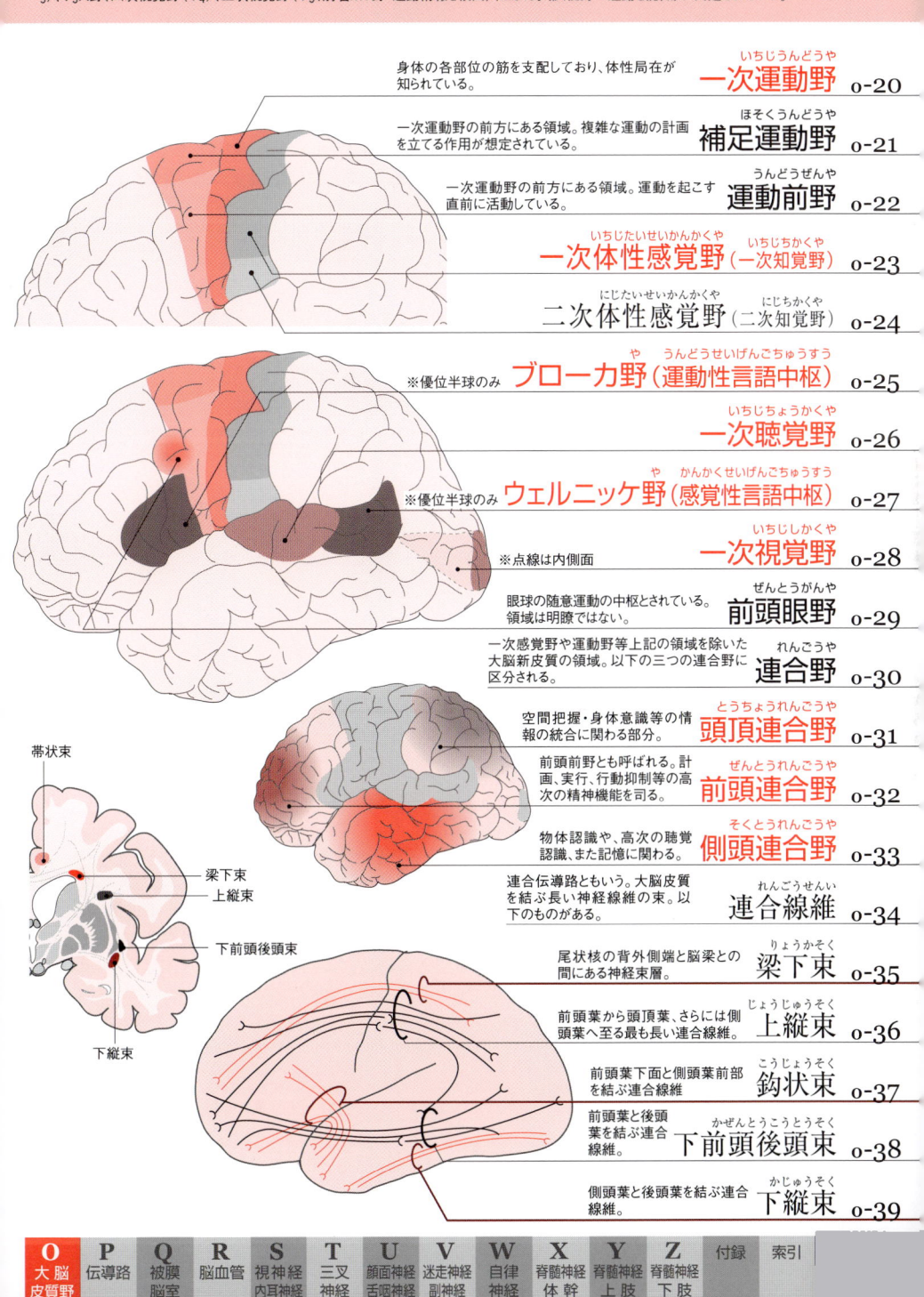

説明	名称	番号
身体の各部位の筋を支配しており、体性局在が知られている。	一次運動野（いちじうんどうや）	o-20
一次運動野の前方にある領域。複雑な運動の計画を立てる作用が想定されている。	補足運動野（ほそくうんどうや）	o-21
一次運動野の前方にある領域。運動を起こす直前に活動している。	運動前野（うんどうぜんや）	o-22
	一次体性感覚野（いちじたいせいかんかくや）（一次知覚野（いちじちかくや））	o-23
	二次体性感覚野（にじたいせいかんかくや）（二次知覚野（にじちかくや））	o-24
※優位半球のみ	ブローカ野（や）（運動性言語中枢（うんどうせいげんごちゅうすう））	o-25
	一次聴覚野（いちじちょうかくや）	o-26
※優位半球のみ	ウェルニッケ野（や）（感覚性言語中枢（かんかくせいげんごちゅうすう））	o-27
※点線は内側面	一次視覚野（いちじしかくや）	o-28
眼球の随意運動の中枢とされている。領域は明瞭ではない。	前頭眼野（ぜんとうがんや）	o-29
一次感覚野や運動野等上記の領域を除いた大脳新皮質の領域。以下の三つの連合野に区分される。	連合野（れんごうや）	o-30
空間把握・身体意識等の情報の統合に関わる部分。	頭頂連合野（とうちょうれんごうや）	o-31
前頭前野とも呼ばれる。計画、実行、行動抑制等の高次の精神機能を司る。	前頭連合野（ぜんとうれんごうや）	o-32
物体認識や、高次の聴覚認識、また記憶に関わる。	側頭連合野（そくとうれんごうや）	o-33
連合伝導路ともいう。大脳皮質を結ぶ長い神経線維の束。以下のものがある。	連合線維（れんごうせんい）	o-34
尾状核の背外側端と脳梁との間にある神経束層。	梁下束（りょうかそく）	o-35
前頭葉から頭頂葉、さらには側頭葉へ至る最も長い連合線維。	上縦束（じょうじゅうそく）	o-36
前頭葉下面と側頭葉前部を結ぶ連合線維	鉤状束（こうじょうそく）	o-37
前頭葉と後頭葉を結ぶ連合線維。	下前頭後頭束（かぜんとうこうとうそく）	o-38
側頭葉と後頭葉を結ぶ連合線維。	下縦束（かじゅうそく）	o-39

帯状束
梁下束
上縦束
下前頭後頭束
下縦束

| O 大脳皮質野 | P 伝導路 | Q 被膜脳室 | R 脳血管 | S 視神経内耳神経 | T 三叉神経 | U 顔面神経舌咽神経 | V 迷走神経副神経 | W 自律神経 | X 脊髄神経体幹 | Y 脊髄神経上肢 | Z 脊髄神経下肢 | 付録 | 索引 |

Cerebral Functional localization

o-1	ストレイト ジャイラス straight gyrus◆	
o-2	オルファクトリ サルカス olfactory sulcus◆	
o-3	オービタル サルカス orbital sulcus	
o-4	オービタル ジャイラス orbital gyrus	
o-5	インスュラ インスュラ ロウブ insula (insular lobe)	
o-6	ロング ジャイラス オヴ インスュラ long gyrus of insula	
o-7	ショート ジャイラス オヴ インスュラ short gyrus of insula	
o-8	セントラル サルカス オヴ インスュラ central sulcus of insula	
o-9	インスュラ スレッシホウルド (スレッショウルド) insular threshold◆	
o-10	サーキュラ サルカス オヴ インスュラ circular sulcus of insula	
o-11	トランスヴァース テンポラル ジャイラス transverse temporal gyrus◆	
o-12	コーパス カロウサム (キャロザム) corpus callosum	
o-13	スプリーニアム オヴ コーパス カロウサム splenium of corpus callosum◆	
o-14	トランク ボディ オヴ コーパス カロウサム trunk (body) of corpus callosum	
o-15	ジェニュ オヴ コーパス カロウサム genu of corpus callosum	
o-16	ロストラム オヴ コーパス カロウサム rostrum of corpus callosum◆	
o-17	レイディエイション オヴ コーパス カロウサム radiation of corpus callosum	
o-18	メイジャ フォーセプス オクスィピタル major forceps (occipital ~)◆	
o-19	マイナ フォーセプス フロンタル minor forceps (frontal ~)	

◆**straight gyrus 直回** gyrus rectus ともいう。

◆**olfactory sulcus 嗅溝** 直回と眼窩回との境をなす脳溝。ここに、嗅球と嗅索が収まる。機能的には嗅覚と関係がない。

◆**insular threshold 島限** thresholdは、「敷居(しきい)、閾値」という意味がある。島限は、limen insulae ライメン インスュリーとも呼ばれる。limenとは、元々「敷居、戸口」の意味で、境界や限界線を意味する。

◆**transverse temporal gyrus 横側頭回** ヘシュルの横回ともいう。ヘシュルRichard L. Heschl(1824-1881)は、オーストリアの病理学者で最初の記述者。

◆**splenium of corpus callosum 脳梁膨大** spleniumは、「包帯、湿布」のこと。「膨大」とは、ちょうど脳梁が包帯を巻いて膨らんだかのように後部で膨らんでいる状態をたとえたもの。

◆**rostrum of corpus callosum 脳梁吻** ラテン語 rostrum ロストゥルム「嘴(くちばし)、鼻面(はなづら)」から。

ペンフィールドと記憶の「再現」

ペンフィールド Wilder G. Penfield(1891-1976)は、アメリカ生まれのカナダの神経外科医。1933年、側頭葉に始まるてんかん発作の治療のための開頭手術の際に、脳を電極で刺激すると、鮮明な記憶がよみがえることを発見した。あるてんかんの患者の場合、発作が起きる時にいつも見える「夢のような状態」があることにペンフィールドは気付いていた。電極による刺激が、いつもの症状を患者に引き起こすとすれば、病巣が近いと彼は理解した。これは、彼の患者の一人が術中に語った言葉である。

(側頭葉上側頭回のある箇所を刺激)「はい、先生、母親がどこかにいる小さな男の子を呼んでいるのが聞こえたように思います。何年も前にあったできごとのような気がしました…」

(シルビウス溝の奥のある箇所を刺激)「ああ、いつもの発作の時に見る場面ですわ!どこかの事務所の中で、机がいくつも見えました。私はそこにいて誰かが私を呼んでいました」。

ある患者の場合、ある箇所を刺激すると楽器がある歌曲を奏でるのが聞こえた。そして何度かその箇所の刺激を行なうと、その度に彼女は同じ旋律が聞こえて来ると述べた。このような電気刺激によって過去の記憶が再現されることから、長期記憶に側頭葉が深く関係していることを彼は明らかにした。

さらにペンフィールドは、後頭葉の刺激が光の感覚を生じさせることや、言語野の刺激がその刺激期間だけの失語症を起こさせることを発見した。こうして脳の機能局在の解明が大いに進むこととなった。

大脳の機能局在を表わす語としては、この頁で用いている field フィールド「野」の他に area エアリア「領域」がある（ブローカ野＝ブローカ領域）。英語では、field より area の方が一般的だが、日本語では、領域より野の方が多く用いられている。また cortex コーテックス「皮質」を付けることもある（primary motor cortex）。一次〜は primary、secondary の他に、first、second も用いられている。

- **major forceps 大鉗子** forceps とは、物を引っ張ったり、つかんだり、圧迫するための道具。大きさも形も様々なものがある。ラテン語では、fornus（もしくはfurnus）フォルヌス「熱いもの、炉」＋ capio カピオー「捕まえる」、つまり「火ばし」を指した。
- **uncinate fasciculus 鈎状束** uncinate は、ラテン語 uncus ウンクス「鈎」に由来。

※forceps「鉗子」には、色々なタイプのものがある。この図は産科で用いる鉗子だが、大脳の「小鉗子」、「大鉗子」と形がよく似ている。

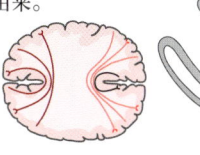

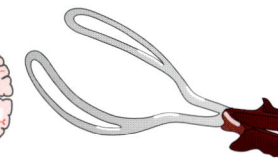

ペンフィールドのホムンクルス
PENFIELD's HOMUNCULUS

ペンフィールドはさらに、ヒトにおける運動野・感覚野の機能局在もはじめて明らかにした。下図のように、大脳皮質と体の各部の関係を図にしたものは、ペンフィールドの「ホムンクルス」と呼ばれる。この図では、ホムンクルスの体の各部分の大きさは、大脳皮質運動野の相当領域の面積に対応するように描かれている。この図から、運動野・感覚野どちらの領域も、下肢〜体幹〜上肢〜頭部へと規則的に配列していることが理解できる。また、体表面積と脳の運動野・感覚野の対応する部分の面積が同じ比率にならないことが分かる。例えば、親指を初めとする指は大きく、顔や舌も異常に大きい。これはヒトの手先が器用で、言語を発するための唇・舌がきわめて発達していることを示している。

ちなみに、Homunculus ホウマンキュラス とは、ラテン語で、homo ホモー「人、人間」＋ 指小辞 -culus ＝「小さな人、コビト」の意。この homo から、Homo Sapiens ホウモウ セイピエンス「賢いヒト、ホモ・サピエンス」（現生人類の学名）や、英語の human ヒューマン「人間」という語が生まれた。

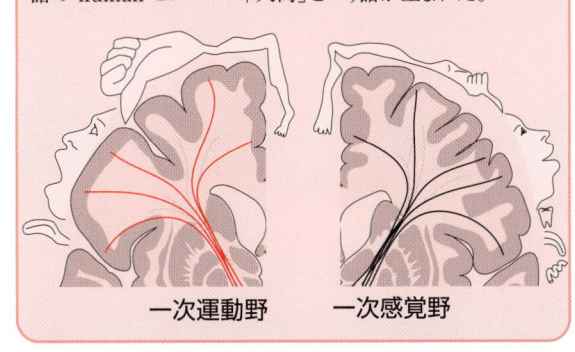

一次運動野　　一次感覚野

プライマリ モウタ エアリア
primary motor area o-20

サプリメンタリ モウタ エアリア
supplementary motor area o-21

プリモウタ エアリア
premotor area o-22

プライマリ センサリ エアリア
primary sensory area o-23

セコンダリ センサリ エアリア
secondary sensory area o-24

motor speech center ともいう。　ブロウカズ エアリア
Broca's area o-25

プライマリ オーディトリ エアリア
primary auditory area o-26

sensory speech center ともいう。　ワーニカ（ヴァーニカ）エアリア
Wernicke area o-27

プライマリ ヴィジュアル エアリア
primary visual area o-28

フロンタル アイ フィールド
frontal eye field o-29

アソウシエイション エアリアズ
association areas o-30

パライエタル アソウシエイション エアリア
parietal association area o-31

フロンタル アソウシエイション エアリア
frontal association area o-32

テンポラル アソウシエイション エアリア
temporal association area o-33

アソウシエイション ファイバーズ
association fibers o-34

サブカロウサル ファスィキュラス
subcallosal fasciculus o-35

スーピアリア ロンジテューディナル ファスィキュラス
superior longitudinal fasciculus o-36

アンスィネイト ファスィキュラス
uncinate fasciculus o-37

インフィアリア フロントオクスィピタル ファスィキュラス
inferior frontooccipital fasciculus o-38

インフィアリア ロンジテューディナル ファスィキュラス
inferior longitudinal fasciculus o-39

P 伝導路

ここでは、主要な脳や脊髄の経路について概説する。名称の多くは「起始」＋「終止」＋「路」なので、その経路が、感覚性（求心性）か、運動性（遠心性）かは簡単に見分けられる。例えば、脊髄小脳路は「遠位→近位」つまり感覚性。皮質延髄路は「近位→遠位」つまり運動性である。

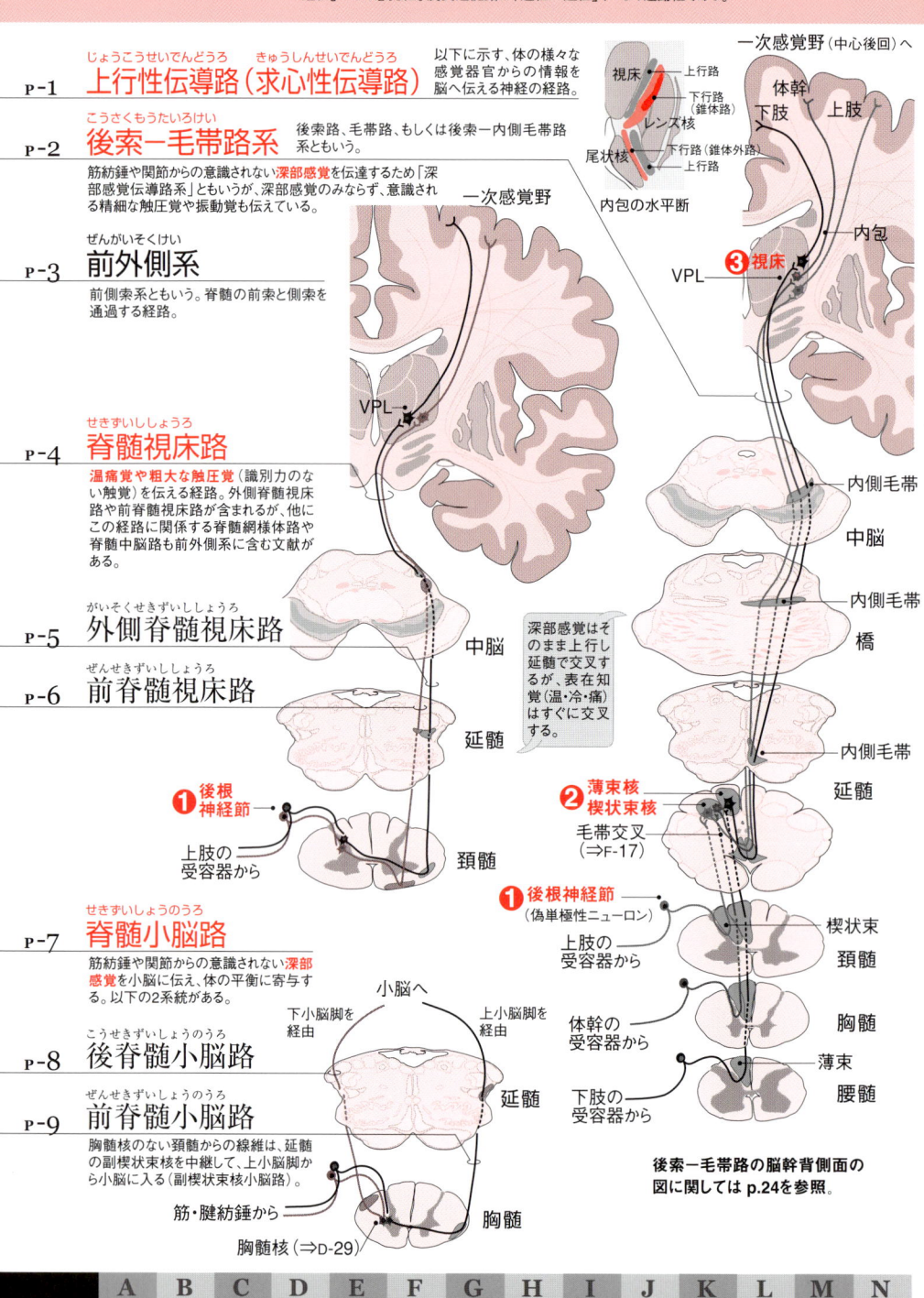

P-1 上行性伝導路（求心性伝導路）
じょうこうせいでんどうろ（きゅうしんせいでんどうろ）

以下に示す、体の様々な感覚器官からの情報を脳へ伝える神経の経路。

P-2 後索−毛帯路系
こうさくもうたいろけい

後索路、毛帯路、もしくは後索−内側毛帯路系ともいう。

筋紡錘や関節からの意識されない**深部感覚**を伝達するため「深部感覚伝導路系」ともいうが、深部感覚のみならず、意識される精細な触圧覚や振動覚も伝えている。

P-3 前外側系
ぜんがいそくけい

前側索系ともいう。脊髄の前索と側索を通過する経路。

P-4 脊髄視床路
せきずいししょうろ

温痛覚や粗大な触圧覚（識別力のない触覚）を伝える経路。外側脊髄視床路や前脊髄視床路が含まれるが、他にこの経路に関係する脊髄網様体路や脊髄中脳路も前外側系に含む文献がある。

P-5 外側脊髄視床路
がいそくせきずいししょうろ

P-6 前脊髄視床路
ぜんせきずいししょうろ

深部感覚はそのまま上行し延髄で交叉するが、表在知覚（温・冷・痛）はすぐに交叉する。

P-7 脊髄小脳路
せきずいしょうのうろ

筋紡錘や関節からの意識されない**深部感覚**を小脳に伝え、体の平衡に寄与する。以下の2系統がある。

P-8 後脊髄小脳路
こうせきずいしょうのうろ

P-9 前脊髄小脳路
ぜんせきずいしょうのうろ

胸髄核のない頸髄からの線維は、延髄の副楔状束核を中継して、上小脳脚から小脳に入る（副楔状束核小脳路）。

後索−毛帯路の脳幹背側面の図に関しては p.24 を参照。

64 | A 神経系概観 | B 脳概観 | C 脊髄1概観 | D 脊髄2伝導路 | E 脳幹1概観 | F 脳幹2延髄・橋 | G 脳幹3中脳 | H 脳幹4脳神経 | I 小脳 | J 間脳視床 | K 視床下部下垂体 | L 大脳基底核 | M 大脳辺縁系 | N 大脳回・溝 |

運動に関わるすべての経路は、最後には脊髄前角ニューロンに至り、そしてこの軸索がニューロンを変えずに骨格筋へ終止する。とはいえ、遠心性伝導路の線維の大部分は前角ニューロンに直接終わらず、介在ニューロンに停止し、それらが前角ニューロンの働きを促進的ないしは抑制的に調整している。

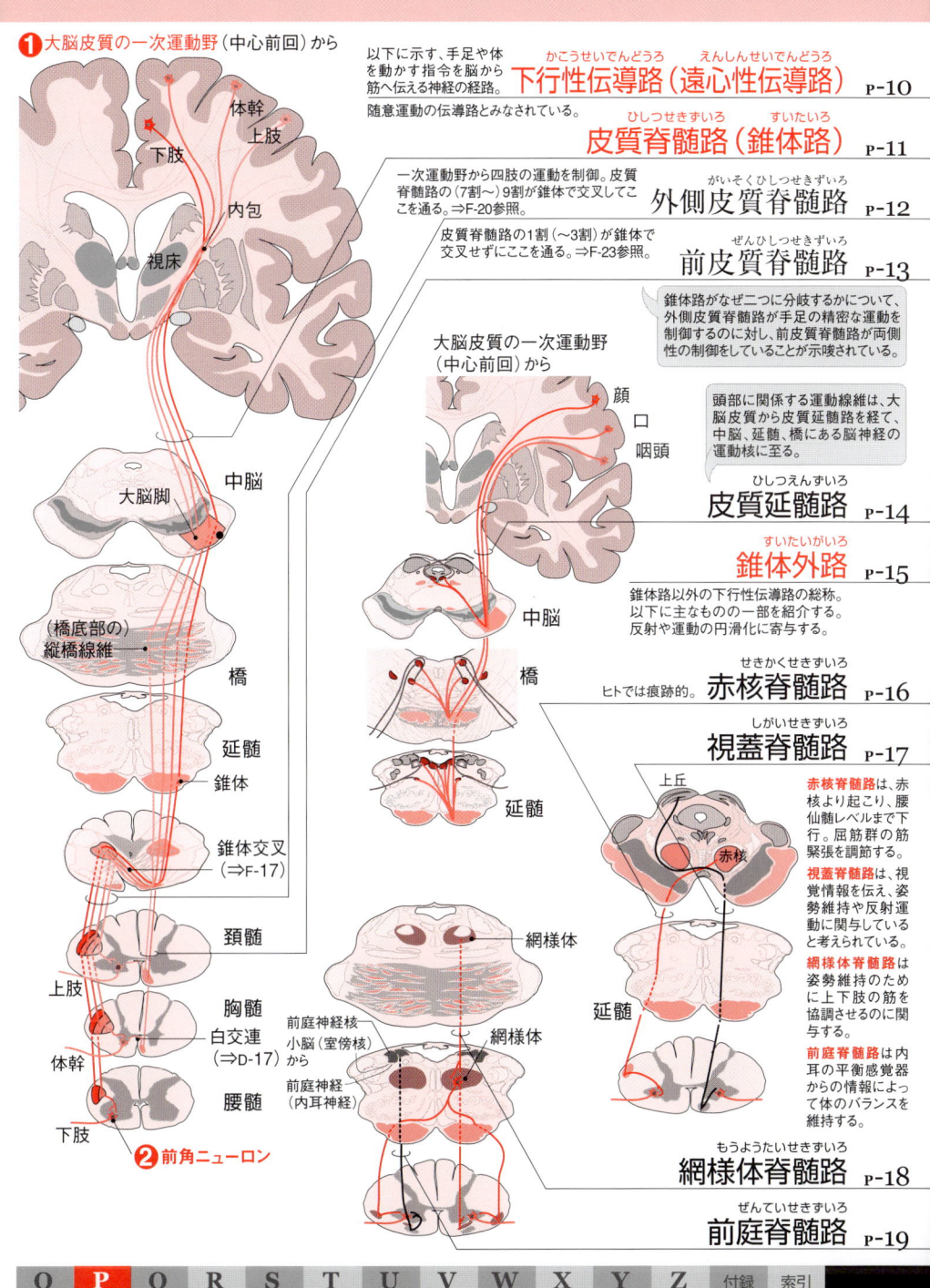

❶ 大脳皮質の一次運動野（中心前回）から

以下に示す、手足や体を動かす指令を脳から筋へ伝える神経の経路。

下行性伝導路（遠心性伝導路） p-10

随意運動の伝導路とみなされている。

皮質脊髄路（錐体路） p-11

一次運動野から四肢の運動を制御。皮質脊髄路の（7割〜）9割が錐体で交叉してここを通る。⇒F-20参照。

外側皮質脊髄路 p-12

皮質脊髄路の1割（〜3割）が錐体で交叉せずにここを通る。⇒F-23参照。

前皮質脊髄路 p-13

錐体路がなぜ二つに分岐するかについて、外側皮質脊髄路が手足の精密な運動を制御するのに対し、前皮質脊髄路が両側性の制御をしていることが示唆されている。

大脳皮質の一次運動野（中心前回）から　顔／口／咽頭

頭部に関係する運動線維は、大脳皮質から皮質延髄路を経て、中脳、延髄、橋にある脳神経の運動核に至る。

皮質延髄路 p-14

錐体外路 p-15

錐体路以外の下行性伝導路の総称。以下に主なものの一部を紹介する。反射や運動の円滑化に寄与する。

赤核脊髄路 p-16

ヒトでは痕跡的。

視蓋脊髄路 p-17

赤核脊髄路は、赤核より起こり、腰仙髄レベルまで下行。屈筋群の筋緊張を調節する。

視蓋脊髄路は、視覚情報を伝え、姿勢維持や反射運動に関与していると考えられている。

網様体脊髄路は姿勢保持のために上下肢の筋を協調させるのに関与する。

前庭脊髄路は内耳の平衡感覚器からの情報によって体のバランスを維持する。

網様体脊髄路 p-18

前庭脊髄路 p-19

❷ 前角ニューロン

P Pathway

● ここで用いられている語はほとんど、脊髄や脳幹のページで語源を説明しているものである。

	アセンディング　トラクツ
p-1	**ascending tracts**◆
	ドーサル　コラム　レムニスカル　スィステム
p-2	**dorsal column-lemniscal system**
	ドーサル　スィステム
	dorsal system ともいう。
	アンテロラテラル　トラクト
p-3	**anterolateral tract**
	スパイノサラミック　トラクト
p-4	**spinothalamic tract**
	ラテラル　スパイノサラミック　トラクト
p-5	**lateral spinothalamic tract**
	アンティアリア　スパイノサラミック　トラクト
p-6	**anterior spinothalamic tract**
	スパイノセリベラ　トラクト
p-7	**spinocerebellar tract**
	ポスティアリア　スパイノセリベラ　トラクト
p-8	**posterior spinocerebellar tract**◆
	アンティアリア　スパイノセリベラ　トラクト
p-9	**anterior spinocerebellar tract**

◆**ascending tracts　上行性伝導路**　afferent tracts「求心性伝導路」ともいう。ascend アセンド「上る」は、ラテン語 ascendo アースケンド「上る」に由来。ad「〜へ」+ scando スカンド「上る」。ラテン語で ad- が sc, sp, st で始まる単語に付く場合、dの子音はなくなり、a- が長音の「アー」になる（もっとも英語化した時には長音ではなくなっている）。さらに、ラテン語で -sc- という二重子音は、ラテン語では元々 [sk] と発音していたが、英語では [s] という発音に変化した。かくして、アースケンドーという発音がアセンドへと変わった。さて、scando は、印欧祖語 *skand-「跳ねる、登る」が起源。この *skand- から獲物がかかった時に跳ね上が

錐体外路とエキストラとエキス EXTRA「外」

　錐体外路　**extrapyramidal tract** は、錐体路　pyramidal tract 以外の経路の総称（ちょっと大雑把な分類ではあるが）。錐体路はヒトの随意運動において重要な役割を果しているが、錐体路は大脳新皮質への経路なので、大脳新皮質自体が発達していない（もしくは存在しない）哺乳類よりも下等な生物の場合、錐体路自体が発達していない（もしくは存在しない）。発生の観点から見ても、錐体路は他の経路よりも後から形成され、髄鞘化も最も遅く、誕生後に完成する。

　鳥類の場合、終脳の大部分が哺乳類の線条体に相当する部分からなる。その錐体外路系の中枢である線条体や小脳がきわめて発達していることにより、飛行時のスムーズな運動、絶妙なバランス維持が可能となっている。

　ところで、この extra- エクストラ「〜の外」というラテン語接頭辞は、実に様々な用語を生み出している（大抵形容詞に付く）。extraocular muscle エクストラオキュラ マッスル「外眼筋」、extrachromosomal DNA エクストラクロモソウマル〜「染色体外DNA」（核外に存在するDNA、つまりミトコンドリアDNAや葉緑体DNA等）、extracorporeal circulation エクストラコーポウリアル サーキュレイション「体外循環」（人工心肺、人工腎臓等。ラテン語 corpus コルプス「体」）、extramural practice エクストラミューラル プラクティス「学外診療」（ラテン語 murus ムールス「壁」）。また、映画において、群衆用出演者である「エキストラ」は、extraordinary エクストローディナリ「通常でない、臨時の（extra + ordinary 普通の）」の略。ちなみに、抽出物・精製を意味する「エキス」は、extract エキストラクトの略で、ラテン語で ex-「〜から」+ tractus トラクトゥス「引くこと」、つまり成分を引き出す、抽出すること。エキスとエキストラとは、共に ex-「〜から、〜を離れて、〜の外に」という接頭辞から引き出されている。

> 解剖学で pathway パスウェイ「小道、通路」とは、あるニューロン群から別のニューロン群（ないしは筋肉や腺）への軸索の集合、「路」を指す。生化学では化合物の反応の経路を指す（例: pentose phosphate pathway ペントースリン酸経路）。伝導路を表わす別の語 tract トラクトは、「路、索、束」と訳され、ラテン語 tractus トラクトゥス「引くこと、進路」に由来。英語 tractor トラクター「耕運機」も類語。

る「わな」を意味するギリシャ語 σκανδαλόν スカンダロンが生まれた。さらに、「わな」という意味から発展して、「つまずかせるもの、つまずきの石」となり、さらに英語 scandal スキャンダル「信用を失墜させる醜聞」という言葉も生まれた。

◆**posterior spinocerebellar tract 後脊髄小脳路 spino-**は、spine「脊髄」の造語形 spin- に挿入母音 o がついたもの（挿入母音については⇒「肉単」p.105「合成語の作り方」参照）。

◆**descending tracts 下行性伝導路** efferent tracts 遠心性伝導路ともいう。

◆**corticospinal tract 皮質脊髄路 cortico-** は、ラテン語 cortex コルテクス「樹皮、皮質」の造語形。

◆**corticobulbar tract 皮質延髄路** この bulbar は、medulla oblongata「延髄」の別名 bulb バルブ「球」の形容詞形。延髄の形容詞には、medullar メダラ や、medullary メダラリ もあるが、本来 medulla は、cortex「皮質」に対する「髄質」を指すため、corticomedullar では、「皮質髄質間の」という意味に受取られかねない（corticomedullar borderline「皮質髄質間の境界」や、corticomedullar differentiation「皮質と髄質の区別、分染」の場合なら適語）。そのため、延髄の伝導路に関係する造語には bulbar や bulbo- が使われている。

赤核脊髄路とルビーとルビ
RUBER「赤」

赤核脊髄路はサルやラットでは、大細胞性の赤核から出た線維が交叉して脊髄側索を下行し、介在ニューロンに終止し、前角の運動ニューロンの働きを調整する。とはいえ、ヒトでは、大細胞性赤核の発達が悪い（存在しないともいわれている）。ヒトの場合、赤核オリーブ路へ線維を送る小細胞性赤核が発達しているが、その機能は未解明な点が大きい。

　赤核 red nucleus は、赤核網様体路 rubroretucular fasciculi や、赤核オリーブ線維 rubroolivary fibers のような伝導路の場合、ラテン語 ruber ルベル「赤」の造語形 rubro- が用いられている。実際、赤核をラテン語では、nucleus ruber とも呼ぶ。この ruber から、英語の ruby ルービ「ルビー」が派生した。

　ちなみに、印刷業界ではフリガナを付けることを、「ルビを振る」というが、これも宝石の ruby に由来している。活版印刷が行なわれていた頃、イギリスでは活字のポイント数ごとに愛称を振っていた。たとえば、4.5pt⇒「diamond（ダイヤモンド）」、5pt⇒「pearl（パール＝真珠）」、5.5pt⇒「ruby（ルビー）」。このルビーが、フリガナ用の活字のサイズであったため、ルビという呼び名が生まれた。

ディセンディング トラクツ
descending tracts◆ P-10

コーティコスパイナル トラクト
corticospinal tract◆ P-11

ラテラル コーティコスパイナル トラクト
lateral corticospinal tract P-12

アンティアリア コーティコスパイナル トラクト
anterior corticospinal tract P-13

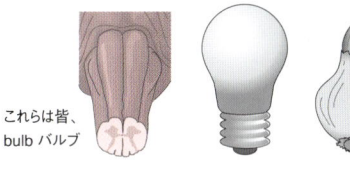

これらは皆、bulb バルブ

コーティコバルバ トラクト
corticobulbar tract◆ P-14

エクストラピラミダル トラクト
extrapyramidal tract P-15

ルーブロスパイナル トラクト
rubrospinal tract P-16

テクトスパイナル トラクト
tectospinal tract P-17

レティキュロスパイナル トラクト
reticulospinal tract P-18

ヴェスティビュロスパイナル トラクト
vestibulospinal tract P-19

色々な神経核：黒質、青斑核、赤核

河合教授のワンポイント脳講座

脳の断面を作ると、一般に有髄線維束は白く（白質）、神経核はやや黒ずんで見える（灰白質）。それは、有髄線維には特に脂質密度の高い髄鞘が存在するためである。

また、他の領域と色調の上で区別できる神経核がいくつかある。一つは、**黒質 substantia nigra**と**青斑核 locus ceruleus**で、これらの神経核の神経細胞は、細胞内に**メラニン顆粒melanin granule**を含んでいるので、肉眼でも黒色～濃青色に見える。このメラニンがどんな役割を持っているのかいまだにはっきりとしたことはわかっていない。人間以外の多くの動物ではメラニンのない黒質を持っているし、人間でも胎児乳児の黒質はまだ黒くなっていない。

もう一つは、やや赤みがかって見える神経核で、その代表が**赤核 red nucleus、nucleus ruber**である。どうして赤みがかって見えるのか、昔から議論されてきた。以前はここには血管が豊富であるためと考えられていたが、現在では鉄の含量が多いためであると理解されている。しかし、脳切片を作って鉄反応を見ると、確かに赤核は陽性であるが、黒質の一部や淡蒼球 globus pallidus の方が強陽性になる。実際、新鮮脳の断面で注意深く観察するとこれらの領域は赤みがかって見える。赤核のみが赤の名称を帯びているのは必ずしも公平ではないのかもしれない。

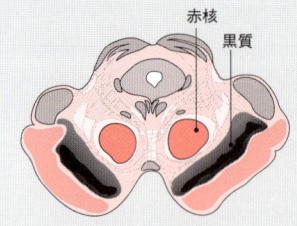

赤核
黒質

中脳の水平断面

色に関わるギリシャ語・ラテン語

日本語	ギリシャ語	ラテン語	派生した英語の例
白	レウコス λευκός	アルブス albus	leukemia リューキーミア（ルーキーミア）「白血病」 albino アルバイノウ「白子、白皮症」
黒	メラース μέλας	ニゲル niger	melanin メラニン「メラニン（黒色の色素）」 substantia nigra サブスタンスィア ナイグラ「黒質」
赤	エリュトロス ἐρυθρός	ルベル ruber	erythrocyte エリスロサイト「赤血球」 nucleus ruber ニュークリアス ルーバー「赤核」
青	キュアノス κύανος	カエルレウス caeruleus	cyanosis サイアノウスィス「チアノーゼ」 cerulian blue セルーリアン ブルー「空色」
黄色	クサントス ξανθός	フラーウス flavus	xanthene ザンスィーン「キサンチン」 flavionoid フレイヴォノイズ「フラボノイド」
緑	クローロス χλωρός	ウィリディス viridis	chlorophyll クロウロフィル「クロロフィル、葉緑素」 verdigris ヴァーディグリス「緑青（ろくしょう）」
金色	クリューソス χρυσός	アウルム aurum「金」	chrysalis クリサリス「さなぎ」 aurora オーローラ「オーロラ」

※ギリシャ語もラテン語も、数・性・格によって語尾変化する。上に挙げているものは、単数形、男性形主格である。たとえば、男性形 albus、女性形 alba、中性形 albumというように変化する。ギリシャ語・ラテン語はこの語尾変化のため、形容詞の位置は、修飾する名詞の前でも後でも意味は通じるが、長い綴りの形容詞は一般に後に置かれる。

− Chapter 3 −

脳周辺の構造
Vasculature, Ventricles

Pons and Medulla Oblongata
橋と延髄

Q 被膜・脳室

ここでは、脳・脊髄を覆う被膜および脳室について概説する。脳は、①頭髪、②皮膚、③頭蓋骨、④硬膜、⑤クモ膜、⑥軟膜という何重もの層で覆われており、外部からの衝撃に対する保護となっている。

q-1 硬膜（こうまく）
中枢神経を覆う膜のうち最も外側のもの。線維性で厚く強靭。脳を覆う部分は「脳硬膜」、脊髄の部分は「脊髄硬膜」という。

q-2 クモ膜（まく）
硬膜と軟膜の間の薄い膜。脳と脊髄を覆う。

q-3 軟膜（なんまく）
中枢神経を覆う最も内側の膜。極めて薄く、脳や脊髄に密着する。広義の軟膜はクモ膜も含む。

q-4 導出静脈（どうしゅつじょうみゃく）
上矢状静脈洞と頭皮の静脈（浅側頭静脈）を結ぶ。

q-5 クモ膜顆粒（まくかりゅう）
別名パッキオーニ小体。クモ膜下腔が硬膜を突き抜け、上矢状静脈洞に出た小さな房状の突起。

q-6 クモ膜下腔（まくかくう）
クモ膜と軟膜の間の隙間。血管はこの中を通っている。

q-7 脳脊髄液（のうせきずいえき）
クモ膜下腔を満たす無色透明の液体。

q-8 クモ膜小柱（まくしょうちゅう）
クモ膜梁（りょう）ともいう。クモ膜と軟膜の間に張る線維。脳はこのクモ膜小柱でのみ頭蓋腔につなぎ止められている。

q-9 クモ膜下槽（まくかそう）
脳槽ともいう。クモ膜下腔の中で、特に軟膜とクモ膜の間が大きく離れている部分をクモ膜下槽という。以下に、その代表的なものを示す。

q-10 脚間槽（きゃくかんそう）
左右の大脳脚の間のクモ膜下槽。

q-11 交叉槽（視交叉槽）（こうさそう・しこうさそう）
視交叉の前方周囲にあるクモ膜下槽。

q-12 橋小脳槽（橋槽、橋前槽）（きょうしょうのうそう・きょうそう・きょうぜんそう）

q-13 四丘体槽（大大脳静脈槽）（しきゅうたいそう・だいだいのうじょうみゃくそう）
脳梁と視床の間に位置し、四丘体のすぐ後方に広がるクモ膜下槽。大大脳静脈槽という別名は、ここを大大脳静脈が通過しているため。

q-14 大槽（後小脳延髄槽）（だいそう・こうしょうのうえんずいそう）
小脳と延髄との間の最も大きいクモ膜下槽。小脳と延髄外側面との間の「外側小脳延髄槽」を加えて、小脳延髄槽ともいう。この槽への穿刺を大槽穿刺（後頭下穿刺）という。

q-15 迂回槽（うかいそう）
中脳の外側にあるクモ膜下槽。後方で、四丘体槽につながる。四丘体槽を迂回槽に含める文献もある。大大脳静脈、後大脳動脈、上小脳動脈などが通り、臨床上重要な槽。

q-16 側脳室脈絡叢（そくのうしつみゃくらくそう）

q-17 第三脳室脈絡叢（だいさんのうしつみゃくらくそう）

q-18 第四脳室脈絡叢（だいよん(し)のうしつみゃくらくそう）
両先端は、第四脳室からクモ膜下腔にはみ出ている。

脈絡叢は脳脊髄液の生産源となる結合組織。毛細血管が豊富に存在。軟膜が脳室部分でひだをなし（脈絡組織）、そこから脳室に向かって突き出た部分が「脈絡叢」。

q-19 腰槽（ようそう）
脊髄円錐より下の脊髄腔の広がり。ここは、馬尾や終糸で満たされている。腰椎穿刺をする箇所。

被膜に関わる出血

脳の太い血管はすべてクモ膜下腔を通っている。この動脈が破裂して、出血がクモ膜下腔に広がると、**クモ膜下出血 subarachnoid hemorrhage サバラクノイド ヘモリッジ（SAH）**となる（動脈瘤の破裂が多い）。これは突然の、ハンマーで殴られたような激しい痛みや吐き気に襲われるのが特徴で、一刻も早い処置が必要。

頭部を打撲すると、硬膜とクモ膜の間に血腫が生じる場合があり、それを、**硬膜下血腫 subdural hematoma サブデューラル ヘマトウマ**という。慢性硬膜下血腫は、外傷以外の要因でも生じる。

脳脊髄液の循環

脳脊髄液は、総量が約150mlで、一日に約500ml（1分間約0.3ml）が脈絡叢から生産される。脳室から脳脊髄クモ膜下腔を巡った後、クモ膜顆粒から最後に上矢状静脈洞に入る。1日に約3回循環している。

クモ膜下腔を満たす脳脊髄液の中に、脳は浮いている（脳の比重1.04、脳脊髄液の比重1.003～1.007、仮に脳重量を1400gとしても脳脊髄液中における脳の重量はわずかに約50gということになる）。ちょうど市販の豆腐が水の入ったパックに浮いているように、衝撃に対するクッションの役目を果している。

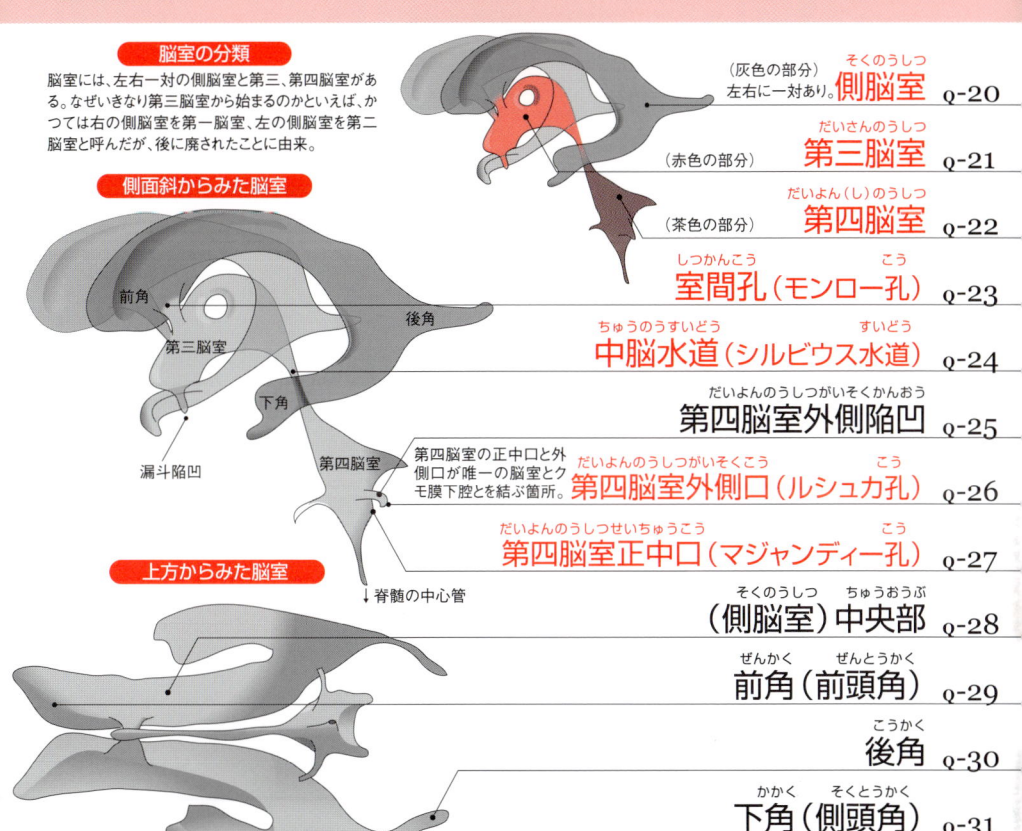

脳室の分類

脳室には、左右一対の側脳室と第三、第四脳室がある。なぜいきなり第三脳室から始まるのかといえば、かつては右の側脳室を第一脳室、左の側脳室を第二脳室と呼んだが、後に廃されたことに由来。

側面斜からみた脳室

（灰色の部分）左右に一対あり。　**側脳室**（そくのうしつ）　Q-20

（赤色の部分）　**第三脳室**（だいさんのうしつ）　Q-21

（茶色の部分）　**第四脳室**（だいよん(し)のうしつ）　Q-22

室間孔（モンロー孔）（しつかんこう・こう）　Q-23

中脳水道（シルビウス水道）（ちゅうのうすいどう・すいどう）　Q-24

第四脳室外側陥凹（だいよんのうしつがいそくかんおう）　Q-25

第四脳室の正中口と外側口が唯一の脳室とクモ膜下腔を結ぶ箇所。　**第四脳室外側口（ルシュカ孔）**（だいよんのうしつがいそくこう・こう）　Q-26

第四脳室正中口（マジャンディー孔）（だいよんのうしつせいちゅうこう・こう）　Q-27

上方からみた脳室

↓脊髄の中心管

（側脳室）中央部（そくのうしつ・ちゅうおうぶ）　Q-28

前角（前頭角）（ぜんかく・ぜんとうかく）　Q-29

後角（こうかく）　Q-30

下角（側頭角）（かかく・そくとうかく）　Q-31

脳硬膜の突出

脳硬膜は頭蓋腔を仕切るように部分的に突出している。左右の大脳半球との間には「大脳鎌」、大脳と小脳との間には「小脳テント」、小脳半球の間には「小脳鎌」がある（他にも、トルコ鞍の上に張る小さな「鞍隔膜」もある）。頭蓋内に血腫や脳腫瘍、脳浮腫が生じて頭蓋内圧が上がり、脳の一部が上記の硬膜の隙間からはみ出したものが、脳ヘルニア cerebral hernia セリブラルハーニア。テント切痕ヘルニアでは、急激な意識障害やアニソコリア anisocoria（瞳孔左右不同）が生じる。

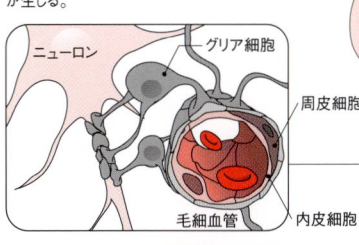

大脳鎌（だいのうがま(かま)）　Q-32

小脳テント間の隙間。　**テント切痕**（せっこん）　Q-33

小脳テント（しょうのう）　Q-34

小脳鎌（しょうのうがま(かま)）　Q-35

脳と血管との間で物質の交換を調整し、脳内部の化学的安定を図る関門装置。　**血液脳関門**（けつえきのうかんもん）　Q-36

血液脳関門の主役は、脳毛細血管の内皮細胞。他の箇所の毛細血管と較べて、脳毛細血管の内皮細胞は密着していて隙間がない。とはいえ、アルコールや有機溶剤は血液脳関門を通過してしまう。

Q Meninges, Ventricles

● meninges メニンジーズは、「膜」の複数形。単数形は、meninx ミーニンクス（メニンクス）である。

- Q-1 ドゥーラ メイタ（マータ） パキミーニンクス **dura mater (pachymeninx)**
- Q-2 アラクノイド **arachnoid** ※arachnoid mater ともいう。
- Q-3 パイア メイタ（ピーア マータ） **pia mater**
- Q-4 エミッサリ ヴェイン **emissary vein**◆
- Q-5 アラクノイド グラニュレイションズ **arachnoid granulations**◆
- Q-6 サバラクノイド スペイス **subarachnoid space**◆
- Q-7 セレブロスパイナル フルーイド **cerebrospinal fluid**
- Q-8 アラクノイド トラベキュリー **arachnoid trabeculae**
- Q-9 サバラクノイド スィスターン **subarachnoid cistern**
- Q-10 インターペダンキュラ スィスターン **interpeduncular cistern**
- Q-11 カイアズマティック スィスターン **chiasmatic cistern**
- Q-12 ポントセリベラ スィスターン **pontocerebellar cistern**
- Q-13 クワドリジェミナル スィスターン **quadrigeminal cistern**◆
- Q-14 スィスターナ マグナ **cisterna magna**◆
- Q-15 アンビエント スィスターン **ambient cistern**
- Q-16 コロイド プレクサス オヴ ラテラル ヴェントリクル **choroid plexus of lateral ventricle**
- Q-17 コロイド プレクサス オヴ サード ヴェントリクル **choroid plexus of third ventricle**◆
- Q-18 コロイド プレクサス オヴ フォース ヴェントリクル **choroid plexus of fourth ventricle**
- Q-19 ランバ スィスターン **lumbar cistern**

◆**emissary vein** 導出静脈 ラテン語 emissio エーミッスィオ「送りだすこと、遣いに出すこと、放出」から。英語の emission エミッション「（光・熱・ガス等の）放出、放射、放散」も派生語。実際、導出静脈が頭蓋内の熱を放散するのに寄与するともいわれる。

◆**arachnoid granulations** クモ膜顆粒 ラテン語 granula グラーヌラ「小さな粒、顆粒」から。オートミールにナッツや果物を混ぜた granola グラノウラ「グラノーラ」（元は商標名）も類語。

◆**subarachnoid space** クモ膜下腔 sub-「下に」＋ arachnoid「クモ膜」。英語ではサブアラクノイド→サバラクノイドとつなげる。

◆**quadrigeminal cistern** 四丘体槽 cistern of great cerebral vein「大大脳静脈槽」ともいう。

◆**cisterna magna** 大槽 posterior cerebellomedullary cistern「後小脳延髄槽」ともいう。

硬膜とジュラルミン、マテリアルとマトリクス
DURA MATER「硬い母」

硬膜は略して dura ともいう。ラテン語 durus ドゥールス「硬い、丈夫な」（女性形は dura ドゥーラ）に由来。英語の durable デューラブル「丈夫で長もちする」も派生語。軽くて丈夫なアルミ合金の duralumin デュラリュミン「ジュラルミン」は、今では普通名詞となっているが元々はこの合金の商標名で、最初に製造した工場のあるドイツの都市 Düren デューレンにちなむ。とはいえ、ラテン語のdurus「硬い」にかけたとも考えられている。一方、mater の方は、ラテン語 mater マーテル「母」に由来。母を意味する英語の mother マザーや、ギリシャ語の μήτηρ メーテールとも同じ語源。この語から英語の material マテリアル「物質、材料」や、 matrix マトリクス「母体、子宮、字母」が生まれている。matrix は、数学では、「行列」のことだが、行列式を生成する母体という意味から命名された。地学用語でmatrixは、「母岩、母石、鉱床」のこと。昔は金や銀は、「母岩」の中で成長すると考えられた。

$$A = \begin{pmatrix} a_{11} & a_{12} & a_{13} \\ a_{21} & a_{22} & a_{23} \\ a_{31} & a_{32} & a_{33} \end{pmatrix}$$

行列（マトリックス）

軟膜は略して pia ともいう。ラテン語 pius ピウス「やさしい、思いやりがある、愛情深い」（女性形は pia ピア）に由来。

さて、硬膜を「硬い母」、軟膜を「優しい母」と呼んだのは、アラビア語で「厚い母」、「優しい母」という意味を持つ硬膜・軟膜を訳したのが起源。脳膜が人体のすべての膜の根源という説明や、脳を母のように包み保護する膜であるという説明もある。mater は、あらゆる分野の用語を生み出している。

クモ膜下腔の拡大部である cistern「槽」は、ラテン語 cisterna キステルナ「（雨水を溜める地下の）貯水槽、タンク」に由来。脳脊髄液や、リンパ、乳びなどの液を溜めるための空洞を指して用いられている。英語で cistern は、「貯水池、水槽」の意味がある。また、cerebral aqueduct（日本語は中脳水道だが、英語では大脳水道）は、ラテン語の aqua アクア「水」を導く ductus ドゥクトゥス「導管」に由来する。

- ◆**choroid plexus of third ventricle 第三脳室脈絡叢** ギリシャ語の χόριον コリオン「卵膜、膜」+指尾辞 -eidos 。
- ◆**lateral ventricle 側脳室** ラテン語の venter ウェンテル「腹」+指小辞 -culus で、「小さい腹、小さい胃」のこと。転じて「小さい空洞」を指すようになり、「脳室や心室」を指して用いられている。
- ◆**interventricular foramen 室間孔** Monro foramen モンロウフォレイメン「モンロー孔」ともいう。
- ◆**cerebral aqueduct 中脳水道** aqueduct of Sylvius「シルビウス水道」ともいう。このシルビウスは、シルビウス溝の発見者とは別人のシルビウス Jacobus Sylvius（1478-1555）、パリ大学の解剖学教授。ベサリウスの師でもある。
- ◆**cerebral falx 大脳鎌** 大脳鎌の、鎌形の外形から。ラテン語 falx ファルクス「鎌」が語源。falcon ファルコン「ハヤブサ（鉤爪の形が鎌形）」もfalx から生じたという説がある。
- ◆**cerebellar tentorium 小脳テント** ラテン語の tentorium テントーリウム「張られたもの、テント」の意味。小脳上に張った「テント」になぞらえたもの。これは動詞の tendo テンドー「張る」の名詞形。英語のtent「テント」や、tendon テンドン「腱」も同根語である。

大脳鎌

小脳テント

ラテラル ヴェントリクル
lateral ventricle◆ Q-20

サード ヴェントリクル
third ventricle Q-21

フォース ヴェントリクル
fourth ventricle Q-22

インターヴェントリキュラ フォレイメン
interventricular foramen◆ Q-23

セリブラル アクィダクト
cerebral aqueduct Q-24

ラテラル リセス オヴ フォース ヴェントリクル
lateral recess of fourth ventricle Q-25

foramen of Luschka
フォレイメン オヴ ラスカ
ともいう。

ラテラル アパチャ
lateral aperture Q-26

foramen of Magendii
フォレイメン オヴ マジェンディともいう。

ミーディアン アパチャ
median aperture Q-27

セントラル パート オヴ ラテラル ヴェントリクル
central part of lateral ventricle Q-28

アンティアリア ホーン
anterior horn Q-29

ポスティアリア ホーン
posterior horn Q-30

インフィアリア ホーン
inferior horn Q-31

セリブラル ファルクス
cerebral falx◆ Q-32

テントウリアル ノッチ
tentorial notch Q-33

セリベラ テントウリアム
cerebellar tentorium◆ Q-34

セリベラ ファルクス
cerebellar falx Q-35

ブラッド ブレイン バリア
blood-brain barrier Q-36
※略してBBB

クモ膜と機織り
ARACHNE「蜘蛛（くも）」

arachnoid (mater) クモ膜は、ギリシャ語 ἀράχνη アラクネー「クモ（蜘蛛）」+ εἶδος エイドス「形、〜のような」に由来。小アジアのリュディアに住む娘アラクネは、織物の達人であったが、「機織りの女神アテナにも負けない」と不遜にも豪語したため、それを聞いたアテナと織物の競争をすることになる。アラクネは完璧に織物を織ったが、アテナは不愉快に思い、その織物を引き裂いた。アラクネは恥じて自ら首をくくったが、女神アテナは亡きがらをクモに変えた。以来クモはぶら下がって、巣を織り続けているという。

クモ膜と軟膜（pia mater）を総称して、軟膜（leptomeninx）という。日本語名が同じというのは、とても紛らわしい。これはギリシャ語 λεπτός レプトス「皮をむいた、薄い、軟らかい」+ μῆνιγξ メーニンクス「薄い膜」を足したもの。

R 脳血管

● ここでは、脳に分布する主要な血管について概説する。脳血管の特徴として、太い血管が脳の周囲をめぐっており、それゆえ脳組織を保護するネットの役目も果している。三つの大脳動脈（前・中・後大脳動脈）は、脳表面に分布する「皮質枝」と、そこから枝分かれして脳の深部へ達する「中心枝」に区分される。

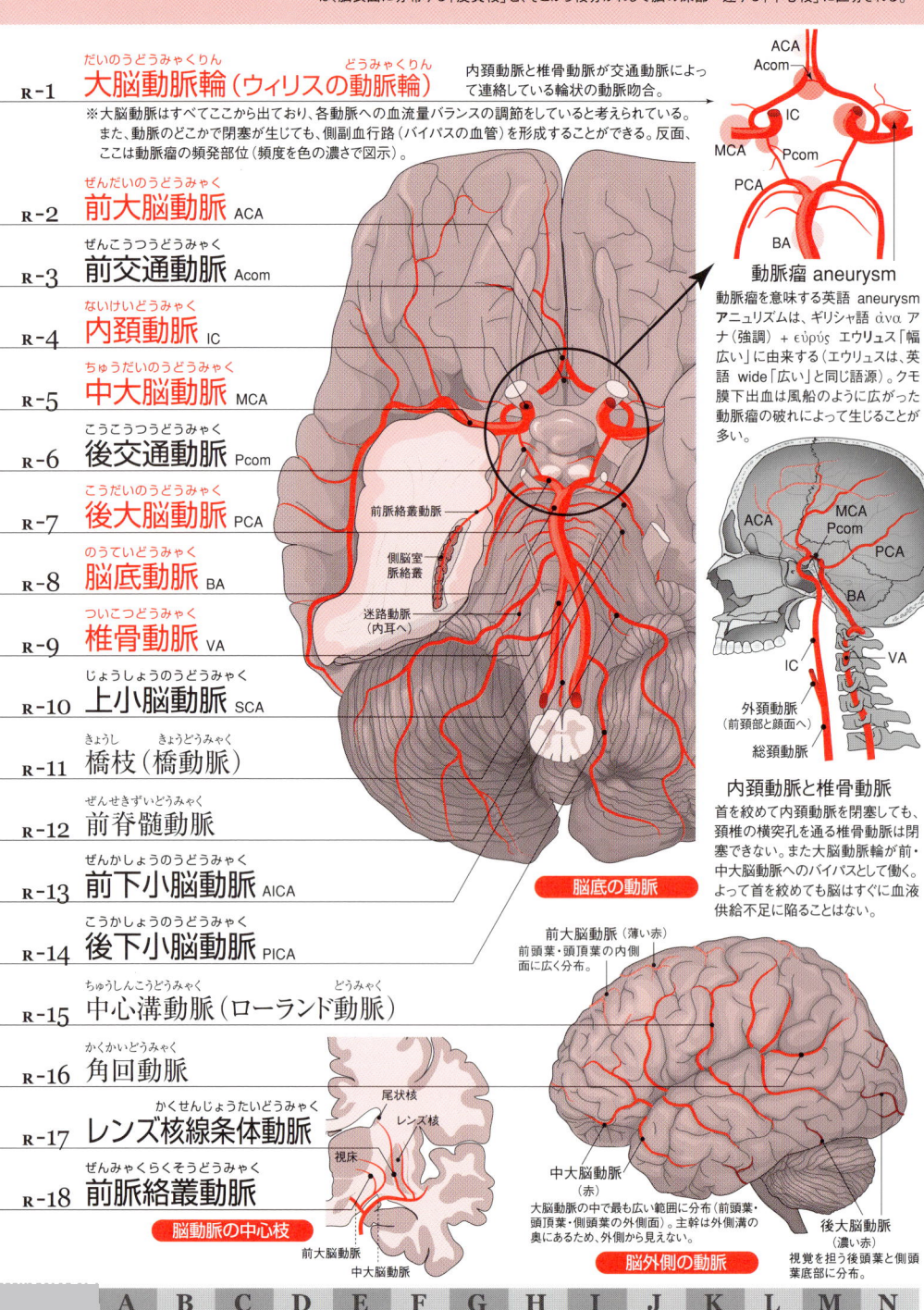

- R-1 **大脳動脈輪（ウィリスの動脈輪）**
  内頚動脈と椎骨動脈が交通動脈によって連絡している輪状の動脈吻合。
  ※大脳動脈はすべてここから出ており、各動脈への血流量バランスの調節をしていると考えられている。また、動脈のどこかで閉塞が生じても、側副血行路（バイパスの血管）を形成することができる。反面、ここは動脈瘤の頻発部位（頻度を色の濃さで図示）。
- R-2 **前大脳動脈** ACA
- R-3 **前交通動脈** Acom
- R-4 **内頚動脈** IC
- R-5 **中大脳動脈** MCA
- R-6 **後交通動脈** Pcom
- R-7 **後大脳動脈** PCA
- R-8 **脳底動脈** BA
- R-9 **椎骨動脈** VA
- R-10 **上小脳動脈** SCA
- R-11 **橋枝（橋動脈）**
- R-12 **前脊髄動脈**
- R-13 **前下小脳動脈** AICA
- R-14 **後下小脳動脈** PICA
- R-15 **中心溝動脈（ローランド動脈）**
- R-16 **角回動脈**
- R-17 **レンズ核線条体動脈**
- R-18 **前脈絡叢動脈**

動脈瘤 aneurysm
動脈瘤を意味する英語 aneurysm アニュリズムは、ギリシャ語 ανα アナ（強調）+ ευρύς エウリュス「幅広い」に由来する（エウリュスは、英語 wide「広い」と同じ語源）。クモ膜下出血は風船のように広がった動脈瘤の破れによって生じることが多い。

内頚動脈と椎骨動脈
首を絞めて内頚動脈を閉塞しても、頚椎の横突孔を通る椎骨動脈は閉塞できない。また大脳動脈輪が前・中大脳動脈へのバイパスとして働く。よって首を絞めても脳はすぐに血液供給不足に陥ることはない。

脳底の動脈
前脈絡叢動脈／側脳室脈絡叢／迷路動脈（内耳へ）

脳動脈の中心枝
尾状核／レンズ核／視床／前大脳動脈／中大脳動脈

脳外側の動脈
前大脳動脈（薄い赤）前頭葉・頭頂葉の内側面に広く分布。
中大脳動脈（赤）大脳動脈の中で最も広い範囲に分布（前頭葉・頭頂葉・側頭葉の外側面）。主幹は外側溝の奥にあるため、外側から見えない。
後大脳動脈（濃い赤）視覚を担う後頭葉と側頭葉底部に分布。

A	B	C	D	E	F	G	H	I	J	K	L	M	N
神経系概観	脳概観	脊髄1概観	脊髄2伝導路	脳幹1概観	脳幹2延髄・橋	脳幹3中脳	脳幹4脳神経	小脳	間脳視床	視床下部下垂体	大脳基底核	大脳辺縁系	大脳回・溝

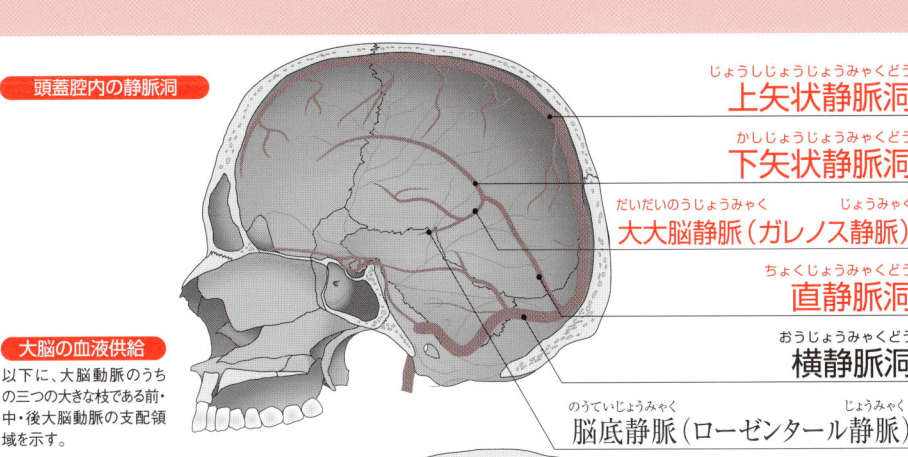

- 硬膜は2層構造だが大抵癒着している。場所により2層が分離して「硬膜静脈洞」を形成する（上矢状静脈洞、横静脈洞等）。それらは内頸静脈を経て心臓へ還流する。

頭蓋腔内の静脈洞

上矢状静脈洞 R-19
下矢状静脈洞 R-20
大大脳静脈（ガレノス静脈） R-21
直静脈洞 R-22
横静脈洞 R-23
脳底静脈（ローゼンタール静脈） R-24

大脳の血液供給

以下に、大脳動脈のうちの三つの大きな枝である前・中・後大脳動脈の支配領域を示す。

上眼静脈 R-25
蝶形頭頂静脈洞 R-26
海綿静脈洞 R-27
上錐体静脈洞 R-28
下錐体静脈洞 R-29
S字状静脈洞 R-30
静脈洞交会 R-31

頭蓋腔底面の静脈

前頭葉・頭頂葉から血液を集める約10～15本の静脈。上大脳静脈 R-32

上吻合静脈（トロラー静脈） R-33
中心溝静脈（ローランド静脈） R-34
下吻合静脈（ラベ静脈） R-35
内頸静脈 R-36

脳表面を走る静脈は、上矢状静脈洞へと還流する「上大脳静脈」と、海綿静脈洞、横静脈洞および上錐体静脈洞へと還流する「下大脳静脈」の2系統がある。

下大脳静脈 R-37

脳外側の静脈

上大脳静脈と、下大脳静脈とは、幾つかの場所で吻合枝によってつながっている（人によって場所や数は異なる）。中心溝静脈も、しばしば浅中大脳静脈と吻合している。

下大脳静脈において、最も太く共通して見られる静脈。「浅大脳静脈（上・下大脳静脈の総称）」と混同しないように。 浅中大脳静脈 R-38

R Cerebral vasculature

●vasculature ヴァスキュラチャは、「血管系、脈管構造、器官の血管網」を意味する。

R-1		セリブラル　アーティーリアル　サークル **cerebral arterial circle**◆ (circle of Willis)
R-2	ACA	アンティアリア　セリブラル　アータリ **anterior cerebral artery**
R-3	Acom	アンティアリア　コミューニケイティング　アータリ **anterior communicating artery**
R-4	IC	インターナル　キャロティッド　アータリ **internal carotid artery**◆
R-5	MCA	ミドル　セリブラル　アータリ **middle cerebral artery**
R-6	Pcom	ポスティアリア　コミューニケイティング　アータリ **posterior communicating artery**
R-7	PCA	ポスティアリア　セリブラル　アータリ **posterior cerebral artery**
R-8	BA	バスィラ　アータリ **basilar artery**
R-9	VA	ヴァーテブラル　アータリ **vertebral artery**
R-10	SCA	スーピアリア　セリベラ　アータリ **superior cerebellar artery**
R-11		ポンタイン　アータリ **pontine artery**◆ pontine branch とも ramiad pontem ともいう
R-12		アンティアリア　スパイナル　アータリ **anterior spinal artery**
R-13	AICA	アンティアリア　インフィアリア　セリベラ　アータリ **anterior inferior cerebellar artery**
R-14	PICA	ポスティアリア　インフィアリア　セリベラ　アータリ **posterior inferior cerebellar artery**
R-15		セントラル　サルカル　アータリ **central sulcul artery**◆
R-16		アンギュラ　ジャイラス　アータリ **angular (gyrus) artery**◆
R-17		レンティキュロストライエイト　アータリ **lenticulostriate artery**
R-18		アンティアリア　コロイダル　アータリ **anterior choroidal artery**

◆**cerebral arterial circle** 大脳動脈輪（**circle of Willis** ウィリスの動脈輪）この動脈輪の最初の記述者は、英国の医師・解剖学者のトーマス・ウィリス Thomas Willis（1621-1675）。オックスフォード大学で古典と医学を学び、自然哲学の教授であったが、後にロンドンで内科医として開業、チャールズ2世の主治医も勤めた。英国王立学会の共同創始者の一人。彼は17世紀の医学において様々な発見をした人物。神経が関わる reflex action「反射作用」の最初の記述者。脳神経に番号を付したのも彼が最初（彼は9対に分類した）。視床、レンズ核、線条体の命名者。また、糖尿病者の尿が甘いことを自らの舌で確認、1674年に近代西洋医学で初めて記載している。

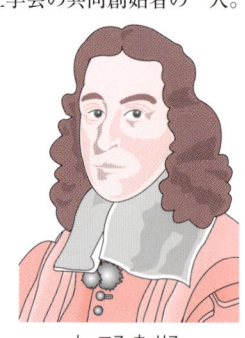

トーマス・ウィリス

◆**internal carotid artery** 内頚動脈 carotidの起源に関して大きく二つの見方がある。ギリシャ語動詞 καρόω カロオー「深い眠りにおちいる」に由来するという説の場合、戦闘において、相手の頚動脈を押さえ付けると昏睡におちいると考えられていた、もしくはヤギのような頚動脈を押さえて容易に昏睡させることのできる動物を気絶させることに由来する。また、ギリシャ語（イオニア方言）の κάρα カラー「頭」に由来するという説もある。もっとも、カロオー自体が、「頭が重く感じる→昏睡する」という意味で、カラー「頭」から直接派生したかどうかは不明。いずれにしても印欧祖語までさかのぼれば、*ker-「頭」という語根には関係がある。

◆**pontine artery** 橋動脈、**rami ad pontem** 橋枝 ramiは、ラテン語で枝を意味するramusの複数形。ad は、「〜へ」。pontem は、pons「橋」の対格。「橋へ向かう枝」の意。⇒p.26参照。

◆**central sulcul artery** 中心溝動脈　Rolandic sulcal artery ロウランディック　サルカル　アータリ「ローランド動脈」ともいう。

◆**angular (gyrus) artery** 角回動脈 branch to angular gyrus ともいう。angular は、angle「角」の形容詞形。

◆**superior sagittal sinus** 上矢状静脈洞　洞を表わす語 sinus サイナスは、ラテン語の sinus スィヌス「曲がり、湾、洞」に由来。解剖学では、maxillary sinus マクスィラリ サイナス「上顎洞」、lymphatic sinus リンファティック サ

artery アータリ「動脈」は、ギリシャ語 αρτηρία アルテーリアー「(空気を)運ぶもの」に由来。本来は気管を意味した。死体の動脈には血液が入っていないため、これを気管の分枝だと誤解したのが原因。vein ヴェイン「静脈」は、ラテン語 vena ウェーナ「血管」から。cerebral セリブラル(セリーブラル)が「大脳の」、cerebellar セリベラが「小脳の」という形容詞なので混同しないように。

イナス「リンパ洞」等血管・骨・組織の空洞に用いられる。また、「彎(湾)曲」から数学の sine サイン「正弦」という語生じた。

◆ **great cerebral vein 大大脳静脈** vein of Galen ガレノス静脈ともいう。ガレノス Claudius Galenius (130-201頃) が発見した。

◆ **basal vein 脳底静脈** vein of Rosenthal ローゼンタール静脈ともいう。ローゼンタール Friedrich C. Rosenthal (1780-1829) は、ドイツの解剖学者。島の発見者ライルの弟子。

◆ **cavernous sinus 海綿静脈洞** ラテン語 caverna カウェルナ「空洞、海綿状のもの」から。英語 cave ケイヴ「洞穴」も類語。

◆ **sigmoid sinus S字状静脈洞** ギリシャ文字のシグマΣから。しかし、Σの形ではなく、S字形のものを指す。

◆ **confluence of sinuses 静脈洞交会** confluence コンフルーエンスとは、2本以上の流れの結合である「合流、交会」を意味する。ラテン語 fluo フルオー「流れる」に由来し、fluent フルーエント「流暢な」や、fluid フルーイド「液体」も類語である。

◆ **superior anastomotic vein 上吻合静脈** Trolard vein トロラー静脈ともいう。トロラー Paulin Trolard (1842-1910) は、フランスの解剖学者。トロラールやトロラードと音訳されることもある。

◆ **central sulcul vein 中心溝静脈** Rolandic sulcal vein ローランド静脈ともいう。

◆ **inferior anastomotic vein 下吻合静脈** Labbe vein ラベ静脈ともいう。ラベ Leon Labbé (1832-1916) は、フランスの外科医。

吻合と口内炎、胃と気孔
STOMA「口(くち)」

吻合 anastomotic は、ギリシャ語 ἀνα- アナ「互いに」+ στόμα ストマ「口」、つまり「栓を抜いて口を開くこと、通すこと」を意味した。解剖学では、二つの血管ないしは管状構造の間の交通(本来のものも、手術によるもの)を指して用いられる。このギリシャ語ストマ「口」も、管や腔の間、管や腔と体表との間に作る人工的な開口部「瘻(ろう)」を指す。また、colostomy コロストミー「人工肛門」等の -stomy「出口造設術」という語尾にも使われている。本来の口という意味の造語としても stomatitis ストマタイティス「口内炎」や、stomatoscope ストマトスコウプ「口内鏡」等がある。ところで、stomach ストマック「胃」も実は、ストマ「口」に由来していて、「のど」、「食道」、「胃の口」、「胃」と段々意味が下がってしまった。16世紀の解剖学者達は下がった意味を「のど、食道」まで引き上げようとしたが、無駄な抵抗だった。ところで、生物学では stoma ストウマ「気門」、「気孔」を表わしている。

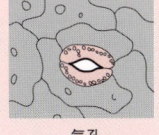

気孔

---

superior sagittal sinus◆ R-19
inferior sagittal sinus R-20
great cerebral vein (vein of Galen)◆ R-21
straight sinus R-22
transverse sinus R-23
basal vein (vein of Rosenthal)◆ R-24
superior ophthalmic vein R-25
sphenoparietal sinus R-26
cavernous sinus◆ R-27
superior petrosal sinus R-28
inferior petrosal sinus R-29
sigmoid sinus◆ R-30
confluence of sinuses◆ R-31
superior cerebral veins R-32
superior anastomotic vein◆ R-33
central sulcul vein◆ R-34
inferior anastomotic vein◆ R-35
internal jugular vein R-36
inferior cerebral veins R-37
superficial middle cerebral vein R-38

《海馬説話1》 タツノオトシゴとヒポクラテス
HIPPOS「馬」

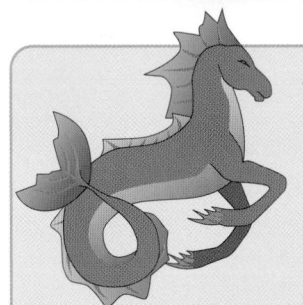

hippocampus 海馬 は、ギリシャ語 ἵππος ヒッポス「馬」と、καμπή カンペー「曲げること」もしくは、κάμπτω カンプトー「曲げる、屈む」との合成語。「曲がる馬」とは、何を意味するのか？ 最初にこの名称を用いたのはヴェサリウスの弟子であった解剖学者・医師の アランティウス Arantius（本名 Giulio Aranzio, 1530-1589）だが、その命名の由来が不詳のために語源の説明が文献によって異なっている。最も多く聞かれるのは、ギリシャ神話に出て来る海神ポセイドン（ローマ神話ではネプチューンに相当）が乗物として使っている海のモンスターの hippocampos ヒポカンポス に由来するというもの。この海獣は上半身が馬で、下半身が魚（もしくは蛇）、前足やたてがみもヒレが付いているという生き物。尾が蛇のようにとぐろを巻いていて、まさに「曲がっている馬」である。

別説は、学名を *Hippocampus coronatus* としているタツノオトシゴ（英語で sea horse もしくは sea dragon）に由来するという説。

加えて、この海獣、ないしはタツノオトシゴに、海馬のどこが似ているのか、海馬の前頭断か、それとも側脳室内の隆起した形が似ているのかさえ断定できない。海馬の前頭断（右の扉写真）はタツノオトシゴに似ているが、昔の解剖学用語では海馬を「大海馬」、鳥距を「小海馬」と称していたことから見ると、脳室から見た姿に基づくという見解も捨てがたい。

ところで、ギリシャ語 hippo-「馬の」から色々な言葉が生じている。

古代ギリシャの、「医学の父」と称される hippocrates ヒポクラティーズ「ヒポクラテス」（460-377B.C.）は、χρατός クラトス「支配、力」を足したもの。「馬を支配し御する者」なのか「馬力」を指すのかは不明である。人名のフィリポスや、フィリップ、フェリペは、ヒポスにギリシャ語 φιλέω フィレオー「好む、愛する」が付いたもので、いわば「馬好き」。大航海時代、スペインの探検隊は、発見した島を当時のフェリペ皇太子にちなんで「フィリピン諸島」と命名した。

英語 hippopotamus ヒポポタマス「河馬（カバ）」は、ποταμός ポタモス「河」が付いたもの（メソポタミア→「河の間」の意）。英語でカバを略して hippo ヒポウ と呼ぶが、hippo だけでは「単に馬ではないか」と言いたくなる。

タツノオトシゴは、れっきとした硬骨魚の一種、ヨウジウオ科の魚である（16世紀の分類学者は悩んだ結果、魚ではなくヒトデとカニの中間ではないかとした）。メスがオスの「育児嚢」に、輸卵管を差込み産卵し、孵化するとその稚魚をオスが出産するように育児嚢から出すことで知られている。ちなみに、中国語では海馬（ハイマー）は、タツノオトシゴだけでなく、セイウチも意味する。

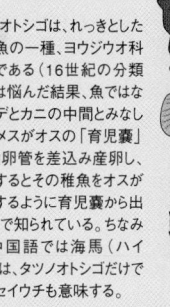

《海馬説話2》 キャンパスとキャンプ、チャンピオン
CAMPTO「曲げる」

hippocampus ヒポウキャンパス の後半の発音は campus キャンパス「キャンパス、大学の構内」と同じだが、実は語源的にも関係がある。ギリシャ語 κάμπτω カンプトー「曲げる」、καμπή カンペー「曲げること、湾曲」から、森や山に「ぐるりと囲まれた」平地、平原を意味するラテン語の campus カンプ が生まれたと考えられている。そこから Champagen「シャンパーニュ」地方（平原が広がる）や、シャンパン（産地がシャンパーニュ）が派生。さらに、平原が転じて「戦場」となり、camp キャンプ「野営、キャンプ」や、campaign キャンペイン「軍事行動、戦役、選挙戦」、champion チャンピオン「勝者、優勝者」といった語が生じた。

古生物学では、大腿骨が曲がっていた恐竜の化石が、カンプトサウルス「曲がるトカゲ」と命名されている（σαυρος サウロス「トカゲ」）。

さらに、カンペー「曲がるところ」から発展して、イタリア語 gamba ガンバ「脚」という言葉も派生した。viola da gamba ビオラ・ダ・ガンバ は、脚ではさんで演奏するビオラ。Jリーグの「ガンバ大阪」は「大阪の脚」ということになる。

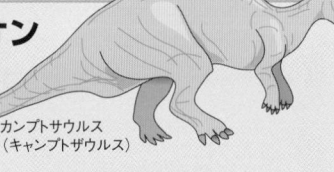

カンプトサウルス（キャンプトザウルス）

— Chapter 4 —

末梢神経
Peripheral Nervous System

Hippocampus
海馬

S 脳神経《I 嗅神経、II 視神経、VIII 内耳神経、他》

s-1 嗅索（I）
嗅細胞からの軸索は、嗅球でニューロンを変え、嗅索を通り、一次嗅覚野に至る。嗅神経とは嗅糸（嗅神経糸）の総称で、鼻粘膜の前上部、鼻背の皮膚に分布する。8〜12本の双極性の嗅細胞からなる。

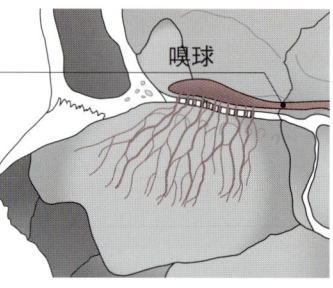

嗅球

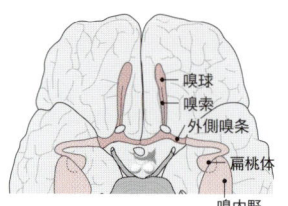

嗅球
嗅索
外側嗅条
扁桃体
嗅内野

嗅覚路は、嗅神経→嗅球→嗅索→外側嗅条→嗅脳。
一次嗅覚野は、前有孔質、扁桃体、海馬傍回、鉤にあると考えられている。それに接する嗅内野が二次嗅覚野とされている。

s-2 僧帽細胞
二次ニューロンの一種。このニューロンの軸索が嗅索を経て、一次嗅覚野に終止する。

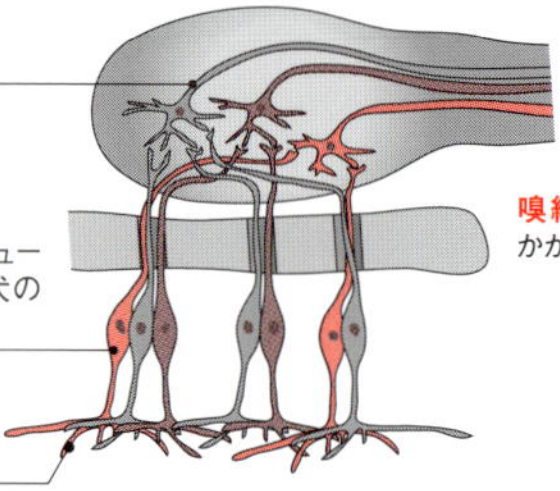

嗅細胞は、感覚細胞であるにもかかわらず、軸索を持っている。

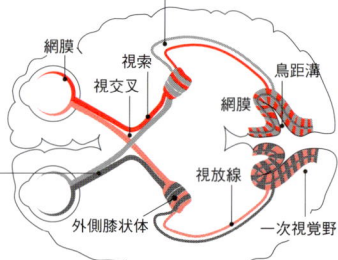

s-3 嗅細胞
嗅覚受容細胞で、一次ニューロン。ヒトでは500万個、犬の場合1〜2億あるという。

s-4 嗅小毛
嗅細胞からは6〜8本の長い感覚毛。

マイヤーのループ（視野の上半分は、Uターンするように走る）
網膜
視索
視交叉
鳥距溝
網膜
視放線
外側膝状体
一次視覚野

s-5 視神経（II）

s-6 神経節細胞 視神経の三次ニューロン。

光

s-7 双極細胞 網膜の内顆粒層にある。二次ニューロン。

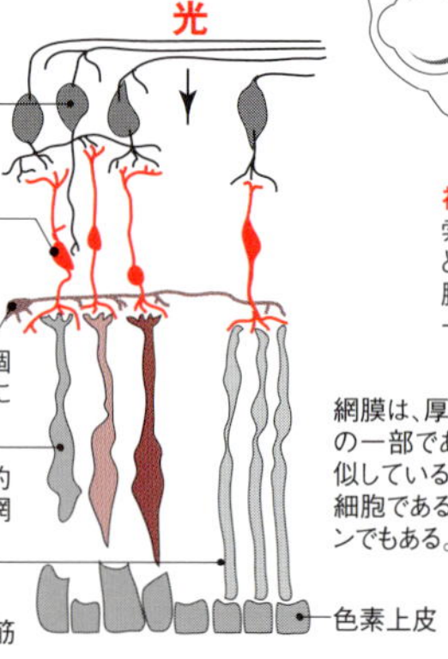

視覚路は、網膜→視神経→視交叉→視索→外側膝状体→視放線→一次視覚野という経路をたどる。視野の右半分が左脳に、視野の左半分が右脳の後頭葉の一次視覚野に到達する。

s-8 水平細胞

s-9 錐体細胞 色を認識する細胞。約500〜600万個ある。特に中心窩は錐体細胞が密に存在し、視力が最も鋭敏な所である。

s-10 杆体細胞 明暗を認識する細胞。網膜には、約1.2〜1.4億個の杆体細胞が存在。網膜周辺部に杆体細胞が多い。

網膜は、厚さ約120ミクロン。網膜はまさに脳の一部であり、その構造は脳の層構造に類似している。杆体細胞と錐体細胞は光受容細胞であると同時に、視覚路の一次ニューロンでもある。

色素上皮
嗅索
視神経
動眼神経
滑車神経

s-11 動眼神経（III）
上斜筋　上眼瞼挙筋
上直筋
視神経
涙腺神経
前頭神経
内側直筋
外側直筋
鼻毛様体神経
動眼神経の下枝
下直筋
下斜筋

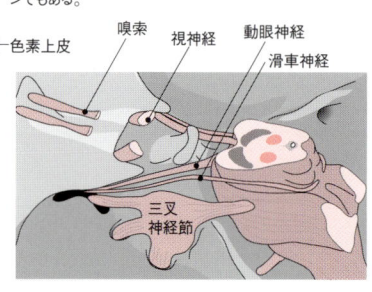

三叉神経節

s-12 滑車神経（IV）

s-13 外転神経（VI）

A	B	C	D	E	F	G	H	I	J	K	L	M	N
神経系概観	脳概観	脊髄1概観	脊髄2伝導路	脳幹1概観	脳幹2延髄・橋	脳幹3中脳	脳幹4脳神経	小脳	間脳視床	床下部下垂体	大脳基底核	大脳辺縁系	大脳回・溝

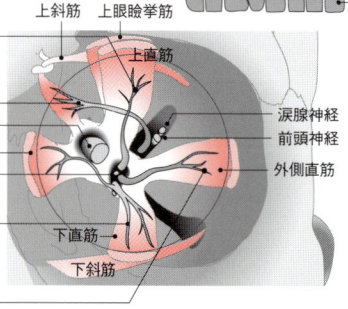

- ここでは、脳神経の末梢部分について扱う。視覚や平衡覚からの情報によって、脳幹レベルで様々な反射が行われている。その中には、対光反射（光が照射→縮瞳、遮光→散大）、輻輳反射（物を近距離で注視すると、両眼の視軸が近寄る）、角膜反射（角膜に物が触れると眼が閉じる）、前庭頚反射（頭部を地面に対して垂直に保たせる）などがある。

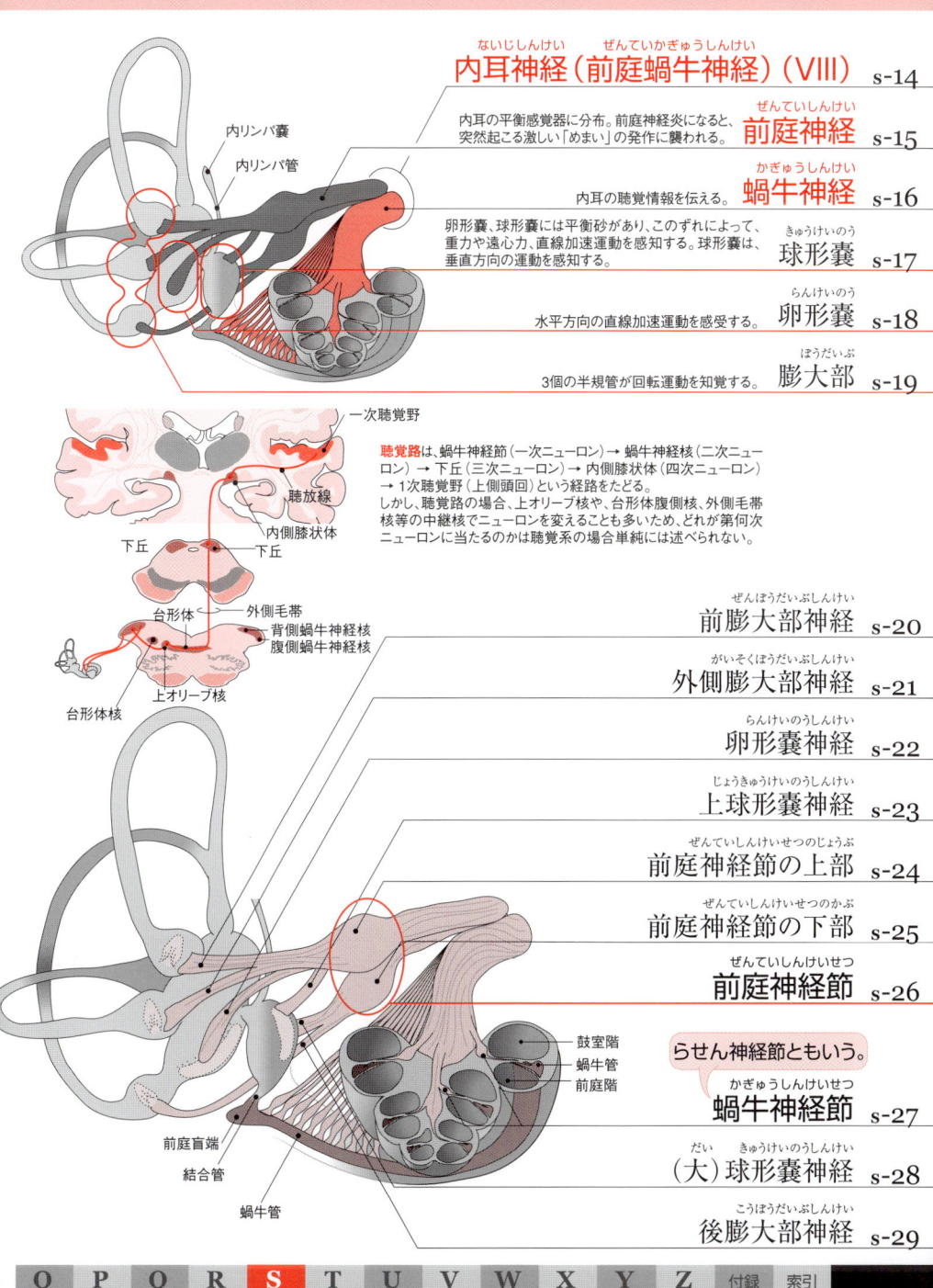

内耳神経（前庭蝸牛神経）（Ⅷ） s-14

内耳の平衡感覚器に分布。前庭神経炎になると、突然起こる激しい「めまい」の発作に襲われる。　**前庭神経** s-15

内耳の聴覚情報を伝える。　**蝸牛神経** s-16

卵形嚢、球形嚢には平衡砂があり、このずれによって、重力や遠心力、直線加速運動を感知する。球形嚢は、垂直方向の運動を感知する。　**球形嚢** s-17

水平方向の直線加速運動を感受する。　**卵形嚢** s-18

3個の半規管が回転運動を知覚する。　**膨大部** s-19

聴覚路は、蝸牛神経節（一次ニューロン）→ 蝸牛神経核（二次ニューロン）→ 下丘（三次ニューロン）→ 内側膝状体（四次ニューロン）→ 1次聴覚野（上側頭回）という経路をたどる。
しかし、聴覚路の場合、上オリーブ核や、台形体腹側核、外側毛帯核等の中継核でニューロンを変えることも多いため、どれが何次ニューロンに当たるのかは聴覚系の場合単純には述べられない。

一次聴覚野
聴放線
内側膝状体
下丘　下丘
台形体　外側毛帯
背側蝸牛神経核
腹側蝸牛神経核
上オリーブ核
台形体核

前膨大部神経 s-20

外側膨大部神経 s-21

卵形嚢神経 s-22

上球形嚢神経 s-23

前庭神経節の上部 s-24

前庭神経節の下部 s-25

前庭神経節 s-26

鼓室階
蝸牛管
前庭階

らせん神経節ともいう。

蝸牛神経節 s-27

前庭盲端
結合管
蝸牛管

（大）球形嚢神経 s-28

後膨大部神経 s-29

内リンパ嚢
内リンパ管

S Cranial Nerves　olfactory, optic, oculomotor, trochlear, vestibulocochlear

s-1	オル**ファクトリ** **ト**ラクト **olfactory tract** ※olfactory bundle ともいう。
s-2	**マイ**トラル **セ**ル **mitral cell**◆
s-3	オル**ファクトリ** **セ**ル **olfactory cell**◆
s-4	オル**ファクトリ** ス**ィリ**ア **olfactory cilia**
s-5	オ**プ**ティック **ナ**ーヴ **optic nerve**◆
s-6	**ギャ**ングリオン **セ**ル **ganglion cell**
s-7	バイ**ポ**ウラ **セ**ル **bipolar cell**
s-8	ホリ**ゾ**ンタル **セ**ル **horizontal cell**
s-9	ピ**ラ**ミダル **セ**ル **pyramidal cell**　cone cell ともいう。
s-10	**ロ**ッド **セ**ル **rod cell**◆
s-11	オキュロ**モ**ウタ **ナ**ーヴ **oculomotor nerve**◆
s-12	ト**ロ**クリア **ナ**ーヴ **trochlear nerve**◆
	アブ**デュー**センズ **abducens** ともつづる。
s-13	アブ**デュー**セント **ナ**ーヴ **abducent nerve**◆

◆**mitral cell** 僧帽細胞　ギリシャ語 μίτρα ミトラー「帽子、鉢巻き、ターバン」から。英語のmiter(mitre) マイタ「司教冠」も派生語。とはいえ、Mithra(Mithras)「ミトラ(ミトラ教の光と真理の神)」とは語源的に関係はない。

◆**olfactory cilia** 嗅小毛　ciliaは、ラテン語 cilia キリア「睫毛(まつげ)」から。英語でも cilia スィリア「睫毛、細毛、繊毛」の意味となる。

◆**optic nerve** 視神経　optic「視覚の」は、ギリシャ語の ὀπτός オプトス「見ることのできる」に由来。オプトスは、ギリシャ語 ὤψ オープス「目」の関連語。ちなみに、ギリシャ人が色の黒いアフリカ人を見て、αἴθω アイトー「燃える」＋ ὤψ オープス「目、顔」、すなわち「燃えている、日焼けしている顔」と呼んだのが、Ethiopian イースィオウピアン「エチオピア人」の語源である。

◆**rod cell** 杆体細胞　rod ロッドはゲルマン語に由来し、本来細長いまっすぐな枝、杖、笏(しゃく)を指す。杆体細胞の感光色素であるロドプシンは rod に由来したと一見思えるが、実はギリシャ語 ῥόδον ロドン「バラ」(英語 rose と語源的に関係)＋ ὤψ オープス「目」に由来。ギリシャ語で語頭の r は帯気音になるため(そのためρには気息記号の᾿が付いている。日本人には発音困難)、ラテン語へ翻字される時は、rhとなる(綴ってはいてもラテン語では帯気音として発音していない)。この理由で、ロドプシンは rhodopsin と綴る。さて、杆体細胞の杆の字は、「てこ棒」という意味を持つ。桿体細胞とも表記するが、桿は杆の異字、俗字である。

◆**oculomotor nerve** 動眼神経　ラテン語 oculus オクルス「目」に由来。眼を

蝸牛とカタツムリ、ほら貝
CONCHA「巻貝」

　聴覚を司る **cochlea** 蝸牛は、ラテン語 concha コンカ「巻貝、貝殻状のもの」、さかのぼると、ギリシャ語の κόγχη コンケー に由来する。元は印欧祖語の *konkho-「貝、ムラサキガイ」が起源。この語根に由来する他の英語には、conch コンク「ほら貝の仲間」、cockle コックル「トリガイの仲間」等がある。同じ語源からの派生語なのに、違う種類の貝の種名になっている。解剖学では、concha は巻貝状の様々な構造物を指すのに用いられている。concha of auricle コンカ オヴ オーリクル「耳甲介」(耳の巻貝状のくぼみ)や、superior nasal concha スーピアリア ネイザル コンカ「上鼻甲介」(鼻腔の、巻貝状の骨突起)等。この甲介の介の漢字は、よろいの中に入った人を表わす象形。貝殻は貝にとってよろいのようなものである。日本語名の蝸牛は、「カタツムリ」の意。漢字の「蝸」だけでもカタツムリを意味する。牛が付くのは、カタツムリの触角が牛の角に似ていることによるという。

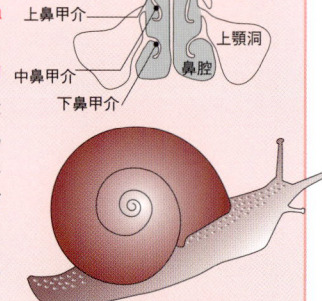

● 内耳神経と訳される vestibulocochlear nerve は、字義的には「前庭蝸牛神経」（時にそのように訳されることもある）。蝸牛神経は、その働きから auditory nerve「聴神経」とも呼ばれる。

意味するドイツ語 Auge アウゲ、英語の eye アイ、ギリシャ語 ὄψ オープス、またラテン語 oculus も、すべて印欧祖語で眼を意味する *okʷ- が様々な音韻変化した結果と考えられている。

◆**trochlear nerve 滑車神経**　ギリシャ語の τροχός トロコス「車輪、輪」に由来する。⇒トロッコとの語源的関係は、「骨単」p.68参照。

◆**abducent nerve 外転神経**　ラテン語 abduco アブドゥーコー「外へ導く、外転する」から。ab- は、「〜を離れて、〜から」の意。

◆**vestibular nerve 前庭神経**　ラテン語 vestibulum ウェスティブルム「古代ローマの邸宅の前庭」に由来。前庭というのは、「庭」ではなく、入口からアトリウムへ続く「庭の前」の通路。ちなみに、古代の住居に関する文献で、アトリウム「広間、中庭」を「前庭」と訳しているものがあるが、その場合は庭そのものを指し、peristylium や、hortus といった奥の庭に対する「前方の庭」という意味。vestibule ヴェスティビュール「前庭」は、解剖学用語では、管構造の入口にある小腔、または空隙を指して用いられる（大動脈の入口部分の左心室上部→「大動脈前庭」、膣・尿道の入口部分→「膣前庭」等）。

◆**saccule 球形嚢**　ラテン語 sacculus サックルス「小さい袋」から。英語の sack サック「袋」も派生語。

◆**utricle 卵形嚢**　ラテン語 utriculus ウートリクルス「小さい革袋」から。

◆**ampulla 膨大部**　ラテン語 ampulla アンプッラ「（両側に取っ手のある）容器、フラスコ」から。英語 ampoule アンピュール「（注射液を入れる）アンプル」もフランス語を経由した派生語。

◆**cochlear ganglion 蝸牛神経節**　別名 spiral ganglion スパイラル ギャングリオン「らせん神経節」（螺旋、ラセンとも表記）。これはラテン語 spira スピーラ「らせん」に由来。Spirochete スパイロキート「スピロヘータ」（らせん形の細菌の総称。梅毒の病原菌 Treponema pallidum も含む）は、spira + ギリシャ語 χαίτη カイテー「長い髪」である。

ヴェスティビュロ**コ**クリア　ナーヴ
vestibulocochlear nerve　s-14

ヴェス**ティ**ビュラ　ナーヴ
vestibular nerve◆　s-15

コクリア　ナーヴ
cochlear nerve　s-16

サキュール
saccule◆　s-17

ユートリクル
utricle◆　s-18

アン**ピュ**ラ
ampulla◆　s-19

列柱廊 peristylium
庭園 hortus
前庭 vestibule
古代ローマの家
小部屋 cella（細胞 = cell）
広間・中庭 atrium（心房 = atrium）

※ampullar は ampullary ともいう。

ア**ンティ**アリア　アン**ピュ**ラ　ナーヴ
anterior ampullar nerve　s-20

ラテラル　アン**ピュ**ラ　ナーヴ
lateral ampullar nerve　s-21

ユート**リ**キュラ　ナーヴ
utricular nerve　s-22

スー**ピ**アリア　**サ**キュラ　ナーヴ
superior saccular nerve　s-23

スー**ピ**アリア　**パ**ート　オヴ　ヴェス**ティ**ビュラ　**ギャ**ングリオン
superior part of vestibular ganglion　s-24

イン**フィ**アリア　**パ**ート　オヴ　ヴェス**ティ**ビュラ　**ギャ**ングリオン
inferior part of vestibular ganglion　s-25

ヴェス**ティ**ビュラ　**ギャ**ングリオン
vestibular ganglion　s-26

コクリア　ス**パ**イラル　**ギャ**ングリオン
cochlear (spiral) ganglion◆　s-27

サキュラ　ナーヴ
saccular nerve　s-28

ampulla 膨大部
ampoule アンプル

ポス**ティ**アリア　アン**ピュ**ラ　ナーヴ
posterior ampullar nerve　s-29

T 脳神経《V 三叉神経》

● ここでは、脳神経の中で最大の神経である、第5脳神経、つまり三叉神経について扱う。

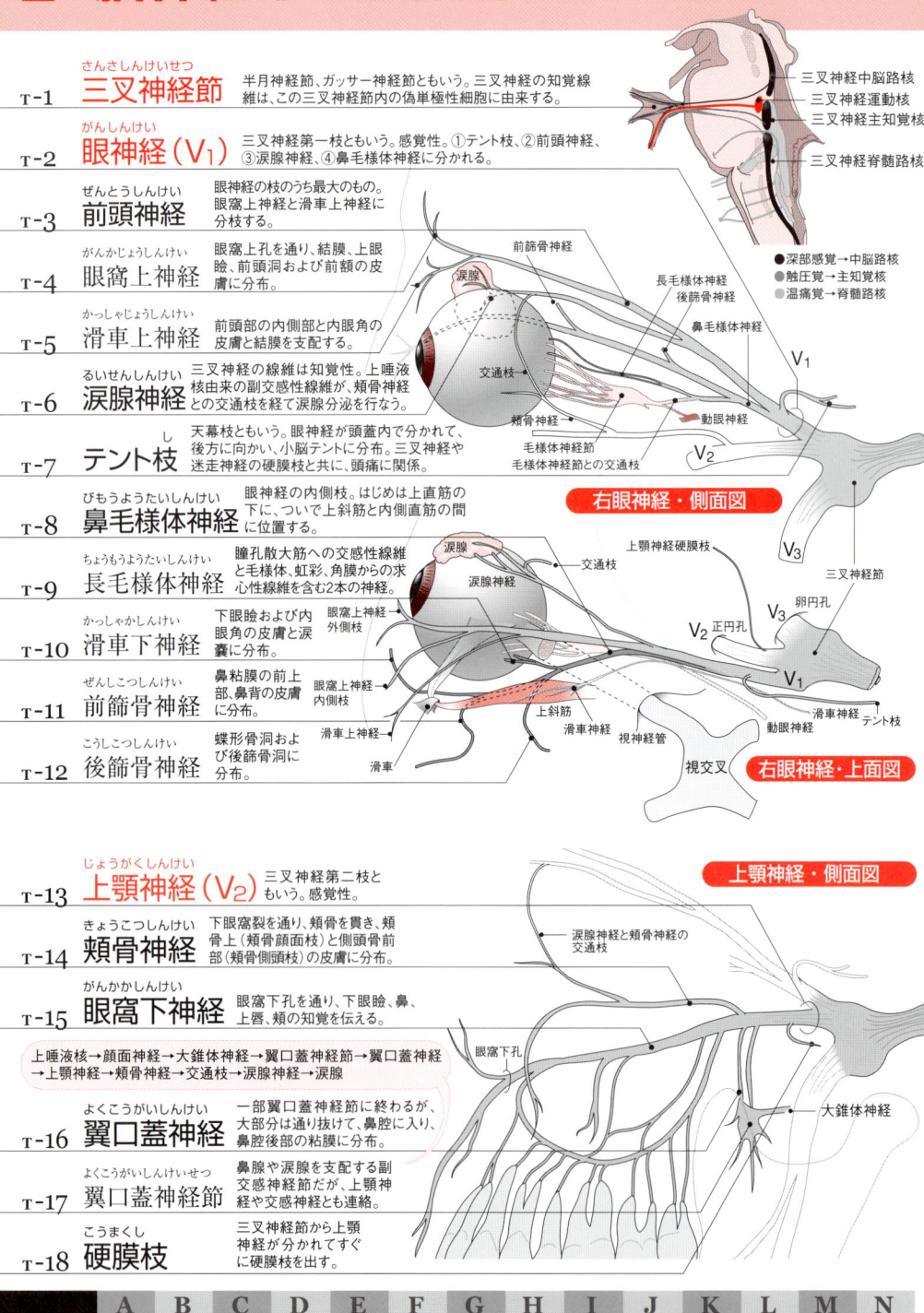

T-1	三叉神経節（さんさしんけいせつ）	半月神経節、ガッサー神経節ともいう。三叉神経の知覚線維は、この三叉神経節内の偽単極性細胞に由来する。
T-2	眼神経（V₁）（がんしんけい）	三叉神経第一枝ともいう。感覚性。①テント枝、②前頭神経、③涙腺神経、④鼻毛様体神経に分かれる。
T-3	前頭神経（ぜんとうしんけい）	眼神経の枝のうち最大のもの。眼窩上神経と滑車上神経に分枝する。
T-4	眼窩上神経（がんかじょうしんけい）	眼窩上孔を通り、結膜、上眼瞼、前頭洞および前額の皮膚に分布。
T-5	滑車上神経（かっしゃじょうしんけい）	前頭部の内側部と内眼角の皮膚と結膜を支配する。
T-6	涙腺神経（るいせんしんけい）	三叉神経の線維は知覚性。上唾液核由来の副交感性線維が、頬骨神経との交通枝を経て涙腺分泌を行なう。
T-7	テント枝（し）	天幕枝ともいう。眼神経が頭蓋内で分かれて、後方に向かい、小脳テントに分布。三叉神経や迷走神経の硬膜枝と共に、頭痛に関係。
T-8	鼻毛様体神経（びもうようたいしんけい）	眼神経の内側枝。はじめは上直筋の下、ついで上斜筋と内側直筋の間に位置する。
T-9	長毛様体神経（ちょうもうようたいしんけい）	瞳孔散大筋への交感性線維と毛様体、虹彩、角膜からの求心性線維を含む2本の神経。
T-10	滑車下神経（かっしゃかしんけい）	下眼瞼および内眼角の皮膚と涙嚢に分布。
T-11	前篩骨神経（ぜんしこつしんけい）	鼻粘膜の前上部、鼻背の皮膚に分布。
T-12	後篩骨神経（こうしこつしんけい）	蝶形骨洞および後篩骨洞に分布。
T-13	上顎神経（V₂）（じょうがくしんけい）	三叉神経第二枝ともいう。感覚性。
T-14	頬骨神経（きょうこつしんけい）	下眼窩裂を通り、頬骨を貫き、頬骨上（頬骨顔面枝）と側頭骨前部（頬骨側頭枝）の皮膚に分布。
T-15	眼窩下神経（がんかしんけい）	眼窩下孔を通り、下眼瞼、鼻、上唇、頬の知覚を伝える。
	上唾液核→顔面神経→大錐体神経→翼口蓋神経節→上顎神経→頬骨神経→交通枝→涙腺神経→涙腺	
T-16	翼口蓋神経（よくこうがいしんけい）	一部翼口蓋神経節に終わるが、大部分は通り抜けて、鼻腔に入り、鼻腔後部の粘膜に分布。
T-17	翼口蓋神経節（よくこうがいしんけいせつ）	鼻腺や涙腺を支配する副交感神経節だが、上顎神経や交感神経とも連絡。
T-18	硬膜枝（こうまくし）	三叉神経節から上顎神経が分かれてすぐに硬膜枝を出す。

●深部感覚→中脳路核
●触圧覚→主知覚核
●温痛覚→脊髄路核

右眼神経・側面図
右眼神経・上面図
上顎神経・側面図

三叉神経は、顔面の皮膚や口腔、結膜および鼻粘膜の大部分に一般体性求心線維を与えている。三叉神経は、第一鰓弓に由来するため、第一鰓弓に由来する筋（咀嚼筋や顎二腹筋前腹、鼓膜張筋、口蓋帆張筋）を支配している。脳神経同士は「交通枝」によって互いに連絡し合っている。

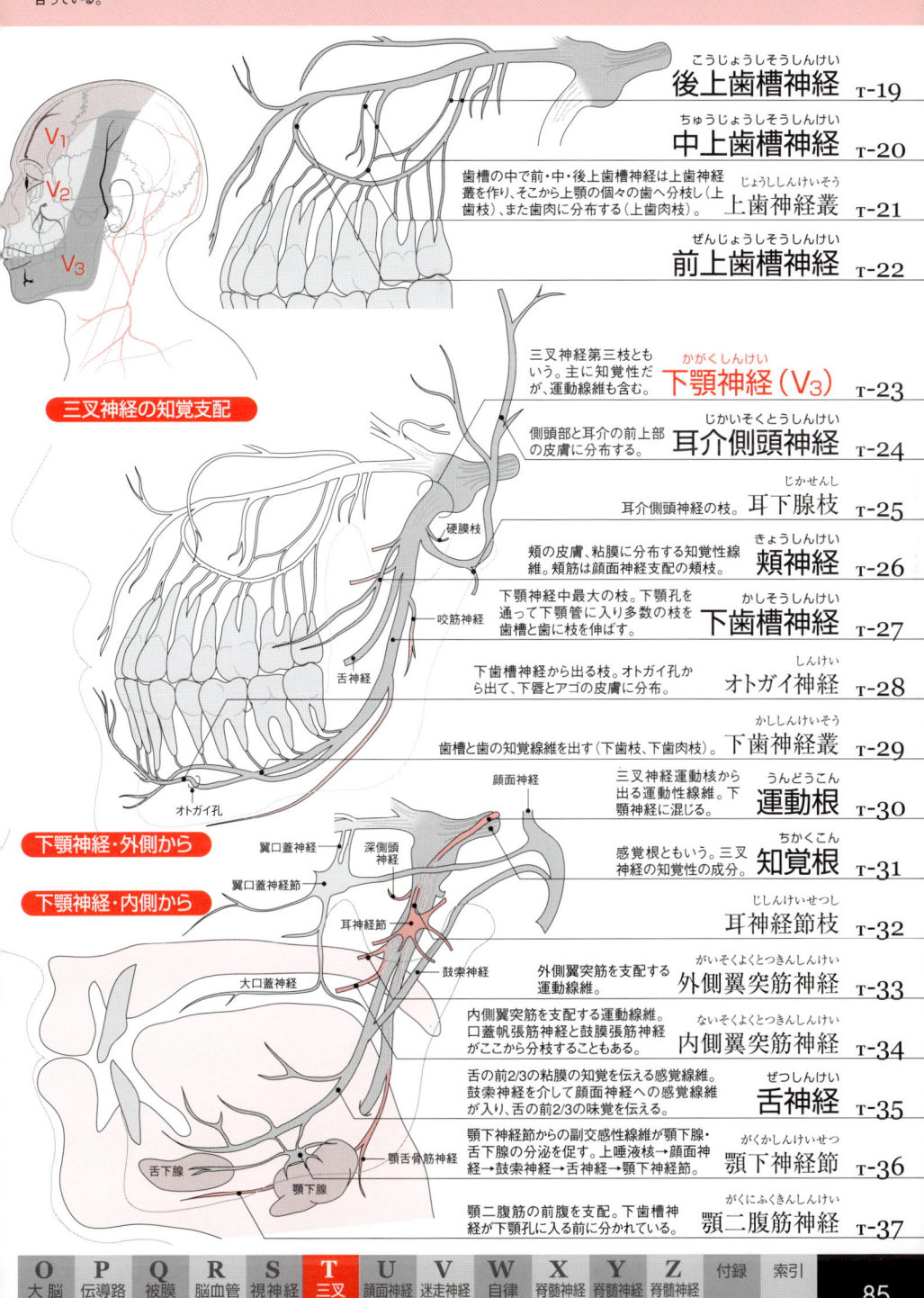

三叉神経の知覚支配

名称	説明	ID
後上歯槽神経		T-19
中上歯槽神経		T-20
上歯神経叢	歯槽の中で前・中・後上歯槽神経は上歯神経叢を作り、そこから上顎の個々の歯へ分枝する（上歯枝）、また歯肉に分布する（上歯肉枝）。	T-21
前上歯槽神経		T-22
下顎神経（V₃）	三叉神経第三枝ともいう。主に知覚性だが、運動線維も含む。	T-23
耳介側頭神経	側頭部と耳介の前上部の皮膚に分布する。	T-24
耳下腺枝	耳介側頭神経の枝。	T-25
頬神経	頬の皮膚、粘膜に分布する知覚性線維。頬筋は顔面神経支配の頬筋枝。	T-26
下歯槽神経	下顎神経中最大の枝。下顎孔を通って下顎管に入り多数の枝を歯槽と歯に枝を伸ばす。	T-27
オトガイ神経	下歯槽神経から出る枝。オトガイ孔から出て、下唇とアゴの皮膚に分布。	T-28
下歯神経叢	歯槽と歯の知覚線維を出す（下歯枝、下歯肉枝）。	T-29
運動根	三叉神経運動枝から出る運動性線維。下顎神経に混じる。	T-30
知覚根	感覚根ともいう。三叉神経の知覚性の成分。	T-31
耳神経節枝		T-32
外側翼突筋神経	外側翼突筋を支配する運動線維。	T-33
内側翼突筋神経	内側翼突筋を支配する運動線維。口蓋帆張筋神経と鼓膜張筋神経がここから分枝することもある。	T-34
舌神経	舌の前2/3の粘膜の知覚を伝える感覚線維。鼓索神経を介して顔面神経への感覚線維が入り、舌の前2/3の味覚を伝える。	T-35
顎下神経節	顎下神経節からの副交感性線維が顎下・舌下腺の分泌を促す。上唾液核→顔面神経→鼓索神経→舌神経→顎下神経節。	T-36
顎二腹筋神経	顎二腹筋の前腹を支配。下歯槽神経が下顎孔に入る前に分かれている。	T-37

下顎神経・外側から

下顎神経・内側から

T Cranial Nerves Trigeminal Nerve

- T-1 トライジェミナル ナーヴ **trigeminal nerve**
- T-2 オフサルミック ナーヴ *ophthalmic nerve*◆
- T-3 フロンタル ナーヴ *frontal nerve*◆
- T-4 スープラオービタル ナーヴ *supraorbital nerve*◆
- T-5 スープラトロクリア ナーヴ *supratrochlear nerve*
- T-6 ラクリマル ナーヴ *lacrimal nerve*◆
- T-7 テントウリアル ナーヴ *tentorial nerve*
- T-8 ネイゾウスィリアリ(ナゾ〜) ナーヴ *nasociliary nerve*
- T-9 ロング スィリアリ ナーヴ *long ciliary nerve*
- T-10 インフラトロクリア ナーヴ *infratrochlear nerve*
- T-11 アンティアリア エスモイダル ナーヴ *anterior ethmoidal nerve*◆
- T-12 ポスティアリア エスモイダル ナーヴ *posterior ethmoidal nerve*
- T-13 マクスィラリ ナーヴ **maxillary nerve**◆
- T-14 ザイゴウマティック(ズィゴマティック) ナーヴ *zygomatic nerve*
- T-15 インフラオービタル ナーヴ *infraorbital nerve*
- T-16 テリゴパラタイン ナーヴ *pterygopalatine nerve*
- T-17 テリゴパラタイン ギャングリオン *pterygopalatine ganglion*◆
- T-18 メニンジーアル(メニンジーアル) ブランチ *meningeal branch*

◆**ophthalmic nerve** 眼神経 ギリシャ語 ὀφθαλμός オフタルモス「目」に由来。これは、ギリシャ語 ὤψ オープス「目」の類語である。lagophthalmos ラゴフサルモス「兎眼(とがん)」は、末梢性顔面神経麻痺によってまぶたを閉じるのが困難ないし不能になった際に、眼球結膜が赤くなった症状を指すが、これはギリシャ語 λαγός ラゴス「兎(うさぎ)」+ オフタルモスの合成語。

◆**frontal nerve** 前頭神経 ラテン語の frons フロンス「額」から。

◆**supraorbital nerve** 眼窩上神経 supra「上に」+ orbit オービット「眼窩」から。ラテン語 orbis オルビス「輪、円盤」→「戦車競技用の走路、コース」→「眼窩」となった。orbit「軌道」という意味はもっと後の時代から使われ始めた。

◆**lacrimal nerve** 涙腺神経 ラテン語 lacrima ラクリマ「涙」に由来。

◆**tentorial nerve** テント枝 ⇒p.73「小脳テント」を参照。

◆**nasociliary nerve** 鼻毛様体神経 ラテン語 nasus ナースス「鼻」(英語 nose も同根語)+ cilia キリア「睫毛(まつげ)、細毛、繊毛」から。ciliary body スィリアリ ボディ「毛様体」と水晶体の間には、毛のような毛様体小帯(チン氏帯)がある。

◆**anterior ethmoidal nerve** 前篩骨神経 この ethmoidal は、ethmoid エスモイド「篩骨」の形容詞。これは、ギリシャ語で ηθμός エートモス「篩(ふるい)」から。孔の多い篩骨に由来。

双子、三つ子、四つ子
TRIGEMINUS「三つ子」

　三叉神経と訳されている trigeminal nerve は、ラテン語 tri-「三つの」+geminus ゲミヌス「双子の」、すなわち、「三つ子」を指している。これは三叉神経根から分かれる三つの神経枝を三つ子にたとえたもの。さらに、左右の上丘と下丘の計4つの隆起の総称である quadrigeminal body クワドリジェミナル ボディ「四丘体」は、ラテン語 quadri- クワドリ「四つの」+geminusで、「四つ子」の意。双子という意味の「上・下双子筋」に関しては⇒「肉単」p.79のコラム参照。

　ちなみに、枝が分かれる度に必ず三つに分かれる、紙の原料となる木のことを「三叉(みつまた)」と呼ぶが、それにつられて、三叉神経を「みつまたしんけい」と読んではならない。この「叉」とは、指の間に物をはさんだ形の象形で、「はさみとること」、「先端が分かれた、ものを刺し取る道具」を表す。それで、「視交叉」や「滑車神経交叉」、また「音叉」等の先が分かれたものに対して用いられている。

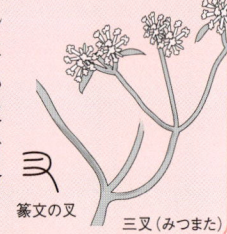

篆文の叉　　三叉(みつまた)

● 三叉神経の主要な枝で、オデコ・ホホ・アゴをそれぞれ支配する ophthalmic nerve 眼神経、maxillary nerve 上顎神経、mandibular nerve 下顎神経は、nerve の代わりに、maxillary division、mandibular division というように、division ディヴィジョン「部」という言葉を使うこともある。

◆ **maxillary nerve 上顎神経** maxillaryは、maxilla「上顎骨」マクスィラの形容詞形。ラテン語 maxilla マークスィッラ「顎（あご）」から派生している。

◆ **zygomatic nerve 頬骨神経** ギリシャ語 ζυγόν ジュゴン「軛（くびき）」に由来。

◆ **pterygopalatine ganglion 翼口蓋神経節** この pterygo-は、「翼状の」という意味だが、sphenoid スフィーノイド「蝶形骨」に関係する種々の場所に用いられている。sphenoid は、ギリシャ語の σφήν スフェーン「楔（くさび）」に似た（eidos）の意。それに対して、pterygo-は、ギリシャ語の πτέρυξ プテリュクス「翼」に似た（eidos）の意。通常解剖学用語では、同じ語源からの派生語が形容詞として使われることが多いが、この場合は、蝶形骨が翼のような突起を伸ばしているという外見的な類似から命名されている。後半の palatine は、palatine bone パラタイン ボウン「口蓋骨」のこと。ラテン語 palatum パラートゥム「口蓋」から派生。ちなみに、palace パレス「宮殿」とは語源的関係はない。

◆ **posterior superior alveolar nerve 後上歯槽神経** alveolarは、alveolusアルヴィーオラス「歯槽、肺胞」の形容詞形。ラテン語 alveolus アルウェオルス「小さなくぼみ、穴、盆」に由来。歯槽（dental alveolus）は、歯根を入れるための小さなくぼみ、穴である。

◆ **mandibular nerve 下顎神経** ラテン語 mando マンドー「噛む」＋接尾辞-bula「道具」。

◆ **buccal nerve 頬神経** ラテン語 bucca ブッカ「頬」に由来。ちなみに buccula バキュラは、double chin「二重顎」の別名である。

◆ **mental nerve オトガイ神経** mentum メンタム「オトガイ（頤）」の形容詞形が mental メンタル。オトガイとは下アゴのことだが、漢字が難しいため現在ではカタカナやひらがなで表記されることが多い。mental メンタル「心の、精神の」とは綴りは全く同じだが、違うラテン語 mens メーンス「心、精神」に由来している。

◆ **branch to otic ganglion 耳神経節枝** oticは、ギリシャ語 οὖς ウース「耳」の造語形 oto- に由来。ウースは英語の ear イア「耳」とも遠い類縁関係がある。

◆ **digastric nerve 顎二腹筋神経** digastricは、ギリシャ語接頭辞 di-「2」＋ γαστήρ ガステール「腹、胃」で二つの「腹」を持った筋、つまり二つの筋腹を持つ筋のこと。二腹筋には、肩甲舌骨筋もあるが、英語では digastric といえば、顎という意味の形容詞をつけずとも、「顎二腹筋」を表わす。

ポスティアリア スーピアリア アルヴィーオラ ナーヴ
posterior superior alveolar nerve◆ T-19

ミドル スーピアリア アルヴィーオラ ナーヴ
middle superior alveolar nerve T-20

スーピアリア デンタル ナーヴ プレクサス
superior dental (nerve) plexus T-21

アンティアリア スーピアリア アルヴィーオラ ナーヴ
anterior superior alveolar nerve T-22

sphenoid 蝶形骨
小翼
大翼
翼状突起

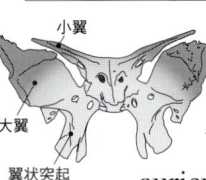

マンディビュラ ナーヴ
mandibular nerve◆ T-23

オーリキュロテンポラル ナーヴ
auriculotemporal nerve T-24

歯槽 alveolus

パロティッド ブランチ
parotid branch T-25

バッカル ナーヴ
buccal nerve◆ T-26

インフィアリア アルヴィーオラ ナーヴ
inferior alveolar nerve T-27

メンタル ナーヴ
mental nerve◆ T-28

インフィアリア デンタル ナーヴ プレクサス
inferior dental (nerve) plexus T-29

モウタ ルート
motor root T-30

センサリ ルート
sensory root T-31

ブランチ トゥー オティック ギャングリオン
branch to otic ganglion◆ T-32

ナーヴ トゥー ラテラル テリゴイド
nerve to lateral pterygoid T-33

ナーヴ トゥー ミーディアル テリゴイド
nerve to medial pterygoid T-34

リンガル ナーヴ
lingual nerve T-35

サブマンディビュラ ギャングリオン
submandibular ganglion T-36

ダイギャストリック ナーヴ
digastric nerve◆ T-37

U 脳神経《Ⅶ 顔面、Ⅸ 舌咽、Ⅻ 舌下神経》

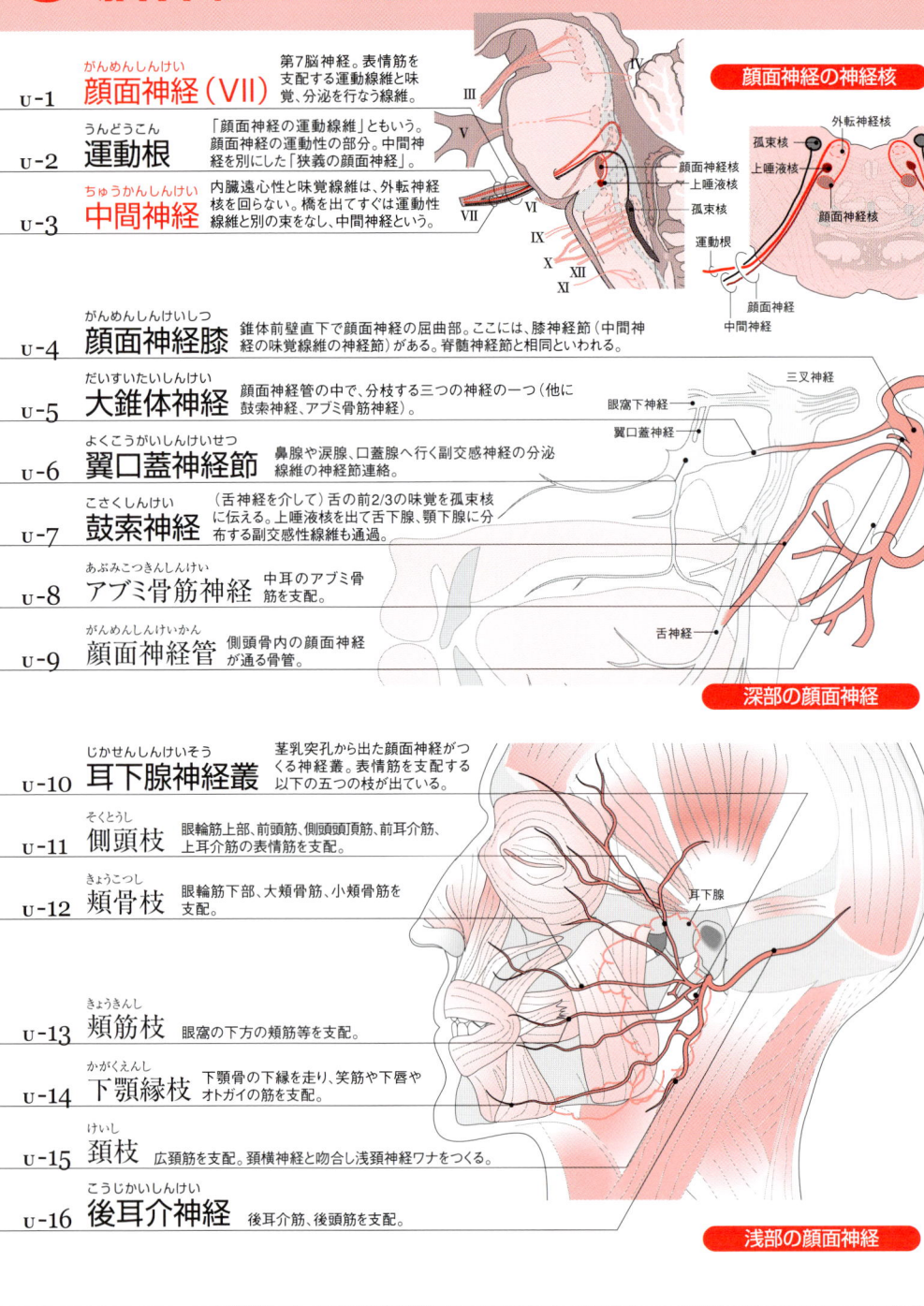

u-1 顔面神経（Ⅶ）（がんめんしんけい）
第7脳神経。表情筋を支配する運動線維と味覚、分泌を行なう線維。

u-2 運動根（うんどうこん）
「顔面神経の運動線維」ともいう。顔面神経の運動性の部分。中間神経を別にした「狭義の顔面神経」。

u-3 中間神経（ちゅうかんしんけい）
内臓遠心性と味覚線維は、外転神経核を回らない。橋を出てすぐは運動性線維と別の束をなし、中間神経という。

u-4 顔面神経膝（がんめんしんけいしつ）
錐体前壁直下で顔面神経の屈曲部。ここには、膝神経節（中間神経の味覚線維の神経節）がある。脊髄神経節と相同といわれる。

u-5 大錐体神経（だいすいたいしんけい）
顔面神経管の中で、分枝する三つの神経の一つ（他に鼓索神経、アブミ骨筋神経）。

u-6 翼口蓋神経節（よくこうがいしんけいせつ）
鼻腺や涙腺、口蓋腺へ行く副交感神経の分泌線維の神経節連絡。

u-7 鼓索神経（こさくしんけい）
（舌神経を介して）舌の前2/3の味覚を孤束核に伝える。上唾液核を出て舌下腺、顎下腺に分布する副交感性線維も通過。

u-8 アブミ骨筋神経（あぶみこつきんしんけい）
中耳のアブミ骨筋を支配。

u-9 顔面神経管（がんめんしんけいかん）
側頭骨内の顔面神経が通る骨管。

u-10 耳下腺神経叢（じかせんしんけいそう）
茎乳突孔から出た顔面神経がつくる神経叢。表情筋を支配する以下の五つの枝が出ている。

u-11 側頭枝（そくとうし）
眼輪筋上部、前頭筋、側頭頭頂筋、前耳介筋、上耳介筋の表情筋を支配。

u-12 頬骨枝（きょうこつし）
眼輪筋下部、大頬骨筋、小頬骨筋を支配。

u-13 頬筋枝（きょうきんし）
眼窩の下方の頬筋等を支配。

u-14 下顎縁枝（かがくえんし）
下顎骨の下縁を走り、笑筋や下唇やオトガイの筋を支配。

u-15 頚枝（けいし）
広頚筋を支配。頚横神経と吻合し浅頚神経ワナをつくる。

u-16 後耳介神経（こうじかいしんけい）
後耳介筋、後頭筋を支配。

顔面神経は次に示す混合性の神経。第二鰓弓から発生しており、第二鰓弓由来の表情筋、広頸筋、頬筋を支配している。
①外耳皮膚の温・痛・触覚を伝える一般体性求心性線維、②舌の前2/3からの味覚、および口蓋からの特殊内臓性求心性線維
③表情筋・広頸筋・頬筋等への特殊内臓性遠心性線維、④顎下腺・舌下腺・涙腺・鼻腺の分泌を支配する一般内臓性遠心性線維

下唾液核
孤束核

舌咽・舌下神経の神経核

舌咽神経は、第9脳神経。混合性の神経。
①咽頭筋層に分布する**運動線維**（疑核）
②舌の後1/3の**味覚**（孤束核）
③舌の後1/3、咽頭の**知覚**線維（三叉神経核）
④耳神経節と連絡する**副交感性**線維（下唾液核）
⑤頸動脈小体の**圧受容体**からの線維（孤束核）
迷走神経の脳神経核と共通する部分が多いと同時に、感覚・運動の支配は一部重複している。

舌下神経は第12脳神経。舌筋に分布する運動神経。起始核である舌下神経核は延髄の下部にある。

舌咽神経(IX) U-17
頸静脈孔の前部にある神経節。**上神経節** U-18
頸静脈孔の下にある神経節。**下神経節** U-19
口蓋扁桃粘膜とその周囲への分枝。**扁桃枝** U-20
舌後1/3の味覚線維。有郭乳頭にも分布。**舌枝** U-21
内頸動脈 **咽頭枝** U-22
洞神経ともいう。頸動脈洞反射に関与する。**頸動脈洞枝** U-23
頸動脈洞
総頸動脈 **頸動脈小体** U-24
頸動脈の内側の米粒大の血圧・化学受容器。頸動脈洞と共に、動脈のO_2濃度の減少、CO_2濃度の上昇、H^+イオン濃度を感知し、頸動脈洞反射（心臓作用の抑制、血管拡張）を引き起こす。上行大動脈付近等にもこの受容体がある。

鼓室の神経

小錐体神経
耳神経節へ
耳管枝 U-25
峰角の粘膜中の神経叢。**鼓室神経叢** U-26
内頸動脈叢からの交感性線維。**頸鼓神経** U-27
舌咽神経からの分枝で、頸動脈孔と頸静脈孔の間で鼓室に入る。**鼓室神経** U-28
耳神経節の副交感神経根ともいう。鼓室神経叢から出て、耳神経節に入る。**小錐体神経** U-29

耳神経節

卵円下神経
三叉神経
硬膜枝
翼口蓋神経節
耳介側頭神経
内頸動脈
下神経節
鼓索神経

耳神経節は舌咽神経性の神経節。下唾液核を起始核とし、耳神経節を介して耳下腺を支配する。他にも、顔面神経（鼓索神経との交通枝）や三叉神経（耳介側頭神経との交通枝）、三叉神経の下顎神経の硬膜枝とも連絡する。

耳神経節 U-30

舌に関わる神経

喉頭蓋上の味覚・知覚
迷走神経(X)
舌→咽頭枝→(迷走神経の)下神経節→孤束核へ

後1/3の味覚・知覚
舌咽神経(IX)
舌→舌枝→(舌咽神経の)下神経節→孤束核へ

前2/3の味覚
顔面神経(VII)
舌→舌神経→鼓索神経→膝神経節→中間神経→孤束核へ

舌の運動
舌下神経(XII)
舌下神経核から

有郭乳頭

前2/3の知覚
三叉神経(V)
舌→舌神経→下顎神経→三叉神経節→三叉神経脊髄路枝（温痛覚）＆三叉神経主知覚核（触圧覚）へ

舌下神経

C1
C2
C3 **舌下神経(XII)** U-31
頸神経ワナ U-32
上根 U-33
下根 U-34

U Cranial Nerves — Facial, Glossopharyngeal Hypoglossal Nerve

	フェイシャル ナーヴ	
U-1	facial nerve	
U-2	モウタ ルート motor root	
U-3	インターミーディイット ナーヴ intermediate nerve◆	
U-4	ジェニュー オヴ フェイシャル ナーヴ genu of facial nerve	
U-5	グレイタ ペトロウザル ナーヴ greater petrosal nerve◆	
U-6	テリゴパラタイン ギャングリオン pterygopalatine ganglion	
U-7	コーダ ティンパニ ナーヴ chorda tympani nerve◆	
U-8	ナーヴ トゥー ステイピーディアス nerve to stapedius◆	
U-9	フェイシャル キャナル facial canal	
U-10	パロティッド ナーヴ プレクサス parotid nerve plexus◆	
U-11	テンポラル ブランチ temporal branch◆	
U-12	ザイゴウマティック ブランチ zygomatic branch	
U-13	バッカル ブランチ buccal branch◆	
U-14	マージナル マンディビュラ ブランチ marginal mandibular branch	
U-15	サーヴィカル ブランチ cervical branch	
U-16	ポスティアリア オーリキュラ ナーヴ posterior auricular nerve	

◆**intermediate nerve 中間神経** 中間と訳されている intermediate インターミーディイットは、ラテン語 inter-「中に」+medius「中間の」→「中間にある、中間に起こる」の意。

◆**greater petrosal nerve 大錐体神経** ギリシャ語 πέτρα ペトラー「岩、岩塊」から。岩のように固い部分という意味から。「錐体」は pyramidピラミッドの訳語。ギリシャ語 πυραμίς ピューラミス「ピラミッド」から派生。英語のpyramidは、幾何学で「角錐」を表わすが、岩様部も「角錐」のような形状をしている。

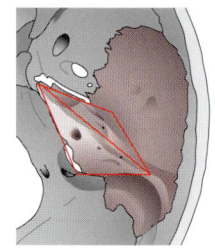

赤い囲みが錐体

◆**chorda tympani nerve 鼓索神経** tympaniは、ギリシャ語 τύμπανον テュンパノン「太鼓 (たいこ)、タンバリン」から派生。鼓膜や鼓室を英語で tympanum ティンパナムともいう。鼓膜を太鼓の膜に例えたもの。このギリシャ語テュンパノンから、英語の timpani ティンパニー「ティンパニー」や、tympanitis ティンパナイティス「中耳炎」等の語が生まれた。

◆**nerve to stapedius アブミ骨筋神経** 英語の stapes ステイピーズ は、馬具の「鐙 (あぶみ)」のこと。鐙とは、馬に乗るときに鞍の両側より吊るして足の裏を支えるための馬具のことである。ラテン語 stapes スタペース「鐙 (あぶみ)」に由来し、ラテン語 sto ストー「立つ」と pes ペース「足」の合成語で、馬に乗る時に「足が立つ」場所を指す。

◆**parotid nerve plexus 耳下腺神経叢** parotidは、ギリシャ語の接頭辞 παρα- パラ「かたわらに」+ οὖς ウース「耳」(属格ὠτός オートス)→「耳のかたわらに」、つまり耳下腺のこと。耳下腺神経叢には、**pes anserinus** という別名がある。ラテン語のpesペース「足」+ anser アーンセル「鵞鳥 (ガチョウ)」に由来。耳下腺の中を通る顔面神経の分枝は、多くの吻合がループを作って神経叢を形成するさまが、ガチョウのひれのある足に似ていなくもない。pes anserinusは、ガチョウの足形をした大腿部内側の縫工筋、薄筋、半腱様筋の三つの筋腱の停止部「鵞足 (がそく)」も指す。

ガチョウの足

◆**temporal branch 側頭枝** ラテン語 tempora テンポラ「こめかみ、側頭」に由来。

◆**buccal branch 頬筋枝** 頬筋は、英語で buccinator バッキネイタというが、これは ラテン語 buccina ブッキナ「ラッパ」に由来する。buccinatorは「ラッパ吹き」の意。類語のラテン語 bucca

- ここで挙げている脳神経の分枝の中で、～神経という呼び方と～枝という呼び方が二つ存在しているものもある。branch は、ラテン語の ramus レイマス（複数形 rami レイマイ）を用いて表現することもできる。

ブッカ「頬」は、英語の buccal tablet バッカル タブレット「バッカル錠（頬と歯茎の間でゆっくり溶かす薬）」で使われる。

◆ **glossopharyngeal nerve 舌咽神経** ギリシャ語 γλῶσσα グローッサ「舌」と、φάρυγξ ファリュンクス「のど、咽頭、笛の吹き口」の合成語。

◆ **lingual branch 舌枝** ラテン語の lingula リングワ「舌、言語、リボン」から。解剖学用語では、lingulaは舌状のものを指すのに用いられる。この lingua から、英語の linguistics リングウィスティックス「言語学」や、language ランゲッジ「ことば、言語」が生じた。

◆ **hypoglossal nerve 舌下神経** ギリシャ語 γλῶσσα グローッサ「舌」に接頭辞 ὑπο-ヒュポ「下に」が付いたもの。

顔面神経と切子面とファサード
FACIES「顔」

顔面神経の facial フェイシャル は、ラテン語 facies ファキエース「顔」に由来する。この facies は、解剖学用語では、文字通りの「顔」に関するものに加え、「面」という意味でも用いられている。その場合、英語の surface サーフェスという語に置き換え可能。たとえば、facies articularis「関節面」の場合は、articular surface アーティキュラ サーフェスとなる。

このラテン語 facies は、英語の face フェイス「顔」の語源でもある。faciesからは、様々な言葉が派生している。前述のsurfaceも、接頭辞の sur-「上に」が face についたもので、「表面」という意味である。表面という意味なら、英語の別の表現 superficial スーパーフィシャルがあるが、これも接頭辞のsuper-「上に」に、ラテン語の facies がついたものである（ただし、こちらは「外面だけの」といった否定的な意味合いが強いが）。また、接頭辞の inter-「相互の、間の」が付けば、interfaceインターフェイス、つまり「何かと何かが触れ合う部分、接点、インターフェース」となる。フランス語で、facadeファサードといえば「建物の顔、建物の正面」を表わす。それに対して、faceに指小辞がついてたものが、facetファセット「多面体の面、宝石の小面、切子面」を示している。ラテン語の facies が、何に由来しているのかという点に関しては、意見が分かれるところだが、その説の一つは、ラテン語動詞の facio ファキオー「作る、行なう」に由来するというもの。しかし、なぜ「顔」と「作る」なのか、顔の表情を作るからなのか、不明である。結局語源の探索は、単語の字面から推測するしかない事も多く、表面的な結論しか導き出せないこともしばしばである。

グロッソファリンジーアル　ナーヴ
glossopharyngeal nerve◆　U-17

スーピアリア　ギャングリオン
superior ganglion　U-18

インフィアリア　ギャングリオン
inferior ganglion　U-19

トンスィラ　ブランチ
tonsillar branch　U-20

リンガル　ブランチ
lingual branch◆　U-21

ファリンジーアル　ブランチ
pharyngeal branch　U-22

キャロティッド　サイナス　ブランチ
carotid sinus branch　U-23

キャロティッド　サイナス
carotid body　U-24

テューバル　ブランチ
tubal branch　U-25

ティンパニック　プレクサス
tympanic plexus　U-26

キャロティコティンパニック　ナーヴ
caroticotympanic nerve　U-27

ティンパニック　ナーヴ
tympanic nerve　U-28

レッサ　ペトロウザル　ナーヴ
lesser petrosal nerve　U-29

オティック　ギャングリオン
otic ganglion　U-30

ハイポグロッサル　ナーヴ
hypoglossal nerve◆　U-31

アンサ　サーヴィカリス　サーヴィカル　ループ
ansa cervicalis (cervical loop)　U-32

スーピアリア　ルート
superior root　U-33

インフィアリア　ルート
inferior root　U-34

Ⅴ 脳神経《X 迷走神経、XI 副神経》

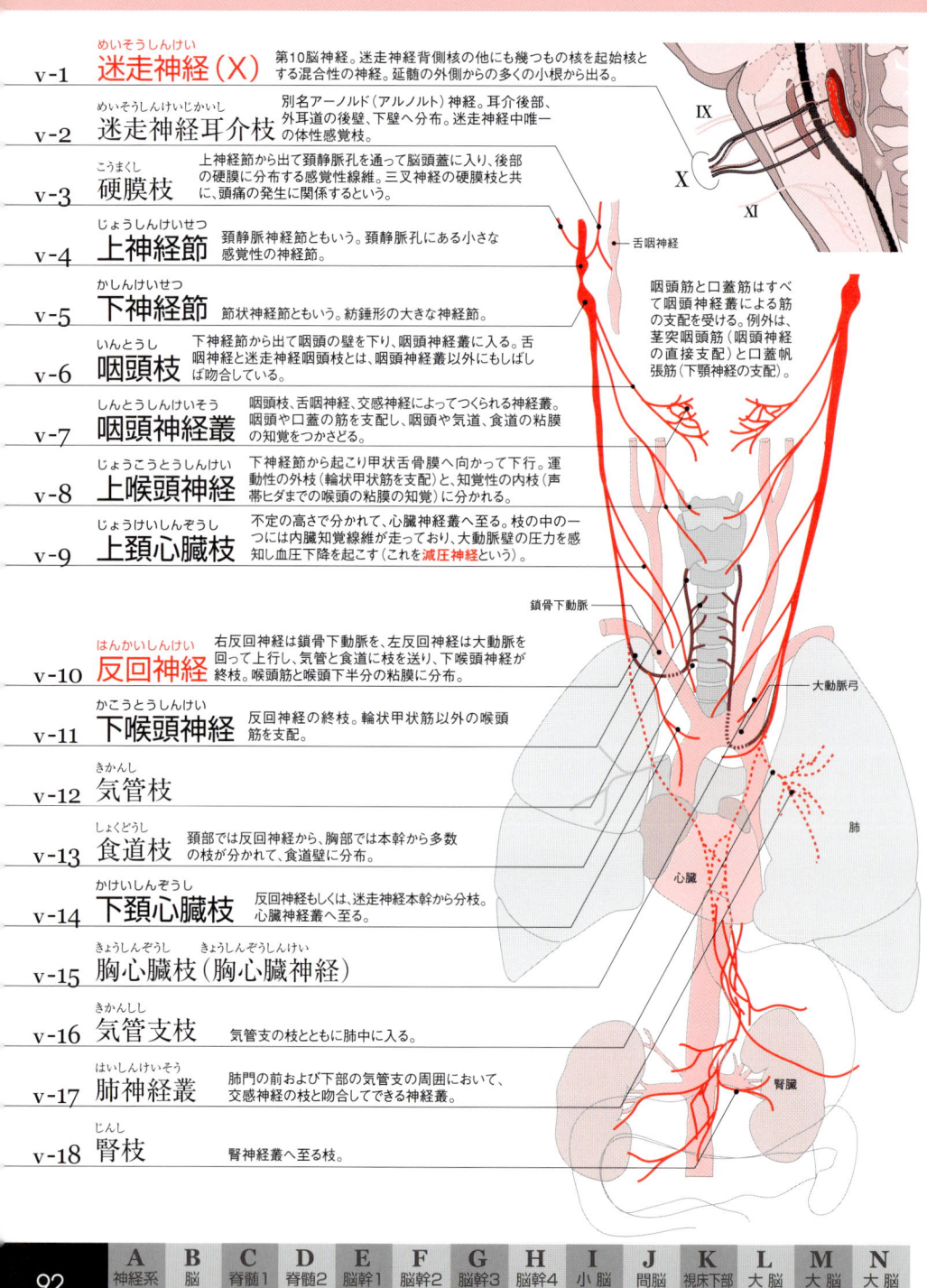

ここでは、脳神経のうち、迷走神経と副神経について扱う。

v-1	めいそうしんけい 迷走神経（X）	第10脳神経。迷走神経背側核の他にも幾つもの核を起始核とする混合性の神経。延髄の外側からの多くの小根から出る。	
v-2	めいそうしんけいじかいし 迷走神経耳介枝	別名アーノルド（アルノルト）神経。耳介後部、外耳道の後壁、下壁へ分布。迷走神経中唯一の体性感覚枝。	
v-3	こうまくし 硬膜枝	上神経節から出て頚静脈孔を通って脳頭蓋に入り、後部の硬膜に分布する感覚性線維。三叉神経の硬膜枝と共に、頭痛の発生に関係するという。	
v-4	じょうしんけいせつ 上神経節	頚静脈神経節ともいう。頚静脈孔にある小さな感覚性の神経節。	
v-5	かしんけいせつ 下神経節	節状神経節ともいう。紡錘形の大きな神経節。	
v-6	いんとうし 咽頭枝	下神経節から出て咽頭の壁を下り、咽頭神経叢に入る。舌咽神経と迷走神経咽頭枝とは、咽頭神経叢以外にもしばしば吻合している。	
v-7	しんとうしんけいそう 咽頭神経叢	咽頭枝、舌咽神経、交感神経によってつくられる神経叢。咽頭や口蓋の筋を支配し、咽頭や気道、食道の粘膜の知覚をつかさどる。	咽頭筋と口蓋筋はすべて咽頭神経叢による筋の支配を受ける。例外は、茎突咽頭筋（咽頭神経の直接支配）と口蓋帆張筋（下顎神経の支配）。
v-8	じょうこうとうしんけい 上喉頭神経	下神経節から起こり甲状舌骨膜へ向かって下行。運動性の外枝（輪状甲状筋を支配）と、知覚性の内枝（声帯ヒダまでの喉頭の粘膜の知覚）に分かれる。	
v-9	じょうけいしんぞうし 上頚心臓枝	不定の高さで分かれて、心臓神経叢へ至る。枝の中の一つには内臓知覚線維が走っており、大動脈壁の圧力を感知し血圧下降を起こす（これを減圧神経という）。	
v-10	はんかいしんけい 反回神経	右反回神経は鎖骨下動脈を、左反回神経は大動脈を回って上行し、気管と食道に枝を送り、下喉頭神経が終枝。咽頭筋と喉頭下半分の粘膜に分布。	
v-11	かこうとうしんけい 下喉頭神経	反回神経の終枝。輪状甲状筋以外の喉頭筋を支配する。	
v-12	きかんし 気管枝		
v-13	しょくどうし 食道枝	頚部では反回神経から、胸部では本幹から多数の枝が分かれて、食道壁に分布。	
v-14	かけいしんぞうし 下頚心臓枝	反回神経もしくは、迷走神経本幹から分枝。心臓神経叢へ至る。	
v-15	きょうしんぞうし　きょうしんぞうしんけい 胸心臓枝（胸心臓神経）		
v-16	きかんしし 気管支枝	気管支の枝とともに肺中に入る。	
v-17	はいしんけいそう 肺神経叢	肺門の前および下部の気管支の周囲において、交感神経の枝と吻合してできる神経叢。	
v-18	じんし 腎枝	腎神経叢へ至る枝。	

● 迷走神経は主として胸腹部の内臓を支配する副交感性の神経。内臓は交感神経と副交感神経の支配を受けている。交感神経は消化管の括約筋を収縮させるが、副交感神経はこれを弛緩させる。交感神経が、心拍数を増加させるのに対し、副交感神経は、心拍数を減少させる。頭部では舌咽神経、顔面神経、動眼神経が、迷走神経の他に副交感性の神経を含んでいる。

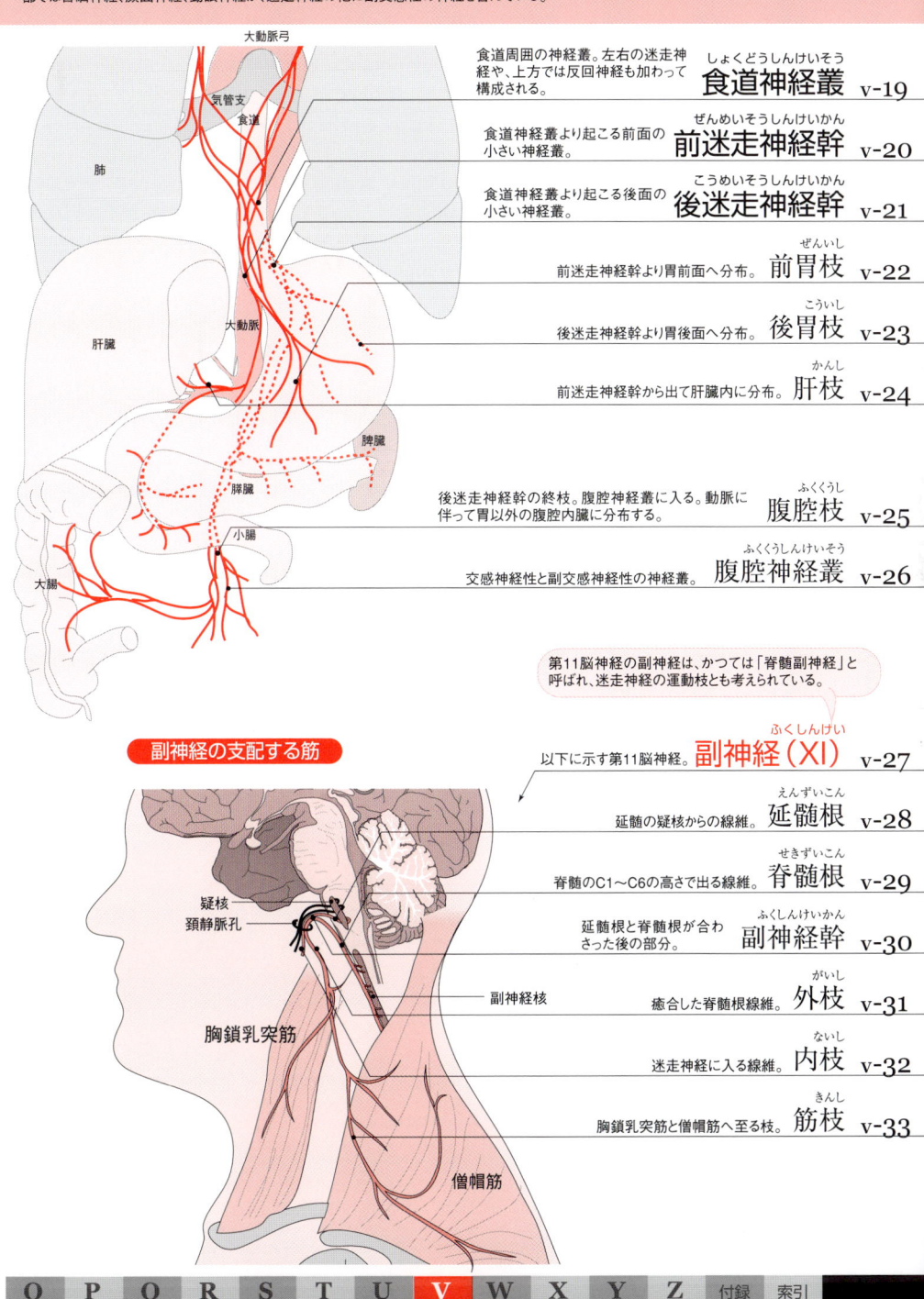

説明	名称	番号
食道周囲の神経叢。左右の迷走神経や、上方では反回神経も加わって構成される。	食道神経叢	v-19
食道神経叢より起こる前面の小さい神経叢。	前迷走神経幹	v-20
食道神経叢より起こる後面の小さい神経叢。	後迷走神経幹	v-21
前迷走神経幹より胃前面へ分布。	前胃枝	v-22
後迷走神経幹より胃後面へ分布。	後胃枝	v-23
前迷走神経幹から出て肝臓内に分布。	肝枝	v-24
後迷走神経幹の終枝。腹腔神経叢に入る。動脈に伴って胃以外の腹腔内臓に分布する。	腹腔枝	v-25
交感神経性と副交感神経性の神経叢。	腹腔神経叢	v-26

第11脳神経の副神経は、かつては「脊髄副神経」と呼ばれ、迷走神経の運動枝とも考えられている。

副神経の支配する筋

説明	名称	番号
以下に示す第11脳神経。	副神経(XI)	v-27
延髄の疑核からの線維。	延髄根	v-28
脊髄のC1～C6の高さで出る線維。	脊髄根	v-29
延髄根と脊髄根が合わさった後の部分。	副神経幹	v-30
癒合した脊髄根線維。	外枝	v-31
迷走神経に入る線維。	内枝	v-32
胸鎖乳突筋と僧帽筋へ至る枝。	筋枝	v-33

V Cranial Nerves — Vagal Nerve, Accessory Nerve

	ヴェイガル　ナーヴ	
v-1	**vagal nerve**	
v-2	オーリキュラ　ブランチ◆ **auricular branch**	
v-3	メニンジーアル　ブランチ◆ **meningeal branch**	
v-4	スーピアリア　ギャングリオン **superior ganglion**	
v-5	インフィアリア　ギャングリオン **inferior ganglion**	
v-6	ファリンジーアル　ナーヴ◆ **pharyngeal nerve**	
v-7	ファリンジーアル　ナーヴ　プレクサス **pharyngeal nerve plexus**	
v-8	スーピアリア　ラリンジーアル　ナーヴ◆ **superior laryngeal nerve**	
v-9	スーピアリア　サーヴィカル　カーディアック　ブランチ **superior cervical cardiac branch**	
v-10	リカーレント　ラリンジーアル　ナーヴ◆ **recurrent (laryngeal) nerve**	
v-11	インフィアリア　ラリンジーアル　ナーヴ **inferior laryngeal nerve**	
v-12	トレイキーアル　ブランチ **tracheal branch**	
v-13	イーソファジーアル　ブランチ◆ **esophageal branch**	
v-14	インフィアリア　サーヴィカル　カーディアック　ブランチ **inferior cervical cardiac branch**	
v-15	ソラシック　カーディアック　ナーヴ **thoracic cardiac nerve**	
v-16	ブロンキーアル　ブランチ **bronchial branch**	
v-17	パルモナリ　ナーヴ　プレクサス **pulmonary nerve plexus**	
v-18	リーナル　ブランチ **renal branch**	

◆**auricular branch 迷走神経耳介枝** ラテン語 auris アウリス「耳」+指小辞 -culus → auriculaアウリクラ「外耳、耳たぶ」となる。英語化したものが、auricle オーリクル「耳介」で、auricular オーリキュラ はその形容詞形である。

◆**meningeal branch 硬膜枝** meningeal メニンジーアルは、meninx ミーニンクス「髄膜」の形容詞形。ギリシャ語 μῆνιγξ メーニンクス「薄い膜」から。

◆**pharyngeal nerve 咽頭枝** pharyngeal ファリンジーアルは、pharynx ファリンクス「咽頭」の形容詞形。ギリシャ語 φάρυγξ ファリュンクス「のど、咽頭、笛の吹き口」に由来。

◆**superior laryngeal nerve 上喉頭神経** laryngeal は、larynx ラリンクス「喉頭」の形容詞形。ギリシャ語 λάρυγξ ラリュンクス「喉頭」に由来する。

◆**recurrent nerve 反回神経** recurrent リカーレント「反回の、回帰の」の意。ラテン語 recurro レクッロー「走って戻る、急いで帰る」に由来。迷走神経の分枝で、首から一度は胸部にまで下がり、また方向転換して上方の喉頭に戻る。長い経路のため、首・胸の病気で障害されると、recurrent nerve paralysis ～パラリスィス「反回神経麻痺」が起き

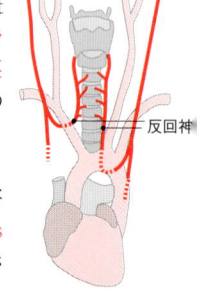

― 反回神

迷走神経とあいまいさ、放浪癖
VAGUS「ぶらぶらする」

　第10脳神経が、**迷走神経 vagal nerve** と呼ばれるのも面白い。それは、他の脳神経と違って迷走神経が、胸部や腹部の内臓に広く分布し、まさに迷走しているからである。副交感神経の中では最も広く分布し重要であるばかりではなく、知覚神経（求心性神経）としても、最も大きい部類に属するものであるといえる。

　この迷走神経の vagal は、ラテン語 **vagus ウァグス**「ぶらぶらする、定めなく歩き回る」に由来する。英語では、この vagus ヴェイガス だけでも、迷走神経を表わしている（複数形は vagi ヴェイジャイ、もしくは ヴェイガイと発音）。この vagus から、vagabond ヴァガボンド「放浪する、流浪する、さすらいの、放浪者、浮浪者、無宿者」、vague ヴェイグ「曖昧な（あいまいな）、漠然とした」や、extravagant エクストラヴァガント「浪費する、贅沢な、度を超した」が派生している。

> ここでは、内臓諸器官の形容詞が数多く出てくるが、元の名詞と比べるとアクセントの位置が移動しているケースが多いことに気付くであろう。これらは皆、ラテン語のアクセントの影響を受けている。影響しているラテン語のアクセントのルールの一つに、「アクセントが後ろから三番目の音節より前に来ることがない」というものがある。

ることがある。反回神経は喉頭筋を支配しているため、反回神経麻痺になると、「嗄声（させい）」つまり、声が嗄（か）れることや、声がでないという症状が起きる。この反回神経が、左右で上行する高さが違う理由についてはp.133を参照せよ。ちなみに recurrent は、英語の current「流れ、趨勢、電流、流通している、現在の」と同様、さかのぼるなら ラテン語 curro クッロー「走る」に起源がある。

◆**tracheal branch 気管枝** tracheal は、trachea トレイキア「気管」の形容詞形。ギリシャ語 τραχύς トラーキュス「粗い、ざらざらした、ごつごつした」に由来する。

◆**esophageal branch 食道枝** esophageal は esophagus イーソファガス「食道」の形容詞形。esophagusは、ギリシャ語の οἴσω オイソー「運ぶ」と φάγω ファゴー「食べる」＝「食べたものを運ぶ管」の意。食道を oesophagus とも綴るのは、ギリシャ語の二重母音 oi → ラテン語 oe → 英語 oe（発音は[i:]）→ e（発音は[i:]）と変化したため。

◆**bronchial branch 気管支枝** bronchial は、bronchia ブロンキア「気管支」の形容詞形。ギリシャ語 βρόγχος ブロンコス「喉（のど）、気管」に由来。

◆**celiac branch 腹腔枝、celiac plexus 腹腔神経叢** celiac は、ギリシャ語 κοῖλος コイロス「空洞の」に由来し、解剖学では「腹腔の」を意味する。前述の esophageal branch の項目で説明した同じ理由から、coeliac とも綴る。この語から、coelacanthus スィーラカンサス「シーラカンス」が派生。この ἄκανθος アカントス「棘（とげ）」は、「脊椎」を意味し、シーラカンスが「空洞の脊椎」を持つことに由来する。

副神経と接近とアクセサリー
ACCEDO「近づく」

副神経 accessory nerve は、かつては「脊髄副神経」と呼ばれ、迷走神経の運動枝とも考えられている。迷走神経のアクセサリーのような神経という意味でその名が付いている。この accessory アクセサリーという英語は、ラテン語 accedo アッケードー「近づく、結びつく」に由来。英語の access アクセス「接近、入口、面接、アクセス」や、accessory アクセサリ「付属品、アクセサリー（持ち主に付けられた飾り）、従犯（主犯に従って犯行を行なう者）」が派生した。この accessory には、accessary という綴りもあるのだが、語源から見ると、accessory が形容詞で、accessary が名詞であった。今では、accessory は名詞にも形容詞にも用いられている。

イーソファジーアル　**ナーヴ**　プレクサス
esophageal nerve plexus　v-19

アンティアリア　**ヴェイ**ガル　トランク
anterior vagal trunk　v-20

ポスティアリア　**ヴェイ**ガル　トランク
posterior vagal trunk　v-21

アンティアリア　**ギャ**ストリック　ブランチ
anterior gastric branch　v-22

ポスティアリア　**ギャ**ストリック　ブランチ
posterior gastric branch　v-23

ヘパティック　ブランチ
hepatic branch　v-24

（celiac = coeliac）

ス**ィ**リアック　ブランチ
celiac branch◆　v-25

ス**ィ**リアック　プレクサス
celiac plexus◆　v-26

シーラカンス

アク**セ**サリ　**ナ**ーヴ
accessory nerve　v-27

クレイニアル　ルート
cranial root　v-28

スパイナル　ルート
spinal root　v-29

トランク　オヴ　アク**セ**サリ　**ナ**ーヴ
trunk of accessory nerve　v-30

エクス**タ**ーナル　ブランチ
external branch　v-31

イン**タ**ーナル　ブランチ
internal branch　v-32

マスキュラ　ブランチ
muscular branch　v-33

W 自律神経

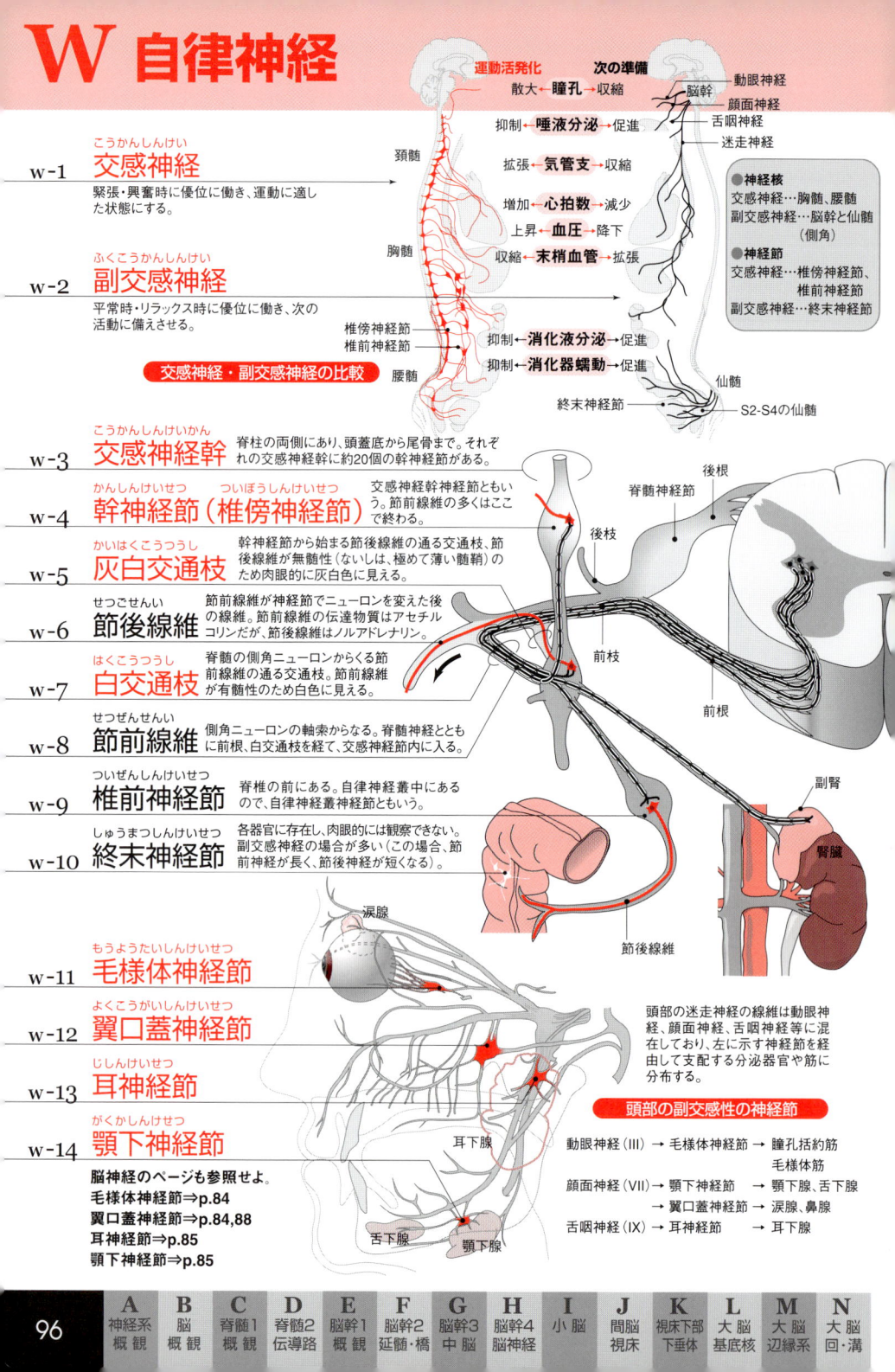

運動活発化　　次の準備
散大←**瞳孔**→収縮　　　　動眼神経
　　　　　　　　　　　　　脳幹
抑制←**唾液分泌**→促進　　顔面神経
　　　　　　　　　　　　　舌咽神経
　　　　　　　　　　　　　迷走神経
拡張←**気管支**→収縮
増加←**心拍数**→減少
上昇←**血圧**→低下
収縮←**末梢血管**→拡張

●神経核
　交感神経…胸髄、腰髄
　副交感神経…脳幹と仙髄
　　　　　　　　　（側角）
●神経節
　交感神経…椎傍神経節、
　　　　　　椎前神経節
　副交感神経…終末神経節

抑制←**消化液分泌**→促進
抑制←**消化器蠕動**→促進

頸髄／胸髄／腰髄／仙髄
椎傍神経節／椎前神経節
終末神経節　S2-S4の仙髄

w-1　交感神経
こうかんしんけい
緊張・興奮時に優位に働き、運動に適した状態にする。

w-2　副交感神経
ふくこうかんしんけい
平常時・リラックス時に優位に働き、次の活動に備えさせる。

交感神経・副交感神経の比較

w-3　交感神経幹
こうかんしんけいかん
脊柱の両側にあり、頭蓋底から尾骨まで。それぞれの交感神経幹に約20個の幹神経節がある。

w-4　幹神経節（椎傍神経節）
かんしんけいせつ（ついぼうしんけいせつ）
交感神経幹神経節ともいう。節前線維の多くはここで終わる。

w-5　灰白交通枝
かいはくこうつうし
幹神経節から始まる交感神経節後線維の通る交通枝、節後線維が無髄性（ないしは、極めて薄い髄鞘）のため肉眼的に灰色に見える。

w-6　節後線維
せつごせんい
節前線維が神経節でニューロンを変えた後の線維。節前線維の伝達物質はアセチルコリンだが、節後線維はノルアドレナリン。

w-7　白交通枝
はくこうつうし
脊髄の側角ニューロンからくる節前線維の通る交通枝。節前線維が有髄性のため白色に見える。

w-8　節前線維
せつぜんせんい
側角ニューロンの軸索からなる。脊髄神経とともに前根、白交通枝を経て、交感神経節内に入る。

w-9　椎前神経節
ついぜんしんけいせつ
脊椎の前にある。自律神経叢中にあるので、自律神経叢神経節ともいう。

w-10　終末神経節
しゅうまつしんけいせつ
各器官に存在し、肉眼的には観察できない。副交感神経の場合が多い（この場合、節前神経が長く、節後神経が短くなる）。

脊髄神経節／後根／後枝／前枝／前根／副腎／腎臓／節後線維

w-11　毛様体神経節
もうようたいしんけいせつ

w-12　翼口蓋神経節
よくこうがいしんけいせつ

w-13　耳神経節
じしんけいせつ

w-14　顎下神経節
がくかしんけいせつ

涙腺／耳下腺／舌下腺／顎下腺

頭部の迷走神経の線維は動眼神経、顔面神経、舌咽神経等に混在しており、左に示す神経節を経由して支配する分泌器官や筋に分布する。

頭部の副交感性の神経節

動眼神経（III）→ 毛様体神経節 → 瞳孔括約筋
　　　　　　　　　　　　　　　　毛様体筋
顔面神経（VII）→ 顎下神経節 → 顎下腺、舌下腺
　　　　　　→ 翼口蓋神経節 → 涙腺、鼻腺
舌咽神経（IX）→ 耳神経節 → 耳下腺

脳神経のページも参照せよ。
毛様体神経節⇒p.84
翼口蓋神経節⇒p.84,88
耳神経節⇒p.85
顎下神経節⇒p.85

A	B	C	D	E	F	G	H	I	J	K	L	M	N
神経系概観	脳概観	脊髄概観	脊髄2伝導路	脳幹1概観	脳幹2延髄・橋	脳幹3中脳	脳幹4脳神経	小脳	間脳視床	視床下部下垂体	大脳基底核	大脳辺縁系	大脳回・溝

● 副交感神経の主要な経路に関しては「迷走神経」の項で扱っているので(p.92-95)、ここでは交感神経幹と主要な神経叢について図示している。交感神経幹は、左右それぞれ20数個の神経節からなる。神経節と脊髄神経とはほぼ対応するが、頸神経節だけは3個と少ない。胸神経節は10～12個(下頸神経節と第1胸神経節とが癒合することがある)、腰神経節は4～5個、仙骨神経節が3～4個、それに不対神経節がある。

説明	名称	番号
上頸神経節からの線維は内頸動脈神経叢をつくり、上眼瞼板筋と眼窩筋を支配する。上頸神経節の障害により、上眼瞼の下垂と眼球陥没(ホルネル症候群)が生じる。	上頸神経節 (じょうけいしんけいせつ)	w-15
中頸神経節は上頸神経節や星状神経節と比べると小さく、しばしば欠損することもある。	中頸神経節 (ちゅうけいしんけいせつ)	w-16
下頸神経節と第1胸神経節が融合したもの。融合していない場合もある。	星状神経節(頸胸神経節) (せいじょうしんけいせつ)(けいきょうしんけいせつ)	w-17
星状神経節と中頸神経節を結ぶ線維のうち、鎖骨下動脈をくぐっているもの。手術などで損傷されると前述のホルネル症候群を示すことがある。	鎖骨下ワナ (さこつか)	w-18
	上頸心臓神経 (じょうけいしんぞうしんけい)	w-19
胸心臓枝ともいう。上位の胸神経節(第2～5胸神経節)から出る細い枝。心臓神経叢に入る。⇒V-15	胸心臓神経 (きょうしんぞうしんけい)	w-20
肉眼でも見える、大動脈に分布する小さな神経節。	心臓神経節 (しんぞうしんけいせつ)	w-21
食道枝ともいう。食道周囲の神経叢。	食道神経叢 (しょくどうしんけいそう)	w-22
中位の胸神経節(第5～9)から起こり、横隔膜を貫いて腹腔神経叢(および上腸間膜動脈神経叢)に入る。	大内臓神経 (だいないぞうしんけい)	w-23
下位の胸神経節(第10～12)から起こり、腹腔神経叢と上腸間膜動脈神経叢に入る。	小内臓神経 (しょうないぞうしんけい)	w-24

腹腔神経節等の自律神経の「神経叢」は、腕神経叢や腰神経叢と異なり、その中に神経細胞の集団があるため、それを中心に見た場合は、「腹腔神経節、上腸間膜動脈神経節」というように「神経節」と呼ぶ。

説明	名称	番号
腹腔動脈周囲の神経叢。大・小内臓神経や迷走神経の枝を受けている。ここからの神経後線維は、胃、十二指腸、肝臓、膵臓、脾臓、副腎など広く分布する。太陽神経叢と呼ばれることがある。	腹腔神経叢 (ふくくうしんけいそう)	w-25
上方では胸大動脈神経叢とつながり、下方では上下腹神経叢につながる。下記の上・下腸間膜動脈神経叢も含む。	腹大動脈神経叢 (ふくだいどうみゃくしんけいそう)	w-26
腹腔神経叢と共に、小腸、上行結腸、横行結腸を支配。	上腸間膜動脈神経叢 (じょうちょうかんまくどうみゃくしんけいそう)	w-27
下行結腸、S状結腸、直腸を支配。	下腸間膜動脈神経叢 (かちょうかんまくどうみゃくしんけいそう)	w-28
大動脈神経叢の、大動脈分岐の下方での神経叢。	上下腹神経叢(仙骨前神経) (じょうかふくしんけいそう)(せんこつぜんしんけい)	w-29
骨盤内部に分布する自律神経叢で、(狭義の)骨盤神経叢という。(広義の)骨盤神経叢は、上下腹神経叢と骨盤内臓神経叢からなる。	下下腹神経叢 (かかふくしんけいそう)	w-30
副交感性の神経叢。仙骨神経(S2～S4)より起こり、骨盤内臓と生殖器を支配する。この神経の損傷によって、勃起障害が起きる。	骨盤内臓神経(勃起神経) (こつばんないぞうしんけい)(ぼっきしんけい)	w-31
仙骨の前に位置する不対の最後の交感神経節。	不対神経節 (ふついしんけいせつ)	w-32

W Autonomic Nerve

	スィンパセティック　ナーヴ
w-1	sympathetic nerve◆

	パラスィンパセティック　ナーヴ
w-2	parasympathetic nerve◆

	スィンパセティック　トランク
w-3	sympathetic trunk

	ギャングリオン　オヴ　スィンパセティック　トランク
w-4	ganglion of sympathetic trunk◆

	グレイ　レイマス　コミュニカンズ
w-5	gray ramus communicans

	ポウストギャングリオニック　ファイバーズ
w-6	postganglionic fibers

	ホワイト　レイマス　コミュニカンズ
w-7	white ramus communicans

	プリギャングリオニック　ファイバーズ
w-8	preganglionic fibers

	プリヴァーテブラル　ギャングリオン
w-9	prevertebral ganglion

	ターミナル　ギャングリオン
w-10	terminal ganglion

	スィリアリ　ギャングリオン
w-11	ciliary ganglion

	テリゴパラタイン　ギャングリオン
w-12	pterygopalatine ganglion

	オティック　ギャングリオン
w-13	otic ganglion

	サブマンディビュラ　ギャングリオン
w-14	submandibular ganglion

◆**sympathetic nerve 交感神経** sympathetic は、ギリシャ語の接頭辞 συμ- スュム「共に」＋ πάθος パトス「感じること、苦しむこと」、つまり共に感じること。英語では、sympathy スィンパスィ「共感、同情」を意味する。

◆**parasympathetic nerve 副交感神経** parasympathetic は、ギリシャ語の接頭辞 παρα- パラ「かたわらに」＋ sympathetic「交感神経のかたわらに」。パラという接頭辞は「かたわらに」以外にも、「～に反して」という意味もある。paradox パラドックス「逆説、矛盾しているようで正しい」も、δόξα ドクサ「(通常の)考え、意見」に反してという意味である。パラは、解剖学用語で多数用いられ、本書でも何度か現われている。parahippocampal gyrus「海馬傍回」、paraventricular nucleus「室傍核」等。

◆**ganglion of sympathetic trunk 幹神経節** paravertebral ganglion パラヴァーテブラル　ギャングリオン「椎傍神経節」ともいう。vertebra ヴァーテブラ「脊椎」の παρα- パラ「かたわら(傍)に」ある神経節の意味。

自律神経と自治、経済と天文学
NOMOS「法律」

自律神経と訳されている autonomic nerve オートノミック　ナーヴは、英語の辞書等ではよくギリシャ語のαὐτός アウトス「自分自身」に由来すると説明されているが、アウトスはギリシャ語の三人称単数形男性主格の人称代名詞「彼は(それは)」、つまり英語の he(himself) に相当するので、厳密に言えば、「彼自身(それ自身)」。ちなみに一人称単数形主格は、ἐγώ エゴー「私は」である(egoist エゴイスト「自己中心な人」もその派生語)。このアウトスから automobile オートモビール「車(自分で移動する装置のこと)」、autobiographyオートバイオグラフィ「自叙伝(自分の生活を書いたもの)」が生まれた。

自律の後半部分 -nomic、-nomyは、ギリシャ語 νόμος ノモス「法、法律」に由来。autonomic nerve は、「自らを律する神経」という意味である(automatic nerve オートマティック　ナーヴ「自動的神経」ではない)。政治では、autonomy オートノミは、「自治」を表わす。このノモスからも様々な言葉が造られている。ギリシャ語 ἀστήρ アステール「星」との造語は、astronomy アストロノミ「天文学」(星の法則を研究する学問)のこと。ギリシャ語の οἶκος オイコス「家」との造語は、economy イーコノミ「経済」(家の管理、家政、経済)である。

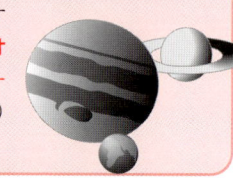

「灰白交通枝」などで使われている gray グレイ「灰白〜」は、grey とも綴る。イギリスでは grey が、米国では gray が一般的。

- ◆ **stellate ganglion** 星状神経節 ラテン語 stella ステッラ「星」に由来し、「星形の」の意。ギリシャ語 ἀστήρ アステール「星」とも同じ印欧祖語に由来する。英語の star スター「星」や、astronomy アストロノミ「天文学」も同根語である。印欧祖語は、金星によって象徴されたバビロニア神話の女神イシュタルに起源があるとする説もある。
- ◆ **superior mesenteric nerve plexus** 上腸間膜動脈神経叢 ラテン語 mesenterium メセンテリウム「腸間膜」に由来。
- ◆ **pelvic splanchnic nerves** 骨盤内臓神経、勃起神経 nervi erigentes ラテン語 erigo エーリゴー「上げる、立てる」に由来。
- ◆ **ganglion impar** 不対神経節 ラテン語 impar インパール「等しくない、奇数の」に由来する。これは否定の接頭辞 im + par パール「等しい」。pair ペア「対」も類語。

神経幹と象の鼻、材木とトランクス
TRUNCUS「枝を切った幹」

神経幹の幹と訳される trunk トランクは、解剖学では、四肢を除く体部、すなわち「体幹」や、枝を出す神経や血管、リンパ管の本幹のことを指す。また、trunk of corpus callosum「脳梁幹」(body of corpus callosumの別名)のようにある構造の本体部分を指しても用いられる。ラテン語に直接由来する綴りとしては、truncus トランカス(複数形 trunci トランカイ)がある。ラテン語 truncus トルンクスは、元々「枝を切った幹、樹幹」を意味する。また、幹を削って作った箱に由来する「トランク」(今日では材木で作っているとは限らない)が生じた。また、「象の鼻」と「人の胴体」は、「樹幹」にたとえたもの。ちなみに、スポーツ用の短いパンツの trunks トランクスは、「短く切った」ズボンという意味に由来すると考えられている。

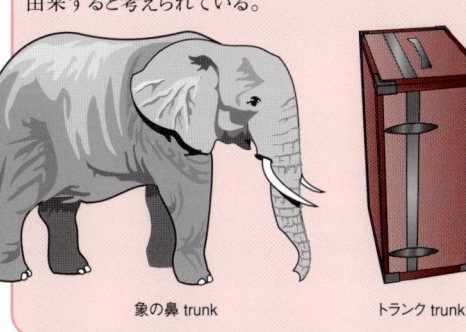

象の鼻 trunk　　　トランク trunk

superior cervical ganglion w-15
middle cervical ganglion w-16
stellate ganglion (cervicothoracic 〜) ◆ w-17
ansa subclavia (subclavian loop) w-18
superior cervical cardiac nerve w-19
thoracic cardiac nerve w-20
cardiac ganglion w-21
esophageal nerve plexus w-22
greater splanchnic nerve w-23
lesser splanchnic nerve w-24

celiac plexus w-25
abdominal aortic nerve plexus w-26
superior mesenteric nerve plexus ◆ w-27
inferior mesenteric nerve plexus w-28
superior hypogastric nerve plexus w-29
inferior hypogastric nerve plexus w-30
pelvic splanchnic nerves (nervi erigentes) ◆ w-31
ganglion impar ◆ w-32

X 脊髄神経《体幹》

● ここでは、脊髄神経の概略、および頚部・頭部・上肢の脊髄神経について扱う。脳神経支配の頭部の神経に関してはp.84〜91参照。

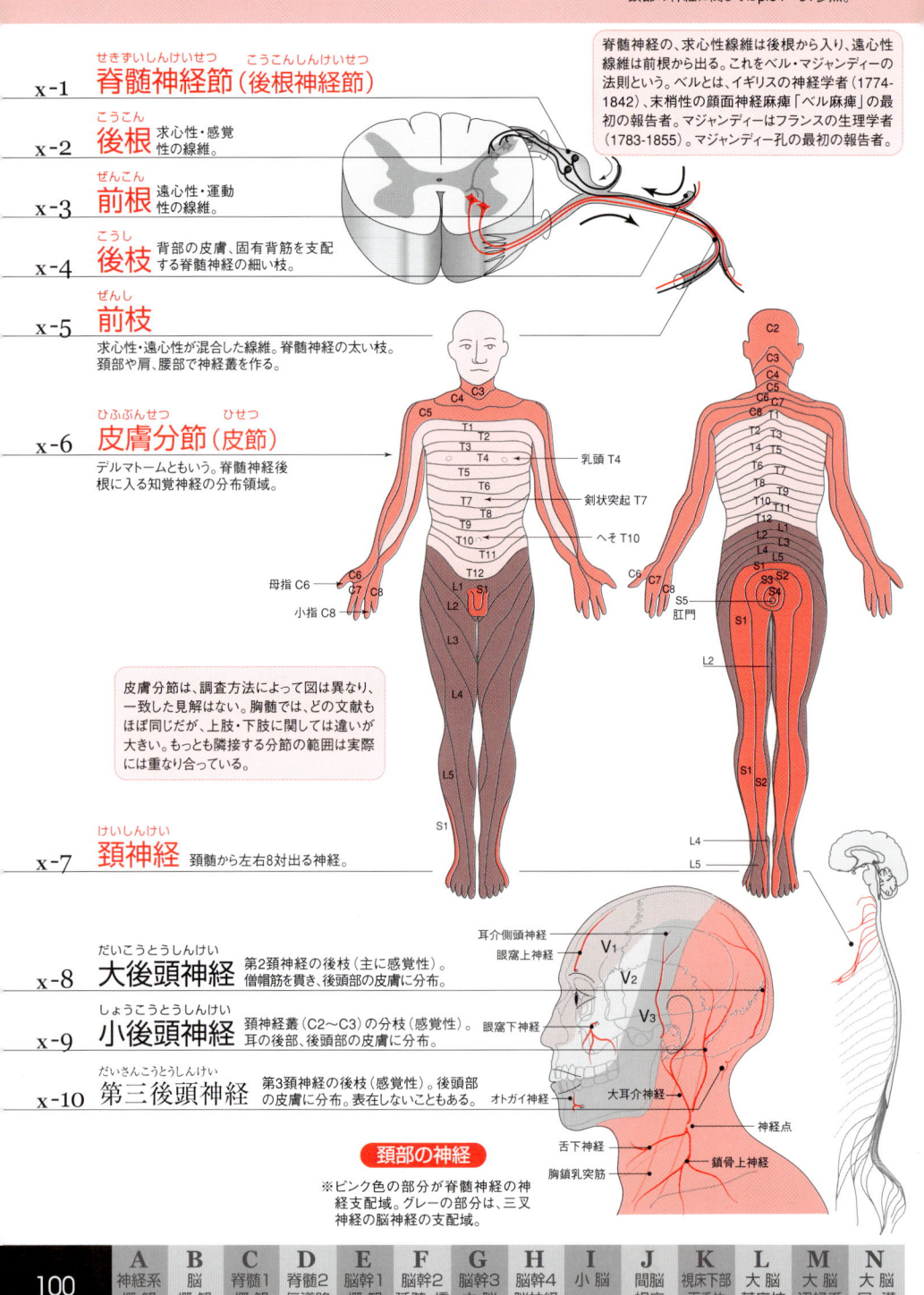

脊髄神経の、求心性線維は後根から入り、遠心性線維は前根から出る。これをベル・マジャンディーの法則という。ベルとは、イギリスの神経学者（1774-1842）、末梢性の顔面神経麻痺「ベル麻痺」の最初の報告者。マジャンディーはフランスの生理学者（1783-1855）。マジャンディー孔の最初の報告者。

x-1 脊髄神経節（後根神経節）
せきずいしんけいせつ（こうこんしんけいせつ）

x-2 後根 こうこん
求心性・感覚性の線維。

x-3 前根 ぜんこん
遠心性・運動性の線維。

x-4 後枝 こうし
背部の皮膚、固有背筋を支配する脊髄神経の細い枝。

x-5 前枝 ぜんし
求心性・遠心性が混合した線維。脊髄神経の太い枝。頚部や肩、腰部で神経叢を作る。

x-6 皮膚分節（皮節） ひふぶんせつ（ひせつ）
デルマトームともいう。脊髄神経後根に入る知覚神経の分布領域。

皮膚分節は、調査方法によって図は異なり、一致した見解はない。胸髄では、どの文献もほぼ同じだが、上肢・下肢に関しては違いが大きい。もっとも隣接する分節の範囲は実際には重なり合っている。

x-7 頚神経 けいしんけい
頚髄から左右8対出る神経。

x-8 大後頭神経 だいこうとうしんけい
第2頚神経の後枝（主に感覚性）。僧帽筋を貫き、後頭部の皮膚に分布。

x-9 小後頭神経 しょうこうとうしんけい
頚神経叢（C2〜C3）の分枝（感覚性）。耳の後部、後頭部の皮膚に分布。

x-10 第三後頭神経 だいさんこうとうしんけい
第3頚神経の後枝（感覚性）。後頭部の皮膚に分布。表在しないこともある。

頚部の神経
※ピンク色の部分が脊髄神経の神経支配領域。グレーの部分は、三叉神経の脳神経の支配領域。

| A 神経系概観 | B 脳概観 | C 脊髄1概観 | D 脊髄2伝導路 | E 脳幹1概観 | F 脳幹2延髄・橋 | G 脳幹3中脳 | H 脳幹4脳神経 | I 小脳 | J 間脳視床 | K 視床下部下垂体 | L 大脳基底核 | M 大脳辺縁系 | N 大脳回・溝 |

● 神経叢の「叢」は、訓読みで「くさむら」。まさにくさむらのように密集し織り重なった神経のネットワーク。多数の筋が統制の取れた動きをするために役立つ。ちなみに、腸内細菌が腸の内壁周辺で群生しているものを、「腸内細菌叢(そう)」という。善玉菌の腸内細菌叢は身体の防御機構の一つとして機能している。

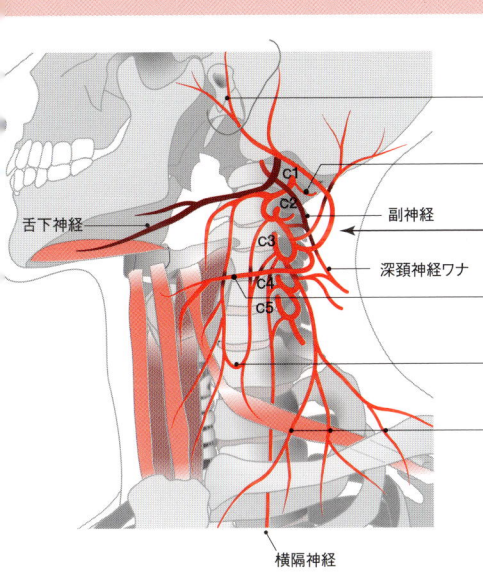

説明	名称	番号
頚神経叢(C3、しばしばC4)の分枝(感覚性)。耳介と周囲の皮膚に分布。	だいじかいしんけい 大耳介神経	x-11
第1頚神経の後枝(運動性)。大後頭直筋、小後頭直筋、上頭斜筋、(下頭斜筋)を支配。	こうとうかしんけい 後頭下神経	x-12
第1〜4頚神経の前枝の吻合によってつくられる。頚部の筋及び皮膚に分布。	けいしんけいそう 頚神経叢	x-13
頚神経叢(C3)の分枝(感覚性)。広頚筋を貫いて前頚部に分布。	けいおうしんけい 頚横神経	x-14
第1〜3頚神経の前枝が連絡したループ。舌骨下筋群(胸骨舌骨筋、胸骨甲状筋、甲状舌骨筋、肩甲舌骨筋)を支配。	けいしんけいわな 頚神経ワナ	x-15
頚神経叢(C3〜C4)の分枝(感覚性)。頚下部の皮膚に分布。	さこつじょうしんけい 鎖骨上神経	x-16
	おうかくしんけい 横隔神経	x-17
横隔神経は、頚神経叢(C3〜C5、主にC4)の分枝(主に運動性)。前斜角筋上を通り、心膜と縦隔胸膜の間を通り横隔膜や一部、腹腔に分布。	しんまくし 心膜枝	x-18
	おうかくふくし 横隔腹枝	x-19
胸髄から出る左右12対の神経。第1-11胸神経の前枝が「肋間神経」、第12胸神経の前枝が「肋下神経」。	きょうしんけい 胸神経	x-20
	ろっかんしんけい 肋間神経	x-21
第2(および第3)肋間神経の外側皮枝。	ろっかんじょうわんしんけい 肋間上腕神経	x-22
第12肋骨の下を走る神経は肋下神経といわれる。⇒p.108 腰仙骨神経叢の図参照。	ろっかしんけい 肋下神経	x-23

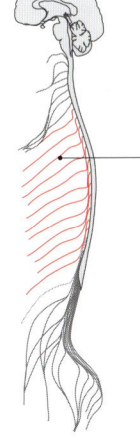

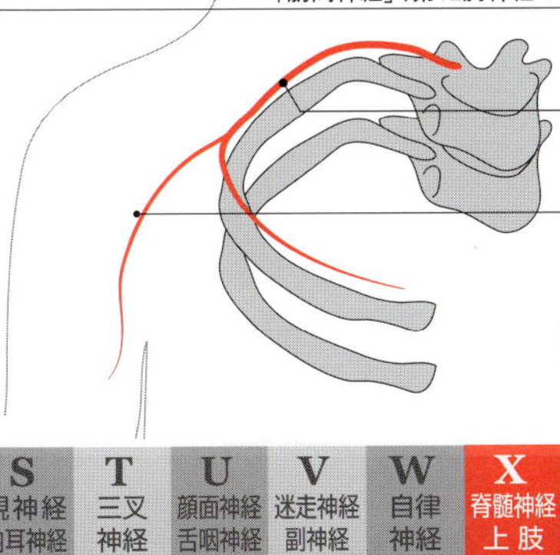

横隔神経は、頚神経叢に始まり、横隔膜や胆嚢の高さの腹膜にまで分布しているため、横隔膜の炎症で肩の痛みが生じたり、胆石症や胆嚢炎で右上腹部の痛みと同時に右肩に関連痛が生じることがある。また、脊髄損傷がC5レベルの場合で、肋間筋等の呼吸筋のほとんどが麻痺した場合でも、横隔膜は影響を受けず、自発的に呼吸することが可能であることが多い。

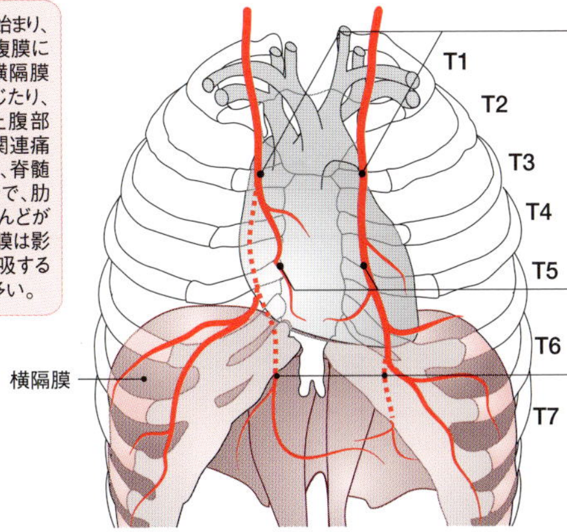

X Spinal Nerve <trunk>

	スパイナル　ギャングリオン
x-1	spinal ganglion
	ドーサル　ポスティアリア　ルート
x-2	dorsal (posterior) root
	ヴェントラル　アンティアリア　ルート
x-3	ventral (anterior) root
	ドーサル　ポスティアリア　レイマス
x-4	dorsal (posterior) ramus
	ヴェントラル　アンティアリア　レイマス
x-5	ventral (anterior) ramus
	ダーマトウミーア
x-6	dermatomere◆
	ダーマトウム
	dermatome ともいう。
	サーヴィカル（サーヴァイカル）ナーヴ
x-7	cervical nerve◆
	グレイタ　オクスィピタル　ナーヴ
x-8	greater occipital nerve◆
	レッサ　オクスィピタル　ナーヴ
x-9	lesser occipital nerve
	サード　オクスィピタル　ナーヴ
x-10	third occipital nerve

◆**dermatomere 皮膚分節（皮節）** これは、ギリシャ語の δέρμα デルマ「皮」が語源。「真皮」を意味する derma ダーマもこのギリシャ語に由来する。-mere は、ギリシャ語 μέρος メロス「部分、節」を意味する。ちなみに、本書のp.4で少しばかり扱ったテロメア telomere の -mere も同じ由来である。dermatome という場合の -tome トウム はギリシャ語 τομέω トメオー「切る」の意。

◆**cervical nerve 頸神経** ラテン語 cervix ケルウィークス「首、頸部」に由来。解剖学では、cervix は頸状のものを指す。

◆**greater occipital nerve 大後頭神経** ラテン語 occiput オッキプト「後頭」に由来する。

◆**transverse cervical nerve 頸横神経** tansverse は、trans-「横切って」+ verto ウェルトー「回転する、向かう」。つまり「横切って向かう、横断する」の意。

神経叢と三つ編み、コンプレックス
PLEKO「編む」

　神経叢 plexus は、ギリシャ語 πλέκω プレコー「編む」に由来する。解剖学では、神経や静脈が編み目状になった「叢（そう）」を表わす。この プレコーに com-共にが付いたものが、complex コンプレックスである。「共に編む、一緒に折りたたむ」から、「入り組んだ、複合した、複雑な」という意味が生じ、さらには、心理学的に「感情複合、観念複合体」という意味で用いられるようになった。日本語で一般に言うところの「コンプレックス」とは、「劣等感」といった意味であるが、その場合には英語 inferiority complex インフィアリオリティ コンプレックス「劣等性をめぐる感情複合」に相当する。このコンプレックスは、スイスの精神医学者・心理学者であったカール・ユング Carl G. Jung（1875-1961）が提唱した概念で、「強い感情と複合したある種の表象・観念の集合体」ないしは、「無意識下で、連想や態度に強く影響を及ぼす感情・思考・知覚・記憶の組織化された複合体」という定義そのものも、入り組んでいて、複合しており、複雑である。さらに、英語で complexity コンプレクスィティ といえば、「複雑さ」を、complicated コンプリケイティド といえば、「入り組んだ、複雑な」を意味しており、解剖学の plexus 神経叢の神経束同様に入り組んでいる。ちなみに、プレコーと語源を共通すると考えられている英語の中には、plait プレイト「編んだ髪、弁髪、組みひも」がある。

「頚神経ワナ（ansa cervicalis）」の ansa は、「古代のつぼ等の取っ手、柄」を指していたが、その輪のような形状が解剖学名の由来になっている。この ansa に対する日本語名の「係蹄（けいてい）」は、動物を捕まえるためのヒモを輪形に結んだ「わな」を意味している（係蹄を「わな」と訓読みすることもある）。蹄は「ひづめ」という意味の他に、動物の脚を捕らえる「わな」という意味も持っていた。

- **ansa cervicalis (cervical loop) 頚神経ワナ** cervicalis は、ラテン語 cervix の属格「首の、頚部の」。ansa は、ラテン語 ansa アーンサ「輪、ループ、取っ手」に由来。解剖学では輪や弓状構造を指し、「ワナ、係蹄」と訳される（ヘンレわな、レンズ核ワナ等）。
- **pericardial branch 心膜枝** pericardial は、pericardiac とも綴る。ギリシャ語の接頭辞 περι- ペリ「周りに」＋ cardia カルディアー「心臓」に由来。このギリシャ語の カルディアーも、ラテン語の心臓を意味する cor コルも、英語のheart ハートも、すべて共通の印欧祖語の *kerd- に源を発している。pericardial「心臓の周り」とは、「心膜」や「心臓周囲」を指している。
- **intercostal nerve 肋間神経** costal は、ラテン語 costa コスタ「体の側面、肋骨」に由来。この語から、cutlet カットリット「カツレツ」、陸地の「側面」を意味する coast コースト「海岸、沿岸」、沿岸を走る巡視船 coaster コースター、土地の側面「坂」を下る「坂滑り用そり」のコースター、さらには roller coaster ロウラー コースター「ジェットコースター」が派生した。肋骨のことを「あばら骨」と一般にいうが、これは間隔の「粗い」骨の意。
- **intercostobrachial nerve 肋間上腕神経** ラテン語 brachium ブラキウム「腕」に由来。
- **subcostal nerve 肋下神経** sub-「下に」がラテン語 costa コスタ「肋骨」についたもの。第1～11胸椎からの肋間神経は上と下に肋骨があるが、12胸椎から出たものだけは、下に肋骨がないので、肋間神経とは呼ばない。

横隔膜と骨相学と熱狂
PHREN「精神」

横隔膜を表わす英語 diaphragm [dáiəfræm] **ダイ**アフラム は、ギリシャ語の διάφραγμα ディアフラグマ「横隔膜、隔膜、隔壁」に由来。しかし形容詞形は、phrenic フレニックで、これはギリシャ語の φρήν フレーン「精神」の形容詞形の派生語。なぜ横隔膜なのに精神？と思うかも知れないが、かつてはここに精神の座があると見なす人々がいたことに由来している。

ギリシャ語 φρήν フレーン「精神」から、phrenology フレノロジ「骨相学」や、phrenetic フレネティック「熱狂者、狂乱者」という語が生まれた。ちなみに、ギリシャ語に由来する [f] の発音の英単語は、このphrenologyのように ph と綴られる。この ph を見ると、ギリシャ語由来の語であることがすぐ分かる。

グレイト オーリキュラ **ナ**ーヴ
great auricular nerve x-11

サボク**ス**ィピタル **ナ**ーヴ
suboccipital nerve x-12

サーヴィカル プ**レ**クサス
cervical plexus x-13

トランス**ヴァ**ース **サ**ーヴィカル **ナ**ーヴ
transverse cervical nerve◆ x-14

アンサ サーヴィ**カ**リス **サ**ーヴィカル **ル**ープ
ansa cervicalis (cervical loop)◆ x-15

スープラクラ**ヴィ**キュラ **ナ**ーヴズ
supraclavicular nerves x-16

フ**レ**ニック **ナ**ーヴ
phrenic nerve x-17

ペリ**カ**ーディアル ブランチ
pericardial branch◆ x-18

フレニコア**ブ**ドミナル ブランチ
phrenicoabdominal branch x-19

ソラ**ス**ィック **ナ**ーヴ
thoracic nerve x-20

インター**コ**スタル **ナ**ーヴ
intercostal nerve◆ x-21

インターコストブ**レ**イキアル **ナ**ーヴ
intercostobrachial nerve◆ x-22

サブ**コ**スタル **ナ**ーヴ
subcostal nerve◆ x-23

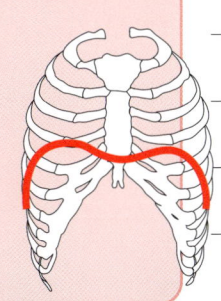

Y 脊髄神経《上肢》

●ここでは、手、体幹、下肢の脊髄神経について扱う。

Y-1	腕神経叢（わんしんけいそう）	C5〜T1神経の前枝の吻合によってつくられる。ここに示す腕神経叢の分岐は日本人の約3/4に見られるパターンで、他にも種々の変異が見られる。
Y-2	上神経幹（じょうしんけいかん）	C5、C6によってつくられる。
Y-3	中神経幹（ちゅうしんけいかん）	C7による。
Y-4	下神経幹（かしんけいかん）	C8、T1によってつくられる。
Y-5	外側神経束（がいそくしんけいそく）	C5〜7によってつくられる。
Y-6	後神経束（こうしんけいそく）	C5〜T1によってつくられる。腋窩動脈の後方にある。
Y-7	内側神経束（ないそくしんけいそく）	C7〜T1によってつくられる。
Y-8	鎖骨下部（さこつかぶ）	腕神経叢から出る末梢神経は鎖骨との位置関係によって、**鎖骨上部**（肩甲帯の諸筋を支配）と、**鎖骨下部**（上腕、前腕、手を支配）の、二つに分類されている。
Y-9	筋皮神経（きんぴしんけい）	腕神経叢（C5〜C7）から（運動性と感覚性の混合性）。烏口腕筋を貫通し、上腕二頭筋と上腕筋を支配。外側前腕皮神経もここから分枝し、前腕橈側の皮膚に分布。
Y-10	腋窩神経（えきかしんけい）	腕神経叢（C5〜C7）から（混合性）小円筋と三角筋を支配。上外側上腕皮神経を分枝し、上腕の後外側の皮膚に分布する。
Y-11	橈骨神経（とうこつしんけい）	腕神経叢（C5〜T1）からの大きな分枝（混合性）。上腕近位背面から前腕内面へとラセン状に走行するため旧名「筋ラセン神経」という。腕の伸筋の多くを支配。橈骨神経麻痺は下垂手となる。
Y-12	正中神経（せいちゅうしんけい）	腕神経叢（C5〜T1）からの大きな分枝（混合性）。手根管を経て、母指内転筋以外の母指球筋（短母指外転筋、母指対立筋、長母指屈筋、短母指屈筋）を支配。正中神経麻痺は猿手となる。
Y-13	尺骨神経（しゃっこつしんけい）	腕神経叢（C8、ないしはC7からT1）から（混合性）。主として尺側手根屈筋、小指球の筋、深指屈筋・虫様筋の尺側を支配。尺骨神経麻痺は、鷲手を示す。
Y-14	前骨間神経（ぜんこっかんしんけい）	前前腕骨間神経ともいう。肘関節の部分で分かれる正中神経の枝。骨間膜上に分布し、手根関節や長母指屈筋、方形回内筋を支配。
Y-15	外側前腕皮神経（がいそくぜんわんひしんけい）	筋皮神経の終枝。前腕外側の皮膚に分布。
Y-16	総掌側指神経（そうしょうそくししんけい）	手掌の皮膚の知覚を支配する。
Y-17	固有掌側指神経（こゆうしょうそくししんけい）	総掌側指神経の終枝。指の皮膚の支配。
Y-18	背側指神経（はいそくししんけい）	背側の指の皮膚の知覚。赤い点線

3神経幹
C4
C5
C5頚椎
C6
C6頚椎
C7
C7頚椎
C8
神経幹から神経束へ
3神経束
T1
T1胸椎
5神経枝
筋皮神経
腋窩神経
橈骨神経
正中神経
尺骨神経
中斜角筋　前斜角筋
横隔神経

鎖骨下部

肘を物にぶつけた時に、腕がしびれるは、尺骨神経が肘の内側の浅部を通っているため。そのため英語の尺骨の骨端部分は funny bone ファニー ボウン「おかしな骨」や、crazy bone という俗称がある。

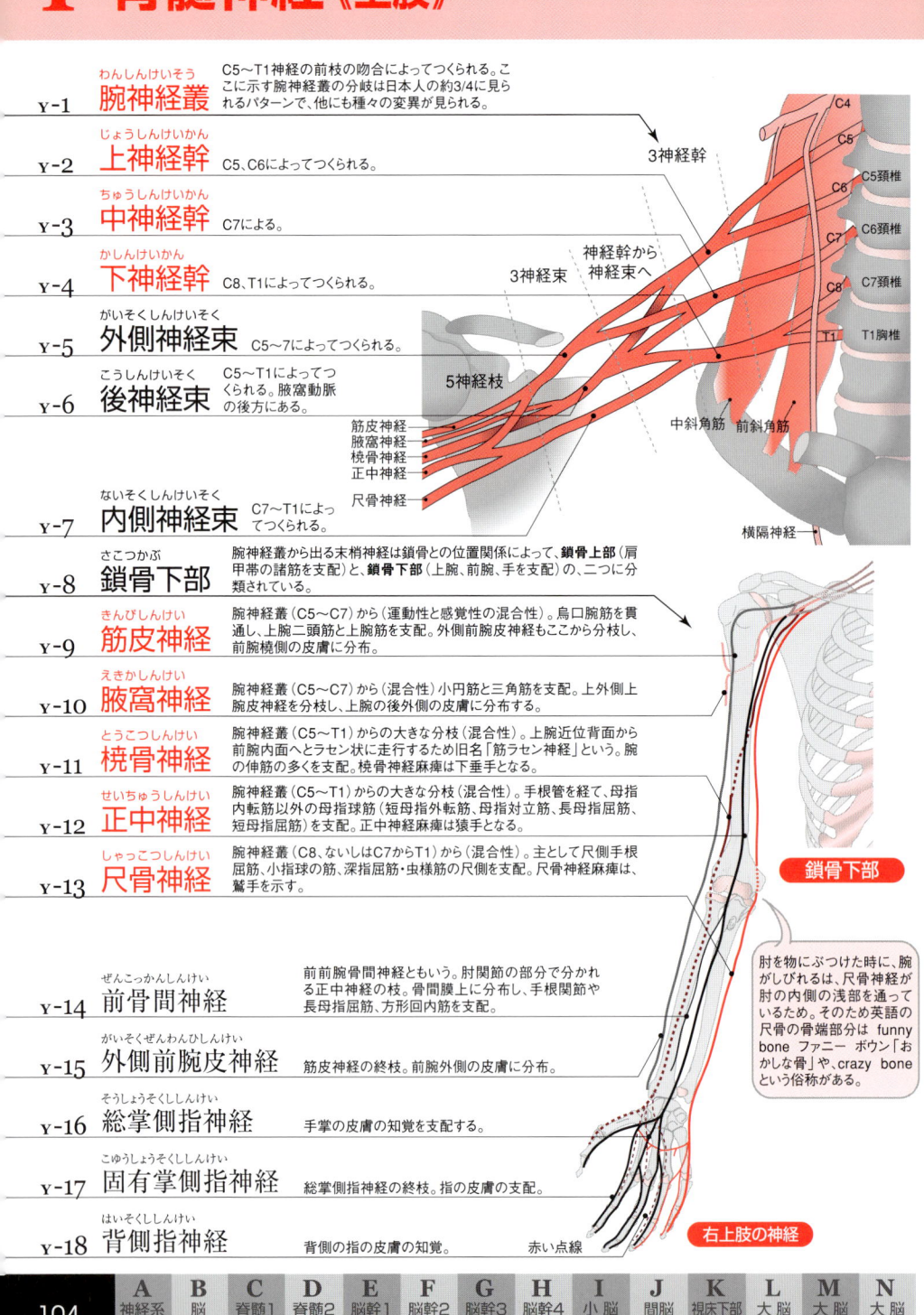

右上肢の神経

● 腕神経叢のどの箇所に障害が起きるかで、異なった症状が起きる。例えば、神経幹は、前斜角筋と中斜角筋、第一肋骨の狭い間隙を通るため、ここが圧迫されると胸郭出口症候群となり、首や肩の痛み、腕の痛み、しびれ、だるさ等を引き起こす。

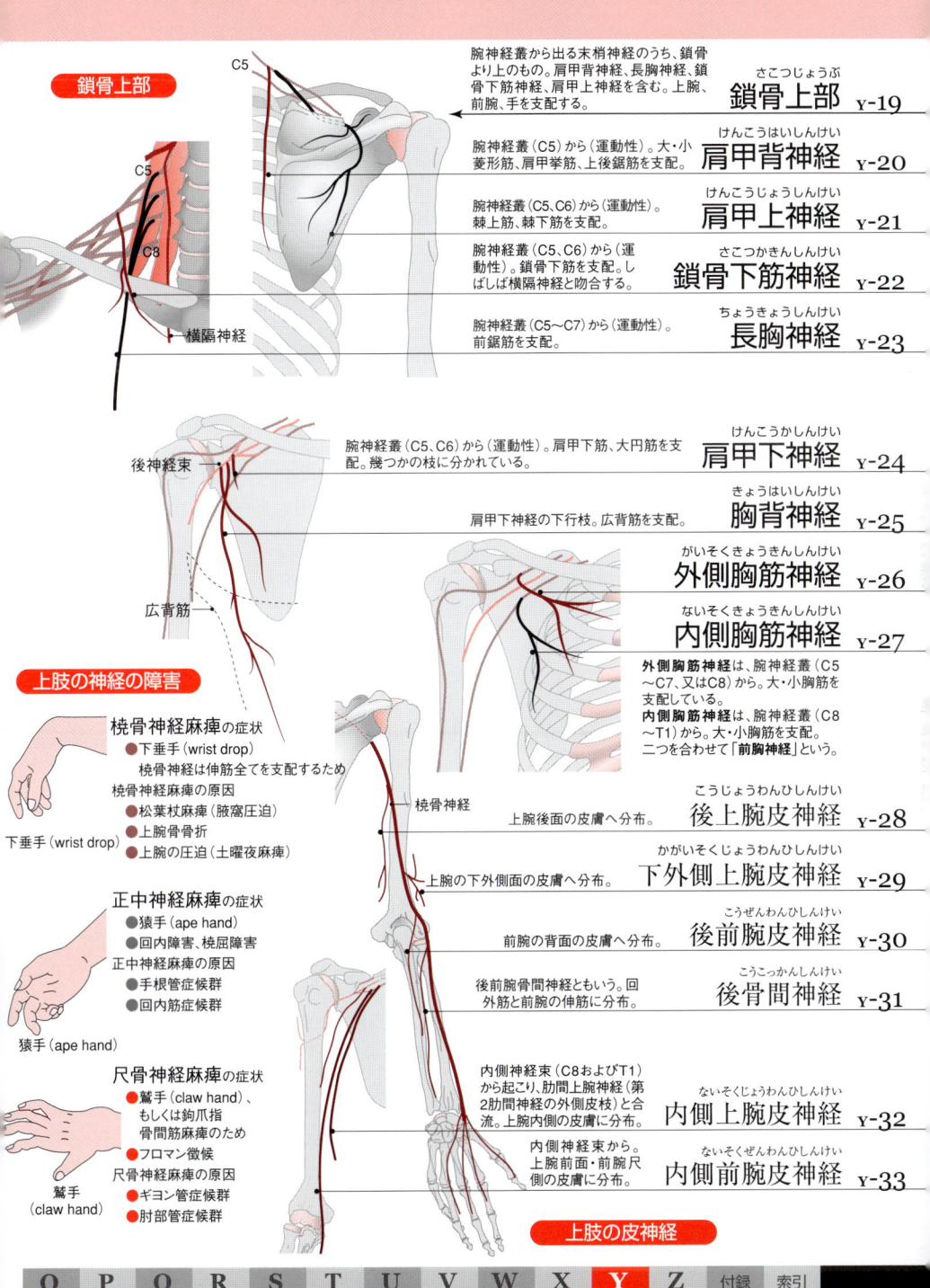

鎖骨上部

腕神経叢から出る末梢神経のうち、鎖骨より上のもの。肩甲背神経、長胸神経、鎖骨下筋神経、肩甲上神経を含む。上腕、前腕、手を支配する。
鎖骨上部 (さこつじょうぶ) Y-19

腕神経叢(C5)から(運動性)。大・小菱形筋、肩甲挙筋、上後鋸筋を支配。
肩甲背神経 (けんこうはいしんけい) Y-20

腕神経叢(C5、C6)から(運動性)。棘上筋、棘下筋を支配。
肩甲上神経 (けんこうじょうしんけい) Y-21

腕神経叢(C5、C6)から(運動性)。鎖骨下筋を支配。しばしば横隔神経と吻合する。
鎖骨下筋神経 (さこつかきんしんけい) Y-22

腕神経叢(C5〜C7)から(運動性)。前鋸筋を支配。
長胸神経 (ちょうきょうしんけい) Y-23

腕神経叢(C5、C6)から(運動性)。肩甲下筋、大円筋を支配。幾つかの枝に分かれている。
肩甲下神経 (けんこうかしんけい) Y-24

肩甲下神経の下行枝。広背筋を支配。
胸背神経 (きょうはいしんけい) Y-25

外側胸筋神経 (がいそくきょうきんしんけい) Y-26

内側胸筋神経 (ないそくきょうきんしんけい) Y-27

外側胸筋神経は、腕神経叢(C5〜C7、又はC8)から。大・小胸筋を支配している。
内側胸筋神経は、腕神経叢(C8〜T1)から。大・小胸筋を支配。二つを合わせて「前胸神経」という。

上肢の神経の障害

橈骨神経麻痺の症状
● 下垂手 (wrist drop)
　橈骨神経は伸筋全てを支配するため
橈骨神経麻痺の原因
● 松葉杖麻痺（腋窩圧迫）
● 上腕骨骨折
● 上腕の圧迫（土曜夜麻痺）

下垂手 (wrist drop)

上腕後面の皮膚へ分布。
後上腕皮神経 (こうじょうわんひしんけい) Y-28

上腕の下外側面の皮膚へ分布。
下外側上腕皮神経 (かがいそくじょうわんひしんけい) Y-29

正中神経麻痺の症状
● 猿手 (ape hand)
● 回内障害、橈屈障害
正中神経麻痺の原因
● 手根管症候群
● 回内筋症候群

猿手 (ape hand)

前腕の背面の皮膚へ分布。
後前腕皮神経 (こうぜんわんひしんけい) Y-30

後前腕骨間神経ともいう。回外筋と前腕の伸筋に分布。
後骨間神経 (こうこっかんしんけい) Y-31

尺骨神経麻痺の症状
● 鷲手 (claw hand)、もしくは鉤爪指
　骨間筋麻痺のため
● フロマン徴候
尺骨神経麻痺の原因
● ギヨン管症候群
● 肘部管症候群

鷲手 (claw hand)

内側神経束(C8およびT1)から起こり、肋間上腕神経(第2肋間神経の外側皮枝)と合流。上腕内側の皮膚に分布。
内側上腕皮神経 (ないそくじょうわんひしんけい) Y-32

内側神経束から。上腕前面・前腕尺側の皮膚に分布。
内側前腕皮神経 (ないそくぜんわんひしんけい) Y-33

上肢の皮神経

Y Spinal Nerve <Upper Limb>

Y-1	ブレイキアル　ナーヴ　プレクサス brachial (nerve) plexus	
Y-2	スーピアリア　アッパ　トランク superior(upper) trunk	
Y-3	ミドル　ナーヴ　トランク middle trunk	
Y-4	インフィアリア　ロウア　トランク inferior(lower) trunk	
Y-5	ラテラル　コード lateral cord	
Y-6	ポスティアリア　コード posterior cord	
Y-7	ミーディアル　コード medial cord	
Y-8	インフラクラヴィキュラ　パート　オヴ　ブレイキアル　プレクサス infraclavicular part of brachial plexus◆	
Y-9	マスキュロキューテイニアス　ナーヴ musculocutaneous nerve	
Y-10	アクスィラリ　ナーヴ axillary nerve◆	
Y-11	レイディアル　ナーヴ radial nerve◆	
Y-12	ミーディアン　ナーヴ median nerve◆	
Y-13	アルナ　ナーヴ ulnar nerve◆	
Y-14	アンティアリア　インターロスィアス　ナーヴ anterior interosseous nerve◆	
Y-15	ラテラル　アンテブレイキアル　キューテイニアス　ナーヴ lateral antebrachial cutaneous nerve	
Y-16	コモン　パルマ　ディジタル　ナーヴ common palmar digital nerve◆	
Y-17	プロパ　パルマ　ディジタル　ナーヴ proper palmar digital nerve	
Y-18	ドーサル　ディジタル　ナーヴ dorsal digital nerve	

◆**infraclavicular part of brachial plexus** 鎖骨下部 ラテン語の clavis クラーウィス「鍵、かんぬき」に、指小辞 -cula（女性形）が付いたもの。ローマ時代の鍵の形に由来するとも言われる（他に諸説あり）。英語の clavier クラヴィア「鍵盤楽器」も同じく「鍵」から派生。

◆**axillary nerve** 腋窩神経　axillary は、axilla「腋窩」の形容詞。ラテン語 axilla アークスィッラ「肩、上腕、腋」に由来する。

◆**radial nerve** 橈骨神経　ラテン語 radius ラディウスより。原義は「一点から発する光線、放射線」で、転じて「車輪のスポーク」、つまり車軸から放射状に出る棒の意。橈骨は「車輪のスポーク」に形が似ていることから。「半径」radius レイディアスや、radio レイディオ「ラジオ」、radiator レイディエイター「（熱を放散させる）ラジエター」等は皆同じ由来である。

◆**median nerve** 正中神経　median は、「正中の、中央の、中心線上にある」という意味。middle とも置き換えられる。median「正中」と medial「内側」は、似ていて紛らわしい（どちらも同じラテン語 medius メディウス「中の、中間の」に由来する）。

◆**ulnar nerve** 尺骨神経　ギリシャ語 ὠλένη オーレネー「肘（ひじ）、肘から手にかけての腕」に由来。英語の elbow エルボウ「ひじ」の el- の部分は、ギリシャ語のオーレネーと同じ起源。

◆**anterior interosseous nerve** 前骨間神経　interosseous は 接頭辞 inter「〜の間」に、ラテン語 os オス「骨」が付いたもの。日本語訳の通り「骨の間」の意。

◆**dorsal scapular nerve** 肩甲背神経　ギリシャ語 σκάπτω スカプトー「掘る」に由来する。肩甲骨の形がシャベルに似ているため。

◆**long thoracic nerve** 長胸神経　ギリシャ語 θώραξ トーラクス「胸、胸郭、（古代ギリシャ兵の）胸当て」に由来。thoraco-、もしくは thoraci- は、「胸、胸部」を意味する造語に使われる。thoracoscope ソラコスコウプ「胸腔鏡」。thoracotomy ソラコトミ「開胸術」。

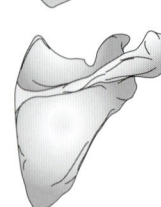

肩甲骨 scapula

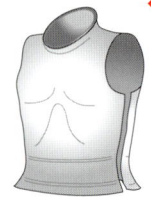

ギリシャの胸当て thorax

- 尺骨神経は、楽器を演奏する際に非常に重要であるため musician's nerve「音楽家の神経」という異名がある。

◆**common palmar digital nerves 総掌側指神経** ラテン語 palma パルマ「手のひら」から。英語 palm tree「ヤシ、シュロ」は、葉の形が手のひらに似ているため。ちなみに、ラテン語ではパルマのようにLの発音をしていたが、古フランス語を経由する段階でLの音が消えて、palm パームとなる。

◆**lateral pectoral nerve 外側胸筋神経** ラテン語 pectus ペクトゥス「胸」より。

◆**posterior brachial cutaneous nerve 後上腕皮神経** ラテン語 brachium ブラキウム「腕」に由来。このbrachiumから、brachiosaurus ブラキオソーラス「ブラキオサウルス」(σαῦρος サウロス「トカゲ」との合成語「腕トカゲ」の意)等の言葉が派生している。

スープラクラヴィキュラ パート オヴ ブレイキアル プレクサス
supraclavicular part of brachial plexus Y-19

ドーサル スカピュラ ナーヴ
dorsal scapular nerve◆ Y-20

スープラスカピュラ ナーヴ
suprascapular nerve Y-21

サブクレイヴィアン ナーヴ
subclavian nerve Y-22

ロング ソラスィック ナーヴ
long thoracic nerve◆ Y-23

サブスカピュラ ナーヴ
subscapular nerve Y-24

ソラコドーサル ナーヴ
thoracodorsal nerve Y-25

ラテラル ペクトラル ナーヴ
lateral pectoral nerve◆ Y-26

ミーディアル ペクトラル ナーヴ
medial pectoral nerve Y-27

皮神経とクチクラとキューティクル
CUTIS「皮膚」

皮神経ないしは皮枝と訳される cutaneous nerve キューテイニアス ナーヴは、ラテン語 cutis クティス「皮膚、皮膜、皮」に由来する。この cutis に指小辞が付いたものが cuticle キューティクルで、毛の場合「毛小皮(毛表皮)」を指す。このキューティクルは魚のウロコのような形をしており、この構造は髪の毛の柔軟性をもたらし、水分を保持することを可能にしている。

このキューティクルのラテン語的な表現が、cuticula キューティキュラ、いわゆる「クチクラ」である。クチクラ層という名称は哺乳類に限らず、節足動物や植物にも用いられる。植物のクチクラ層は、葉の一番表層でロウのような皮膜。葉内の水分の蒸発を防いでいる。常緑広葉樹の葉はクチクラ層が厚くなっており、ツバキのように葉に光沢がある。

エビ・カニ等の甲羅の、キチン質を多く含む層もクチクラ層と呼んでいる。

毛髄質(メデュラ)
毛皮質(コルテックス)
毛表皮(キューティクル)

ポスティアリア ブレイキアル キューテイニアス ナーヴ
posterior brachial cutaneous nerve Y-28

インフィアリア ラテラル ブレイキアル キューテイニアス ナーヴ
inferior lateral brachial cutaneous nerve Y-29

ポスティアリア アンテブレイキアル キューテイニアス ナーヴ
posterior antebrachial cutaneous nerve◆ Y-30

ポスティアリア インターロスィアス ナーヴ
posterior interosseous nerve Y-31

ミーディアル ブレイキアル キューテイニアス ナーヴ
medial brachial cutaneous nerve Y-32

ミーディアル アンテブレイキアル キューテイニアス ナーヴ
medial antebrachial cutaneous nerve Y-33

Z 脊髄神経《下肢》

z-1 腰神経（ようしんけい） 腰椎から出る5対の脊髄神経。L1〜L4は、腰神経叢に、L4〜L5は仙骨神経叢に入る。

z-2 仙骨神経（せんこつしんけい） 仙椎から出る5対の脊髄神経。

z-3 尾骨神経（びこつしんけい） 尾椎から出る脊髄神経。

z-4 腰仙骨神経叢（ようせんこつしんけいそう） 以下に示す、腰神経と仙骨神経の前枝からなる神経叢。腰神経叢（灰色で図示）と仙骨神経叢（赤で図示）に分かれる。

z-5 腸骨下腹神経（ちょうこつかふくしんけい） T12、L1から。腹横筋と内腹斜筋、外腹斜筋を支配する。殿部外側や下腹部の皮膚にも分布する。

z-6 腸骨鼠径神経（ちょうこつそけいしんけい） L1から（時にはT12からの線維も）。腹横筋と内腹斜筋を支配する。下腹部、大腿内側、陰嚢ないしは大陰唇の皮膚にも分布する。

z-7 陰部大腿神経（いんぶだいたいしんけい） T12、L1（L2）から。大腰筋を貫通し、陰嚢（大陰唇）の皮膚にも分布する（陰部枝）。また大腿内側上部の皮膚にも分布（大腿枝）。精巣挙筋も支配。挙睾反射に関与。

z-8 外側大腿皮神経（がいそくだいたいひしんけい） L2、L3から。鼠径靱帯下の筋裂孔を通り下肢に至る。大腿外側の皮膚に分布。

z-9 大腿神経（だいたいしんけい） L2〜L4から。大腰筋と腸骨筋の間を通って、筋裂孔を通り、大腿前面に出る。大腿の伸筋を支配し、大腿前面の皮膚にも分布。

z-10 閉鎖神経（へいさしんけい） L2〜L4から。大腰筋の下、尿管外側を通って、閉鎖管を通り、下肢に出て、内転筋群を支配、骨盤壁内面や大腿内側の皮膚に感覚枝が分布。

> 肥満や窮屈なズボンにより外側大腿皮神経が圧迫されると、疼痛、しびれ、蟻走感を感じる。これは「知覚異常性大腿神経痛（ロス・ベルンハルト症候群）」と呼ばれている。

z-11 上殿神経（じょうでんしんけい） L4〜S1から。中殿筋、小殿筋、大腿筋膜張筋を支配。この神経の障害によりトレンデレンブルグ徴候が起きる。

z-12 下殿神経（かでんしんけい） L5〜S2から。大殿筋を支配。この障害でイスから立ち上がるのが困難となる。

> 骨盤骨折等で閉鎖神経に障害が出ると内転筋が麻痺し、歩行障害が起きる。また、骨盤壁内側に感覚枝があるため、骨盤内の臓器の炎症で、大腿内側に関連痛が生じることがある。

z-13 陰部神経（いんぶしんけい） S2〜S4から。大坐骨孔を出て、陰部に分布。

z-14 下殿皮神経（かでんひしんけい） 後大腿皮神経の分枝。殿部の下半分の皮膚に分布。

z-15 後大腿皮神経（こうだいたいひしんけい） S1〜S3から。大坐骨孔を出て、大腿および下腿の上部後面の皮膚に分布。

z-16 坐骨神経（ざこつしんけい） L4〜S3から。人体で最も太い末梢神経。大坐骨孔を出て、大殿筋および大腿二頭筋の長頭の下を下行する。膝窩上端で総腓骨神経と脛骨神経に分枝する。

腰神経叢
仙骨神経叢
大腿神経

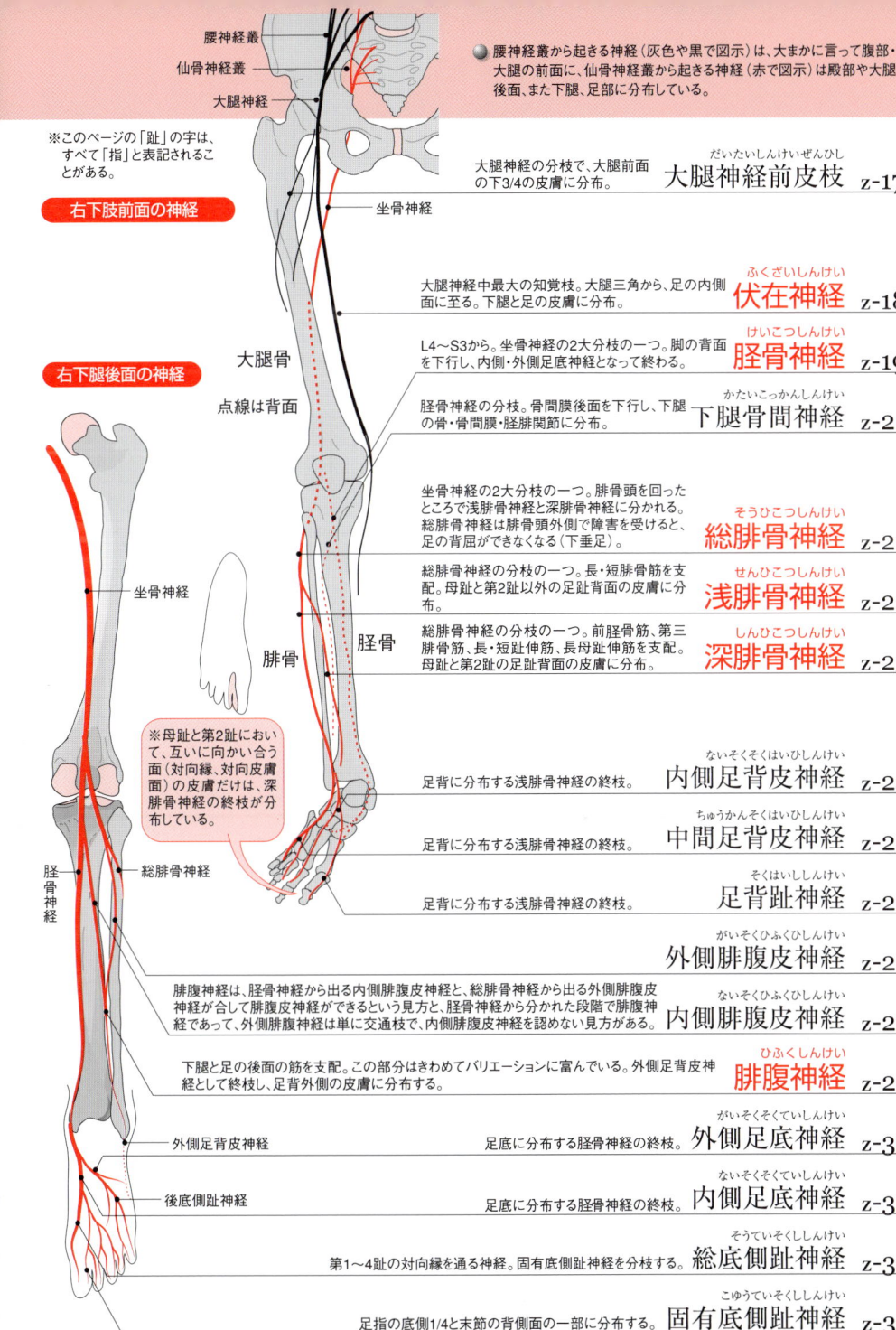

● 腰神経叢から起きる神経（灰色や黒で図示）は、大まかに言って腹部・大腿の前面に、仙骨神経叢から起きる神経（赤で図示）は殿部や大腿後面、また下腿、足部に分布している。

※このページの「趾」の字は、すべて「指」と表記されることがある。

右下肢前面の神経

坐骨神経

大腿神経の分枝で、大腿前面の下 3/4 の皮膚に分布。　**大腿神経前皮枝**　z-17

大腿骨
点線は背面

右下腿後面の神経

大腿神経中最大の知覚枝。大腿三角から、足の内側面に至る。下腿と足の皮膚に分布。　**伏在神経**　z-18

L4〜S3から。坐骨神経の2大分枝の一つ。脚の背面を下行し、内側・外側足底神経となって終わる。　**脛骨神経**　z-19

脛骨神経の分枝。骨間膜後面を下行し、下腿の骨・骨間膜・脛腓関節に分布。　**下腿骨間神経**　z-20

坐骨神経

坐骨神経の2大分枝の一つ。腓骨頭を回ったところで浅腓骨神経と深腓骨神経に分かれる。総腓骨神経は腓骨頭外側で障害を受けると、足の背屈ができなくなる（下垂足）。　**総腓骨神経**　z-21

腓骨
脛骨

総腓骨神経の分枝の一つ。長・短腓骨筋を支配。母趾と第2趾以外の足趾背面の皮膚に分布。　**浅腓骨神経**　z-22

総腓骨神経の分枝の一つ。前脛骨筋、第三腓骨筋、長・短趾伸筋、長母趾伸筋を支配。母趾と第2趾の足趾背面の皮膚に分布。　**深腓骨神経**　z-23

※母趾と第2趾において、互いに向かい合う面（対向縁、対向皮膚面）の皮膚だけは、深腓骨神経の終枝が分布している。

足背に分布する浅腓骨神経の終枝。　**内側足背皮神経**　z-24

足背に分布する浅腓骨神経の終枝。　**中間足背皮神経**　z-25

総腓骨神経
脛骨神経

足背に分布する浅腓骨神経の終枝。　**足背趾神経**　z-26

外側腓腹皮神経　z-27

腓腹神経は、脛骨神経から出る内側腓腹皮神経と、総腓骨神経から出る外側腓腹皮神経が合して腓腹皮神経ができるという見方と、脛骨神経から分かれた段階で腓腹神経であって、外側腓腹神経は単に交通枝で、内側腓腹皮神経を認めない見方がある。　**内側腓腹皮神経**　z-28

下腿と足の後面の筋を支配。この部分はきわめてバリエーションに富んでいる。外側足背皮神経として終枝し、足背外側の皮膚に分布する。　**腓腹神経**　z-29

外側足背皮神経
後底側趾神経

足底に分布する脛骨神経の終枝。　**外側足底神経**　z-30

足底に分布する脛骨神経の終枝。　**内側足底神経**　z-31

第1〜4趾の対向縁を通る神経。固有底側趾神経を分枝する。　**総底側趾神経**　z-32

足指の底側1/4と末節の背側面の一部に分布。　**固有底側趾神経**　z-33

O	P	Q	R	S	T	U	V	W	X	Y	**Z**	付録	索引
大脳皮質野	伝導路	被膜脳室	脳血管	視神経内耳神経	三叉神経	顔面神経舌咽神経	迷走神経副神経	自律神経	脊髄神経体幹	脊髄神経上肢	**脊髄神経下肢**		

109

Z Spinal Nerve <Lower Limb>

z-1	ランバー　ナーヴ **lumbar nerve**◆	
z-2	セイクラル　ナーヴ **sacral nerve**◆	
z-3	コクスィジーアル　ナーヴ **coccygeal nerve**◆	
z-4	ランボセイクラル　ナーヴ **lumbosacral plexus**	
z-5	イリオハイポギャストリック　ナーヴ **iliohypogastric nerve**	
z-6	イリオイングイナル　ナーヴ **ilioinguinal nerve**◆	
z-7	ジェニトウフェモラル　ナーヴ **genitofemoral nerve**◆	
z-8	ラテラル　フェモラル　キューテイニアス　ナーヴ **lateral femoral cutaneous nerve**	
z-9	フェモラル　ナーヴ **femoral nerve**◆	
z-10	オブテュレイタ　ナーヴ **obturator nerve**◆	
z-11	スーピアリア　グルーティーアル　ナーヴ **superior gluteal nerve**	
z-12	インフィアリア　グルーティーアル　ナーヴ **inferior gluteal nerve**	
z-13	ピューデンダル　ナーヴ **pudendal nerve**◆	
z-14	インフィアリア　クルーニアル　ナーヴ **inferior clunial nerve**	
z-15	ポスティアリア　フェモラル　キューテイニアス　ナーヴ **posterior femoral cutaneous nerve**	
z-16	サイアティック　ナーヴナーヴ **sciatic nerve**	

◆**lumbar nerve** 腰神経　ラテン語 lumbus ルムブス「腰」に由来。

◆**sacral nerve** 仙骨神経　ラテン語 os sacrum オス　サクルム「神聖な骨」＝「仙骨」に由来。なぜ神聖と名付けられた理由は⇒「骨単」p.60のコラム参照。

◆**coccygeal nerve** 尾骨神経　coccygealは、coccyxコクスィクス「尾骨」の形容詞形。これはギリシャ語の κόκκυξ **コッキュクス**「カッコー」に由来。尾骨がカッコーのくちばしに似ているためである。ギリシャ語・ラテン語では、-cc-は[k]の二重子音だが、英語では、cの文字の次がeやi, yが続く場合には、cの発音が[k]から[s]に変わる。そのため、-cc- の後の方の子音が[s]になり、コッキュクスがコクスィクスになる。ちなみに、ギリシャ語のコッキュクスも英語の cuckoo クックーも、日本語のカッコーもどれも擬声語に由来すると考えられている。coxal boneコクサル　ボウン「寛骨」とは語源的な関係はない。

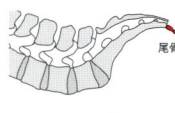

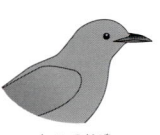

◆**iliohypogastric nerve** 腸骨下腹神経　ラテン語 ilium イーリアム腸骨から。ギリシャ語 ἰξύς イクシュス「脇腹、腰」からラテン語 ilia イーリア → ilium「腸骨」という説と、ラテン語 ileum イーレウム「腸」と同根語とする説がある。ギリシャ語 hypo- ヒュポ「下に」＋ギリシャ語 γαστήρ ガステール「腹、胃」がついたもの、つまり下腹を指している。

◆**ilioinguinal nerve** 腸骨鼠径神経　ラテン語 inguen イングエン「鼠径、股の付け根」から。英語の groin グロイン「鼠径」も同根語であるとする説もある。

◆**genitofemoral nerve** 陰部大腿神経　ラテン語 genitalis ゲニターリス「生殖の、陰部の」から。

◆**femoral nerve** 大腿神経　ラテン語 femur フェムル「大腿」に由来。femur フィーマ「大腿、大腿骨」の形容詞形 femoral フェモラルがなぜ u ではなく o になるのかは「骨単」p.91のコラム参照。

◆**obturator nerve** 閉鎖神経　ラテン語 opturo オプトゥーロー「閉鎖する、閉じる、詰める」から。この閉鎖神経が通る閉鎖孔は大部分が閉鎖膜によって閉じられている。

◆**superior gluteal nerve** 上殿神経　ギリシャ語 γλουτός グルートス「尻、殿部」に由来する。印欧祖語の *gel-「丸い形にする、丸める」が起源。glue グルー「にかわで付ける、糊」、gluten グルーテン「グルテン（穀物に含まれるタンパク質）」、globe グロウブ「球」も関連ます。⇒p.122「グルタミン酸」の項目参照。

◆**pudendal nerve** 陰部神経　ラテン語 pudendus プデンドゥス「恥ずかしい、恥ずべき」から「陰部の」という意味が派生。

◆**inferior clunial nerve** 下殿皮神経　ラテン語 clunis クルーニス

● digitalは、ラテン語の digitus ディギトゥス「指」から。

「尻の下半分、殿部」から。これはギリシャ語 κλόνις クロニス「仙骨」に由来する。

◆**sciatic nerve 坐骨神経** ギリシャ語の ισχίον イスキオン「寛骨臼、股関節」に由来。イスキオンのiの音が脱落している。sciatica サイアティカ「坐骨神経痛」も同根語。

◆**saphenous nerve 伏在神経** saphenous「伏在の」は、アラビア語の al-safen「潜伏」に由来する。⇒「肉単」p.86参照。

◆**tibial nerve 脛骨神経** ラテン語 tibia ティービア「すねの骨、骨」に由来。tibia は、「笛」という意味もある。古代には様々な動物や鳥の脛骨から笛が作られた。

◆**crural interosseous nerve 下腿骨間神経** crural クルーラル は、ラテン語 crus クルース「脛（すね）、脚、下腿」の形容詞形。interosseous は、ラテン語 os オス「骨」に、「～の間」を意味する接頭辞 inter が付いたもの。

◆**superficial fibular nerve 浅腓骨神経** ラテン語 fibula フィーブラは、「留め金、ピン」の意。figo フィーゴー「結びつける」+ 道具を表わす接尾辞 -bula から。ギリシャ語で、「留金」を意味する語は περόνη ペロネーであるため、「腓骨の」を意味する形容詞としては、peroneus ペロウニアスがある。この superficial fibular nerve は、superficial peroneus nerve ということもできる。

◆**sural nerve 腓腹神経** sural は、ラテン語 sura スーラ「下腿、ふくらはぎ」の形容詞形。

◆**lateral plantar nerve 外側足底神経** plantar はラテン語 planta プランタ「足底」に由来。鉢植え容器の planter「プランター」とは綴りが違うが、共に planus プラーヌス「広い、平らな」に起源をもつと考えられている。これは、足底が平らであることから。植物がなぜ「平ら」という語に由来するのかという理由に関しては「種を播くため地面を平らにするから、苗床を足の裏で踏むから」など諸説がある。

古代ローマのフィーブラの一種

腓骨

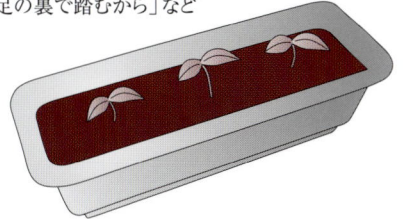

アンティアリア キューテイニアス ブランチ
anterior cutaneous branch z-17

サフィーナス ナーヴ
saphenous nerve◆ z-18

ティビアル ナーヴ
tibial nerve◆ z-19

クルーラル インターロスィアス ナーヴ
crural interosseous nerve◆ z-20

コモン フィビュラ ナーヴ
common fibular nerve z-21

スーパーフィシャル フィビュラ ナーヴ
superficial fibular nerve◆ z-22

ディープ フィビュラ ナーヴ
deep fibular nerve z-23

ミーディアル ドーサル キューテイニアス ナーヴ
medial dorsal cutaneous nerve z-24

インターミーディィット ドーサル キューテイニアス ナーヴ
intermediate dorsal cutaneous nerve z-25

ドーサル ディジタル ナーヴズ オヴ フット
dorsal digital nerves of foot z-26

ラテラル スューラル キューテイニアス ナーヴ
lateral sural cutaneous nerve z-27

ミーディアル スューラル キューテイニアス ナーヴ
medial sural cutaneous nerve z-28

スューラル ナーヴ
sural nerve◆ z-29

ラテラル プランタ ナーヴ
lateral plantar nerve◆ z-30

ミーディアル プランタ ナーヴ
medial plantar nerve z-31

コモン プランタ ディジタル ナーヴ
common plantar digital nerve z-32

プロパ プランタ ディジタル ナーヴズ
proper plantar digital nerves z-33

河合教授のワンポイント脳講座

神経細胞の寿命

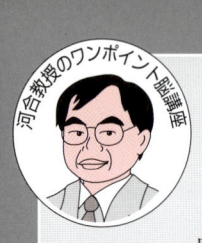

個体の生命活動が遺伝子DNAの設計図に基づいて営まれていることは多くの人の知るところである。遺伝情報を正確に受け継ぐことができれば細胞はその役割を細胞分裂を通して次世代の細胞へとバトンタッチすることができる。実際に多くの細胞は細胞分裂を繰り返しながら新しい細胞に置き換わっている。しかし細胞が次々に置き換わっても個体全体の統一性は維持される。当然であるが多くの細胞の寿命は、個体の寿命（約80年）に比較して遙かに短い。腸管の上皮細胞の寿命は一週間に満たないし、血球細胞も長くても数ヶ月である。唯一の例外が神経細胞である。神経細胞のみが個体と寿命を共にして生涯を全うするのである。分裂しないということは再生能がほとんどないことを意味する。そのために神経細胞は障害に対して脆弱である。脳の障害は生涯後遺症となることが多い。どうしてか？ それは未解明のままである。一個の神経細胞は、多数のシナプスを介して複数の神経細胞と複雑で精緻なネットワークを形成している。このネットワーク構築を崩すことなく一個の細胞を置き換えることはおそらく不可能であろう。ネットワーク構造維持と細胞置換は両立しえなかったのかもしれない。

※近年、ヒトの海馬の歯状回において、誕生後のニューロン新生がごく一部に生じていることが明らかになった。以前から、カナリアやトカゲ等においてこの現象は知られていたが、ヒトにおけるニューロン新生の意義についてはまだ定かではない。

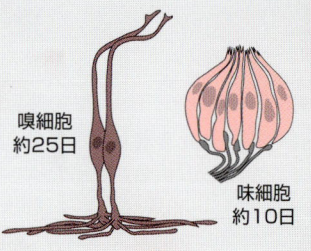

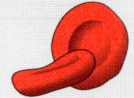

嗅細胞 約25日
味細胞 約10日
赤血球 約120日

種々の細胞の寿命

味蕾（みらい）の中の味細胞は、その寿命が約10日と比較的短い。嗅細胞の寿命は約20〜30日、腸管の上皮細胞の寿命は一週間に満たない。一般的に外界に接している細胞ほど寿命が短い。

放射線を多く浴びた場合の組織の影響（放射線感受性）は細胞分裂を頻繁に行なうもの、細胞寿命の短いものほど大きい。被曝した量が少なめの場合、造血系の細胞に障害をもたらすが、さらに被曝が多い場合、腸上皮細胞が分裂不能となり、体液の漏出が生じ死に至る。その場合、死亡までの時間は、腸上皮細胞の寿命の長さに依存することになる。

神経細胞のかたち

神経細胞は場所によって独特の形態を持つ。その特徴は、突起の樹状突起や軸索の形状にもっともよく現れているが、細胞体（突起以外の核の周囲部）のサイズも神経核によってまちまちだ。

細胞体の最も小さい神経細胞は、小脳の顆粒細胞でその直径は6-8μm、最も大きいのは大脳皮質運動野の錐体細胞で30-50μmも直径がある。その樹状突起も長く広く分岐し大脳皮質の表面に達するものもある（数mm）。錐体細胞の軸索も非常に長く、1m（大脳皮質運動野から仙髄に至る）に達するものもある。脊髄前角の運動ニューロンも大きいサイズの神経細胞で、軸索も長いものは手足の指先の筋肉に至る。またもっとも密に複雑に分岐する樹状突起を持つのは、小脳のプルキンエ細胞かもしれない。

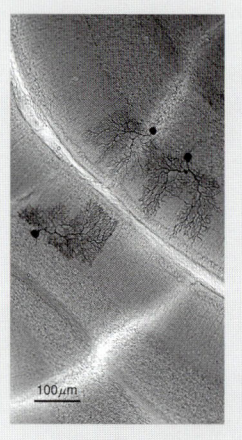

小脳プルキンエ細胞　　大脳錐体細胞

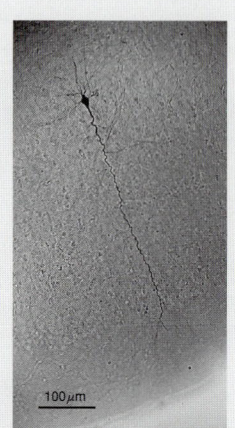

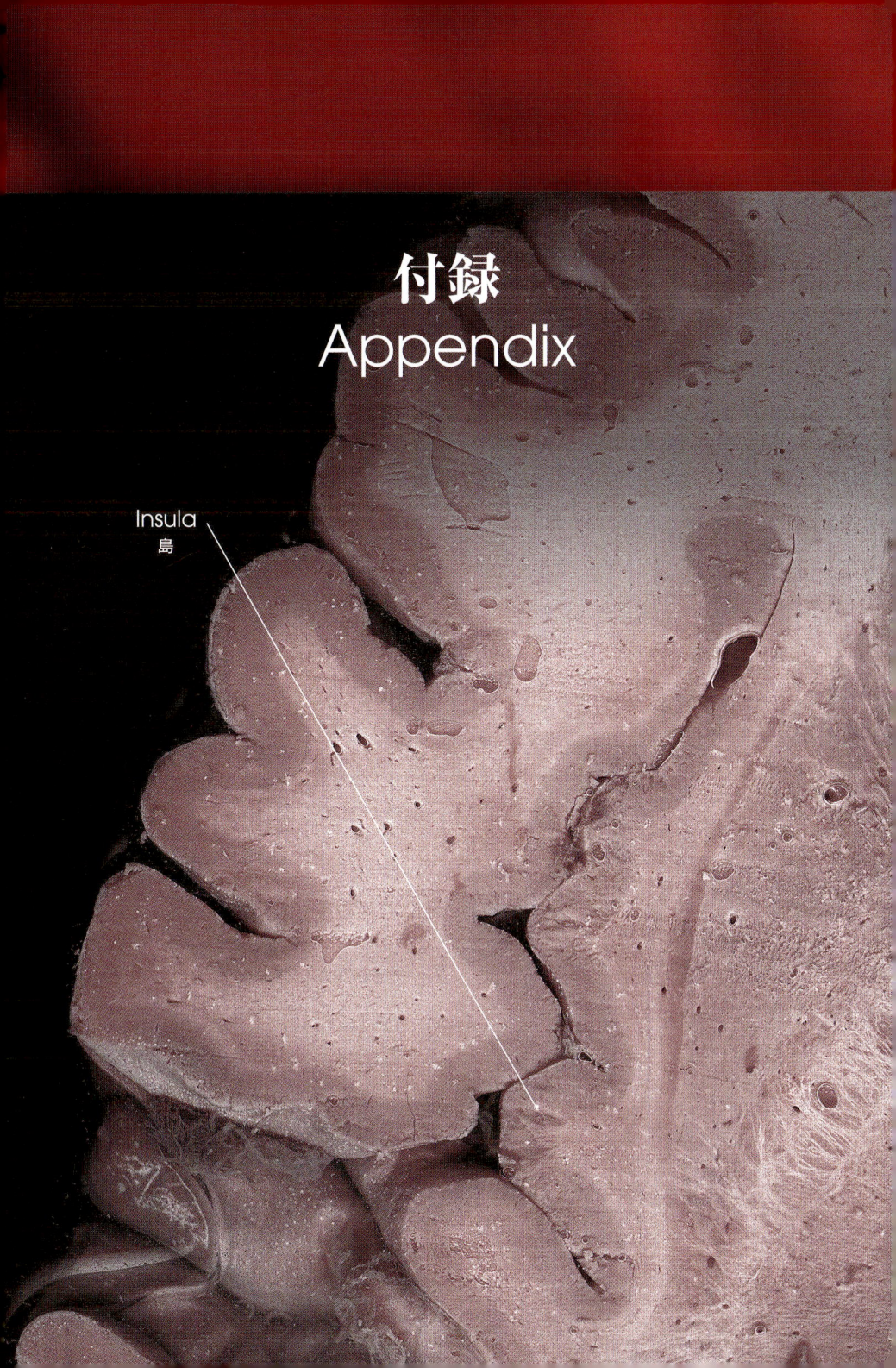

付録
Appendix

Insula
島

付録A ニューロン《1》

● 神経組織は、ニューロン（神経細胞）、グリア細胞（膠細胞）、血管からなる。この項目の番号に付けられている app- は、appendix「付録」の略。

app-1	**ニューロン（神経細胞）**	神経元、またはドイツ語読みでノイロンともいう。「神経細胞」の場合、特に細胞体を指す場合もある。大脳には約150億個ものニューロンがあるとされ、大脳の1mm²に約10万個存在する。生後は分裂、再生能力はほとんどなく、基本的にその数が増えない。
app-2	**樹状突起（じゅじょうとっき）**	細胞体から複雑に枝分れする突起。神経伝達の入力部分。その形は、ニューロンの種類によって特徴がある。シナプス入力を統合すると共に、樹状突起の三次元構造が軸索への出力の演算に寄与する。
app-3	**細胞体（さいぼうたい）**	ニューロンの本体で、ここから樹状突起や軸索が伸びている。細胞体のサイズは、小さなもので数μm（1μm=1/1000mm）、大きいもので100μm（10分の1mm）。
app-4	**核（かく）**	神経細胞には一つの核があり、中には大きな核小体（仁）がある。女性の神経細胞には、X染色体のうち片方が不活性化して凝縮した塊（バール小体 Barr body）が核小体の近くにある。
app-5	**ニッスル小体（虎斑物質）（しょうたい）（こはんぶっしつ）**	細胞質中の、トルイジン青やチオニンなどの塩基性アニリン色素で染まる顆粒状の物質。粗面小胞体由来のリボソームRNAから構成される。
app-6	**軸索（小）丘、起始円錐（じくさく（しょう）きゅう）（きしえんすい）**	細胞体から軸索が出るあたりのふくらんだ部分。ここからインパルスが発生している。
app-7	**軸索（神経線維）（じくさく）（しんけいせんい）**	神経線維という語の場合、樹状突起をも定義に含む文献もある。さらに軸索突起ともいう。電気的に信号（インパルス）を伝達する。
app-8	**ミエリン鞘（髄鞘）（しょう）（ずいしょう）**	末梢神経ではシュワン細胞によって軸索を包み、インパルスの伝導速度を上げる。ミエリン鞘は生後から20歳位にかけて作られる。脳や脊髄の白質（神経線維の多い個所）は、脂質に富むミエリン鞘に由来する。多発性硬化症（MS）は、髄鞘がなんらかの原因で変性、脱落することで「脱髄」に起因。変性した個所によって、運動障害や、感覚障害、視力低下・視野欠損、高次機能障害等の症状が現れる。
app-9	**ランビエ絞輪（こうりん）**	「ランヴィエの絞輪」とも表記。ミエリン鞘が1〜3mmの規則的な間隔でくびれている部分。インパルスは、この絞輪を飛び飛びに伝導（跳躍伝導）する。ここで、軸索が枝分れすることもある（軸索側副枝）。絞輪で区切られたミエリン鞘を「髄節」という。
app-10	**軸索末端（軸索終末）（じくさくまったん）（じくさくしゅうまつ）**	軸索ボタンともいう。大きいニューロンでは一つの細胞が、数千〜数十万個もの軸索末端とシナプスを形成する。生後ニューロン数は減る一方だが、シナプスの数は環境・学習等により大きく増減する。
app-11	**シナプス**	神経接合部ともいう。ニューロンから次のニューロンへとインパルスを伝達する部分。神経筋接合部も広い意味ではシナプスの一種。
app-12	**微小管（びしょうかん）**	細胞骨格を構成する糸状のタンパク質の中で最も太いもの（直径約25nm）。微小管は、分裂期細胞の紡錘体の形成や、細胞内輸送だけでなく、ニューロンでは軸索輸送において輸送用レールのような役を果たす。
app-13	**ニューロフィラメント**	細胞骨格を構成する直径約10nmの糸状タンパク質（中間径フィラメント）のうち、ニューロン内にあるものをニューロフィラメントという。
app-14	**無髄線維（むずいせんい）**	ミエリン鞘のない神経線維。ヒトでも、交感神経節後線維や皮膚温痛覚の求心性線維は無髄線維。無脊椎動物はすべて無髄線維からなる。
app-15	**有髄線維（ゆうずいせんい）**	ミエリン鞘で覆われている神経線維のこと。脊椎動物の軸索の大部分は有髄線維。無髄線維より格段に伝達速度が速いが、有髄線維でも太いものほど速い。

樹状突起と軸索を合せて「神経突起」neuronal processes ないしは、neurite という

神経伝達物質の入ったシナプス小胞は、すべて細胞体で作られている。1日あたり10〜50cmの速度で運ばれる。

順方向輸送 →（モータータンパク：キネシン等）
← 逆方向輸送（モータータンパク：ダイニン）

一つのニューロンから放出される神経伝達物質は一種類とは限らない。例えば、腹側被蓋野のドーパミン作動性ニューロンにはコレシストキニン（CCK）という神経ペプチドが共存する。末梢神経の運動ニューロンはアセチルコリン作動性だが、カルシトニン遺伝子関連ペプチド（CGRP）が共存。神経再生の調整や筋収縮を増強する。このように他の伝達物質の機能を助ける物質を神経機能修飾物質 neuromodulator という。

シナプス小胞 app-16	神経伝達物質を包む小胞。細胞体で作られ、軸索輸送によってシナプスに至る。
シナプス間隙 app-17	シナプス前膜と後膜とは、数nm（数万分の1mm）の隙間があり、化学的に信号を伝達する。
シナプス前膜 app-18	シナプスの軸索末端側の細胞膜。シナプス小胞がここに癒着し、神経伝達物質が放出される。
シナプス後膜 app-19	シナプスの樹状突起側の肥厚した細胞膜。神経伝達物質の受容体があり、次のニューロンに伝える。
棘突起 app-20	「シナプス後棘」ともいう。樹状突起にしばしば見られる棘（とげ）状の突起。軸索末端と共に「棘シナプス」をつくる。さらに、この棘突起を軸索末端が包み込んだ「糸球状シナプス」もある。
グレイⅠ型シナプス app-21	非対称性シナプス。球形のシナプス小胞。シナプス後膜の肥厚が顕著、シナプス間隙が広い（30nm）。興奮性シナプス。
グレイⅡ型シナプス app-22	対称性シナプス（あくまで非対称性シナプスと比較して対称的）。扁平のシナプス小胞をもつ。シナプス後膜の肥厚は目立たず、シナプス間隙は狭い（20nm）。抑制性シナプス。

シナプスの分類

神経突起の数による分類

単極性ニューロン app-23	一つの軸索を持つ。嗅細胞、三叉神経中脳路核ニューロン等。
偽単極性ニューロン app-24	細胞体より軸索が1本出て、直ちにT字形に分岐。脊髄神経節の知覚性ニューロン等。
双極性ニューロン app-25	細胞体より軸索が2本出る。前庭神経節ニューロン等の知覚性ニューロン。
多極性ニューロン app-26	一つの軸索と多数の樹状突起を持つ。中枢神経系における一般的なニューロン。
ゴルジⅠ型 app-27	ダイテルス型、投射型ともいう。ダイテルス核とは前庭神経外側核の別名。軸索が非常に長く（1mに達するものもある）、樹状突起が比較的短い。大脳錐体細胞、小脳プルキンエ細胞、脊髄運動神経細胞等。
ゴルジⅡ型 app-28	局所回路ニューロン、介在ニューロンともいう。軸索が短い。小型神経細胞の多くはこのタイプ。近くの神経細胞とシナプスを形成し、複雑なネットワークを形成する。

ニューロンの働きによる分類

感覚ニューロン app-29	
運動ニューロン app-30	
介在ニューロン app-31	介在ニューロンは、感覚ニューロンからの入力を演算、加工し運動ニューロンに出力する。興奮性介在ニューロンと抑制性介在ニューロンがある。

App.A　Neurons <1>

ここで示されている神経細胞に関係する英単語は、脳神経の解剖学用語とくらべると日が浅く、通常の英単語に由来する語も多い。

app-1　ニューロン　neuron

app-2　デンドライト　dendrite♦

app-3　セル　ボディ　cell body

app-4　ニュークリアス　nucleus♦

app-5　ニッスル　ボディ　タイグロイド　サブスタンス　Nissl body (tigroid substance)

app-6　アクソン　ヒロック　axon hillock♦

app-7　アクソン　axon♦

app-8　マイエリン　シース　myelin sheath♦

app-9　コンストリクション　リング　オヴ　ランヴィエ　constriction ring of Ranvier♦
※node of Ranvierともいう。

app-10　アクソン　ターミナル　axon terminal

app-11　スィナプス　synapse♦

app-12　マイクロテューピュール　microtubule♦

app-13　ニューロフィラメント　neurofilament

app-14　アンマイエリネイティッド　ナーヴ　ファイバ　unmyelinated nerve fiber♦

app-15　マイエリネイティッド　ナーヴ　ファイバ　myelinated nerve fiber♦

◆**dendrite　樹状突起**　ギリシャ語 δένδρον デンドロン「樹木、木」から。樹状突起が樹木の枝のように広がる様から。園芸植物のデンドロビウム（ラン科の中で最も種類の多い属）も、デンドロン + βίος ビオス「生活、生命、生物」の意味で、樹木の幹や枝に着生し、生活することに由来している。

◆**nucleus　核**　ラテン語 nux ヌックス「クルミ、堅果」に指小辞 -ulus が付いたもの（小さいクルミ）。神経核の「核」と同じ英語が使われている。⇒p.18のコラム参照。

◆**axon hillock　軸索（小）丘、起始円錐**　hillockは、「小さい丘、塚」の意。hill「丘」に指小辞が付いたもの。

◆**axon　軸索（神経線維）**　ギリシャ語 ἄξων アクソーン「軸」に由来。ラテン語に取り入れられたものが、axis アクスィス「軸」で、第二頚椎の axis「軸椎」も、これに由来する。ところで、the Axis ジ アクスィスといえば、第二次世界大戦の日独伊の「枢軸国」を指す。

◆**myelin sheath　ミエリン鞘（髄鞘）**　ギリシャ語 μυελός ミュエロス「髄、骨髄」に由来する。

◆**constriction ring of Ranvier　ランビエ絞輪**　constrictionは、ラテン語 constringo コーンストリンゴー「くびれた、圧縮した」に由来する。ランビエ Louis A. Ranvier (1935-1922) は、ランビエ絞輪を最初に記述したフランスの解剖学者。

◆**synapse　シナプス**　ギリシャ語 σύναψις スュナプスィス「結合、連結」に由来。

◆**microtubule　微小管**　ラテン語 tubus トゥブス「管」に、指小辞の -ulus が付いた tubulus「小さい管」に、接頭辞 micro- ミークロ「小さい」を加えたもの。つまり、小さい小さい管というわけである。

◆**unmyelinated nerve fiber　無髄線維**　最初の unmyelinated は、amyelinated や、nonmedullated、unmedullated とも綴る。

◆**myelinated nerve fiber　有髄線維**　medullated nerve fiberともいう。medulla メダラ「髄」に由来。

◆**synaptic vesicle　シナプス小胞**　ラテン語 vesicula ウェースィークラ「小さな袋、小胞」に由来。これは vesica ウェースィーカ「袋、嚢」に指小辞がついたもの。

◆**synaptic cleft　シナプス間隙**　ゲルマン語由来の cleft は、「裂け目、凹み」の意。元々は clift と綴ったが、cleaveクリーヴ「裂く」の過去分詞のcleft の影響を受けて16世紀以降は、cleft という綴りに変わってしまった。

◆**unipolar neuron　単極性ニューロン**　ラテン語 polus ポルス「軸、

デンドロビウム

● 神経組織を染色せずに観察しても、神経の姿を捕らえることはできない。樹状突起 dendriteは、ゴルジ Camillo Golgi（1844-1926）が開発したゴルジ染色法によってはじめてその姿が明らかになり、樹木の形にたとえて彼が命名した。細胞のゴルジ器官や、ゴルジの腱器官も彼が発見している。様々な染色法の考案によってはじめて、神経細胞の解明が可能になった。

「軸の先端、極」から。

◆ pseudounipolar neuron 偽単極性ニューロン ギリシャ語 ψεῦδος プセウドス「うそ、偽りに、にせ」に由来。医学用語では、「仮性〜」という用法でしばしば用いられている。

虎斑物質と豹、チグリス川
TIGRIS「虎」

ドイツの神経学者ニッスルFranz Nissl（1860-1919）は、塩基性アニリン色素によって神経細胞を染める染色法を開発し、これはニッスル染色法と呼ばれている（日本には、この染色法は斎藤茂吉によって伝えられた）。この染色法によって染められる顆粒状の物質がニッスル小体。後に、電子顕微鏡レベルの観察によってこの実体が粗面小胞体由来のリボソームRNAであることが判明した。ニッスル小体は、その時の細胞の状態によって濃くなったり、消失したりする。

ところで、このニッスル小体は、その斑点の模様から「虎斑物質」ともいうが、これはどう見ても縞模様の虎ではなく、斑点が多い豹（ヒョウ）に似ている。命名者が虎と豹を混同してしまったからと考えられている。江戸時代の見世物の錦絵に豹を描いて「虎」と題が付いているものがあるが、虎も豹も野生に一匹もいない日本では仕方がないかもしれない。

虎斑物質 tigroid substance は、ギリシャ語の τίγρις ティグリスによる造語。さらにこのティグリスは、印欧祖語の *(s)teig-「刺す、貫く、素早い」に由来し、人を刺す弓矢のように素早い動物という意味から派生したとも考えられている。また、メソポタミアのティグリス川は、虎が棲息していたからとか、もしくは上流が「急流」であったことが語源という説もある。

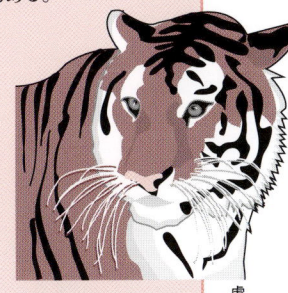

アメリカヒョウ（ジャガー）

虎

スィナプテック ヴェスィクル	
synaptic vesicle◆	app-16
スィナプテック クレフト	
synaptic cleft◆	app-17
プリスィナプテック メンブレイン	
presynaptic membrane	app-18
ポウストスィナプテック メンブレイン	
postsynaptic membrane	app-19
デンドリティック スパイン	
dendritic spine	app-20
グレイ タイプ	
Gray type I	app-21
グレイ タイプ	
Gray type II	app-22
ユニポウラ ニューロン	
unipolar neuron◆	app-23
シュードウユニポウラ ニューロン	
pseudounipolar neuron◆	app-24
バイポウラ ニューロン	
bipolar neuron	app-25
マルティポウラ ニューロン	
multipolar neuron	app-26
ゴルジ タイプ	
Golgi type I	app-27
ゴルジ タイプ	
Golgi type II	app-28
センサリ ニューロン	
sensory neuron	app-29
モウタ ニューロン	
motor neuron	app-30
インターニューロン	
interneuron	app-31

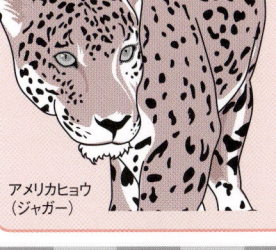

付録A ニューロン《2》

ヒトの大脳皮質は、厚さが約2〜4mm。ここには約150億のニューロンが存在する。染色法の違いによって、細胞の種類や染められる個所が異なる。

app-32	新皮質（しんひしつ）	大脳皮質の大部分を占め、6層の神経細胞層からなる。
app-33	原皮質（げんひしつ）	3層の神経細胞層からなり、海馬・歯状回がこれに相当する。
app-34	旧皮質（きゅうひしつ）	嗅球以外は層構造は不明瞭。狭義の嗅脳がこれに相当する。古皮質とも訳される。

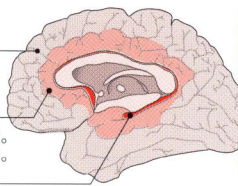

発生の段階と新・原・旧皮質

新皮質は、等しく6層の神経細胞層からなり、それゆえ、**等皮質** isocortex と呼ばれている。一部の皮質は6層構造が不鮮明だが、発生の段階で必ず層構造の段階を経ている。
それに対して、原皮質・旧皮質は発生のどの段階でも6層構造を示さず、**異皮質** allocortex と呼ばれる。等皮質と異皮質の中間的なものは、**中間皮質** mesocortex という（ヒトでは帯状回、鉤、海馬傍回等）。

archaeocortex（原皮質）、paleocortex（旧皮質）を、古質、旧皮質と訳すものもあり、訳語は文献によってまちまち。

大脳皮質の6層構造

一次感覚野　　連合野　　一次運動野

app-35	分子層（ぶんしそう）	第1層。表在層ともいう。水平方向に走る線維が多くニューロンに乏しい。視床からの線維や星状細胞マルチノッチ細胞の軸索が入り、錐体細胞や紡錘形細胞の樹状突起と多数のシナプスを形成する。
app-36	外顆粒層（がいかりゅうそう）	第2層。小型錐体細胞と星状細胞で構成される。樹状突起は分子層に達し、軸索は深層に達してここで終止するか、または白質に入る。
app-37	外錐体細胞層（がいすいたいさいぼうそう）	第3層。主に錐体細胞によって構成される。錐体細胞の頂上樹状突起は分子層まで達し、軸索は白質に入り、対側または同側の第1、2層に入る。
app-38	内顆粒層（ないかりゅうそう）	第4層。星状細胞で構成される。視床の特殊核からの入力を受ける。この層には外バイヤルジェ線条がある。
app-39	内錐体細胞層（ないすいたいさいぼうそう）	第5層。神経細胞層ともいう。錐体細胞、星状細胞とマルチノッチ細胞からなり、線条体、オリーブ核、また脊髄へ出力する。内バイヤルジェ線条がある。
app-40	多型細胞層（たけいさいぼうそう）	第6層。紡錘形細胞からなる。変形した錐体細胞やマルチノッチ細胞もある。白質・皮質間の線維がこの層を通る。視床へ出力（皮質視床投射線維）。

大脳皮質の細胞

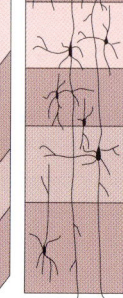

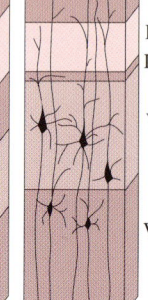

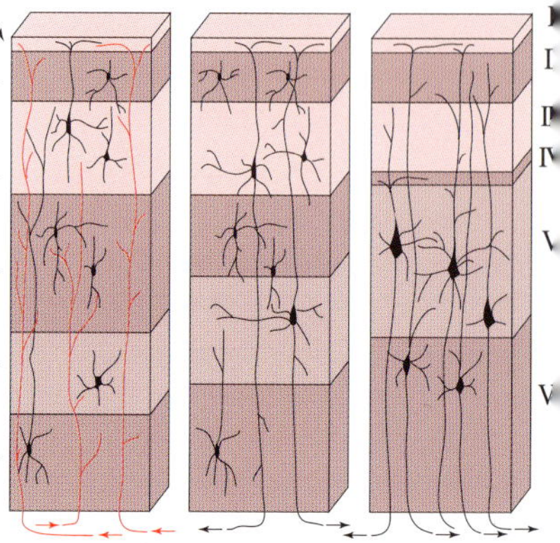

app-41	カハールの水平細胞（すいへいさいぼう）	表在層（第1層）の中に散在する。
app-42	顆粒細胞（かりゅうさいぼう）	内・外顆粒層にある小型のニューロン。
app-43	錐体細胞（すいたいさいぼう）	軸索は、他の皮質野や神経核に出力する。軸索の多くは反回側副枝を出している。尖頂樹状突起は分子層にまで伸びる。
app-44	外バイヤルジェ線条（がい　せんじょう）	内顆粒層を水平に走る線維。その多くは視床からの線維。
app-45	内バイヤルジェ線条（ない　せんじょう）	内バイラルジア線条もしくは、内ベラージュ線条ともいう。
app-46	ベッツ細胞（さいぼう）	一次運動野では、この層の錐体細胞はきわめて大きく、ベッツ細胞と呼ばれる。
app-47	マルチノッチ細胞（さいぼう）	星状細胞のうち、軸索が上行して、各層で枝分かれしているものを特にマルチノッチ細胞という。
app-48	放射線維束（ほうしゃせんいそく）	垂直に走る線維束。

※ここで示したニューロン以外に、グリア細胞が存在している。

ゴルジ鍍銀法　　ニッスル染色法　　ヴァイゲルト髄鞘染色法

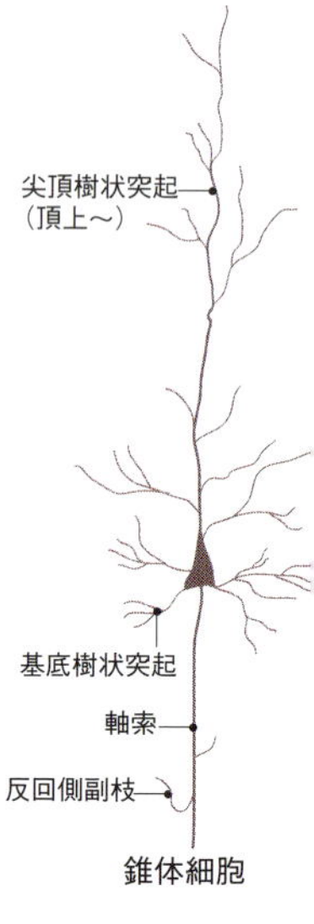

尖頂樹状突起（頂上〜）
基底樹状突起
軸索
反回側副枝
錐体細胞

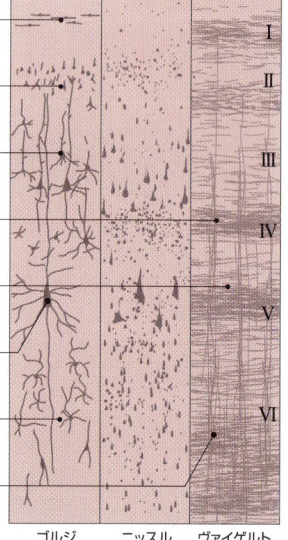

小脳のプルキンエ細胞は小脳核に対して抑制的に働く。随意運動を行なう際、その運動の実際の結果を視覚・平衡感覚・筋紡錘からの情報に基づいて比較し、そのズレを修正し、体の平衡維持、筋トーヌスを調節する。小脳の障害により、様々な形での運動失調が生じる。立位や座位、また歩行時によろめいたり、何かを取ろうと手を伸ばしても、物の所に手が行かないといった症状が起きることがある。

小脳皮質

小脳の細胞は、いずれも個性的な形をしている。

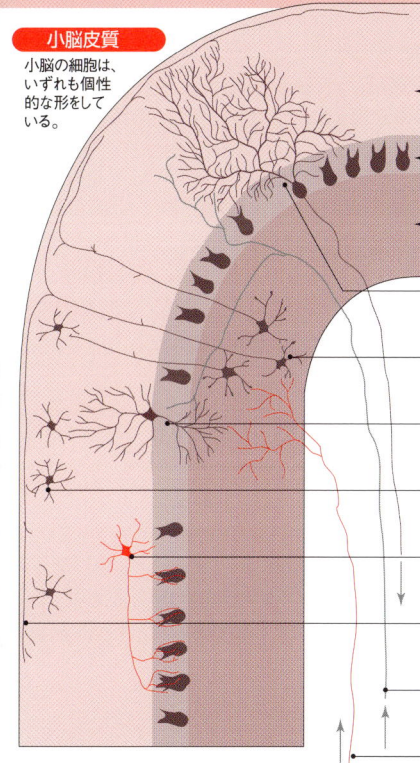

小脳皮質で最も厚い層。細胞は少なく、主に無髄線維からなる。星状細胞とバスケット細胞が存在。プルキンエ細胞の樹状突起が広がり、顆粒細胞の平行線維が走る。
分子層（ぶんしそう） app-49

梨状細胞層ともいう。薄い層で、プルキンエ細胞の細胞体が1層並んでいる。
プルキンエ細胞層（さいぼうそう） app-50

小型で球形の顆粒細胞とゴルジ細胞が存在する。
顆粒層（かりゅうそう） app-51

小脳皮質中、唯一の出力細胞。特徴的な枝を伸ばす。協調運動や運動学習機能において中心的役割を果たす。
プルキンエ細胞（さいぼう） app-52

軸索は上行して分子層に入り、表面付近でT字に分枝する。顆粒細胞だけが興奮性で、その他はすべて抑制性ニューロンである。
顆粒細胞（かりゅうさいぼう） app-53

顆粒細胞よりも大きく、細胞体は分子層の中に散在し、軸索は顆粒層に広がる。小脳の回路に抑制的に働き、協調運動に重要な役を果たしている。
ゴルジ細胞（さいぼう） app-54

外星細胞ともいう。星状細胞には数型あり、その一つが、バスケット細胞。
星状細胞（せいじょうさいぼう） app-55

籠（かご）細胞、内星細胞ともいう。軸索は平行に走り、その側副枝はプルキンエ細胞体のまわりをカゴのように取り囲む。
バスケット細胞（さいぼう） app-56

顆粒細胞の軸索が表層近くでT字形に分かれたもの。小脳表層を平行に走る線維。
平行線維（へいこうせんい） app-57

オリーブ核に由来するオリーブ小脳路線維。主にプルキンエ細胞に入力するが、他の細胞にも枝を伸ばす。
登上線維（と(う)じょうせんい） app-58

脊髄小脳路と橋小脳路の線維。線維は比較的太く、有髄。広く枝分かれしている。
苔状線維（たいじょうせんい） app-59

グリア細胞

脳にはニューロンの約9倍のグリア細胞が存在。様々な種類のものがあり、このうち星状膠細胞と稀突起膠細胞はマクログリア（macroglia、大神経膠細胞もしくは大膠細胞）ともいい、外胚葉の神経幹細胞に由来するが、小膠細胞は中胚葉の骨髄幹細胞由来。最近では、グリア細胞に神経伝達物質受容体が見い出され、さらに高度な機能への関与が示唆されている。

小脳には、特有のグリア細胞がある。
● ベルクマン支持細胞（Bergmann supporting cells）
　長い線維を垂直に送っており、プルキンエ細胞同士の境界を作っている。プルキンエ細胞が死滅すると、ベルクマン細胞が増殖する。
● ファニャーナ細胞（Fañanas cells）
　小さいグリア細胞で、羽のような形をした樹状突起を持つ。

以下に示す種類が知られている。
グリア細胞（神経膠細胞）（さいぼう・しんけいこうさいぼう） app-60

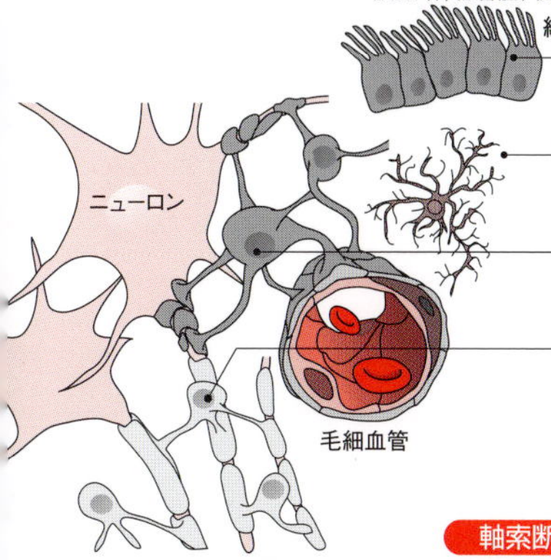

脳室と脊髄中心管の内面を覆う立方または円柱の細胞。
上衣細胞（じょういさいぼう） app-61

小神経膠細胞、ミクログリアともいう。血管周囲に存在し、血管が損傷した時以外は白血球の入り込めない脳内における免疫防御を担うと考えられている。
小膠細胞（しょうこうさいぼう） app-62

アストログリアともいう。突起の多い星形をしている。ニューロンの発達を導き、脳の構造を支持、細胞外液の恒常性維持、血液脳関門の形成等を担う。
星状膠細胞（せいじょうこうさいぼう） app-63

オリゴデンドログリア、乏突起膠細胞ともいう。軸索に巻き付いて有髄線維を形成。1個の稀突起膠細胞は複数の髄節を形成する。
稀突起膠細胞（きとっきこうさいぼう） app-64

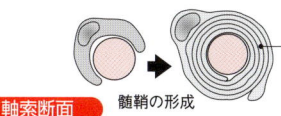

シュワン細胞（さいぼう） app-65 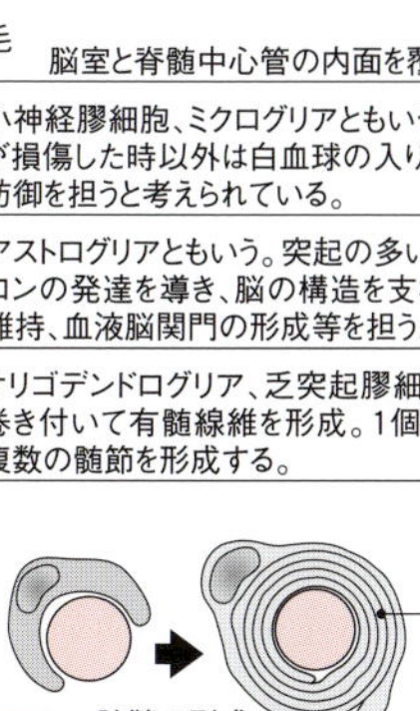
末梢神経系に特有のグリア細胞。1個のシュワン細胞が、一つの髄節を形成する。末梢神経が損傷した際は再生のための足場として働く。稀突起膠細胞にはこのような修復作用はない。

App.A　Neurons ＜2＞

> ここで外〜層、内〜層と訳されている external とinternalは、それぞれ outer アウタ、inner イナに置き換えることができる。

	ニーオウ コーテックス	
app-32	**neocortex**◆	

	アーキ コーテックス	
app-33	**archicortex**◆	

	ペイリオ コーテックス	
app-34	**paleocortex**◆	

　　　　　ゾウナル　レイヤ
　　　　　zonal layer ともいう。

	モレキュラ レイヤ	
app-35	**molecular layer**◆	

	エクスターナル　グラニュラ　レイヤ	
app-36	**external granular layer**	

	エクスターナル　ピラミダル　レイヤ	
app-37	**external pyramidal laye**	

	インターナル　グラニュラ　レイヤ	
app-38	**internal granular layer**	

	インターナル　ピラミダル　レイヤ	
app-39	**internal pyramidal layer**	

	マルティフォーム　レイヤ	
app-40	**multiform layer**	

	ホリゾンタル　セル　オヴ　カハール	
app-41	**horizontal cell of Cajal**	

	グラニュール　セル	※granular cell
app-42	**granule cell**◆	ともいう。

	ピラミダル　セル	
app-43	**pyramidal cell**◆	

	エクスターナル　バンド　オヴ　ベイラジャー	
app-44	**external band of Baillarger**◆	

	インターナル　バンド　オヴ　ベイラジャー	
app-45	**internal band of Baillarger**	

	ベッツ　セル	
app-46	**Betz cell**	

	セル　オヴ　マーティノッティ	
app-47	**cell of Martinotti**	

	レイディアル　バンドル	
app-48	*radial bundle*	

◆**neocortex** 新皮質　ギリシャ語 νέος ネオス「新しい」に由来。

◆**archicortex** 原皮質　ギリシャ語 ἀρχαῖος アルカイオス「初めの、古い、原始の」に由来。archaic「古代の」や、architecture アーキテクチャ「建築」も類義。ἀρχω アルコー「始める、先導する、支配する」や、ἀρχη アルケー「始まり、支配、支配者」も類義。ちなみに、architect アーキテクト「建築家」は、ギリシャ語 τέκτων テクトーン「大工」＋ἀρχη アルケー「支配者、お頭（かしら）」、つまり「棟梁」を意味した（もっとも、この語は建築にとどまらず広い意味での事業にも用いられていた）。古代ギリシャで、大工の棟梁が図面を引き、現場監督をしていたことから。

◆**paleocortex** 旧皮質　ギリシャ語 παλαιός パライオス「古い、旧い」に由来。この接頭辞の paleo-「旧い」と、archi-「原始の」とではどちらが言葉として古いイメージかといえば、archi- の方がむしろ事の「始まり」なので古い語感がある。実際、地学では、paleozoic ペイリオゾウイック「古生代」よりも、archeozoic アーキオゾウイック「始生代（先カンブリア紀の初めの期間）」の方がはるかに古い。とはいえ、終脳の分類では、archicortex 原皮質より、paleocortex 旧皮質の方が発生学的に古い部分を指しており、混乱が見られる。しかし、小脳では名称と、発生学的な順番と合致している。⇒p.38参照。

◆**molecular layer（zonal layer）** 分子層　ラテン語 moles モーレース「重し、堆積物の山、土塊」に、指小辞 -culus が付いたもの。

◆**granule cell** 顆粒細胞　⇒p.70「クモ膜顆粒」を参照。

◆**pyramidal cell** 錐体細胞　pyramid は、ギリシャ語 πυραμίς ピューラミス「ピラミッド」から派生。英語のpyramidは、幾何学で「角錐」を表わす。解剖学では、側頭骨の「錐体」や、「嗅三角（これはちょっと角錐というには平面的）」、延髄の「錐体」等、様々な場所の多少なりとも「角錐」に似た構造を指して用いられている。

external band of Baillarger 外バイヤルジェ線条　バイヤルジェ Jules G.F. Baillarger（1809-1891）は、フランスの神経科医。彼の見い出したこのband（line）「バイヤルジェ線条（もしくはバイヤルジェ線）」は、皮質の第4層と第5層を走る2本の白質線維。鳥距皮質のジェンナリ線は、この外側の線に相当する。

◆**Purkinje cells** プルキンエ細胞　プルキンエ Johannes E. Purkinje（Purkyne とも綴る）は、チェコスロバキアの解剖学者。1832年に最新式アクロマート顕微鏡を入手して以降、あらゆる物を観察し、「ほとんど毎日新たな発見がある」と述べている。小脳のプルキン

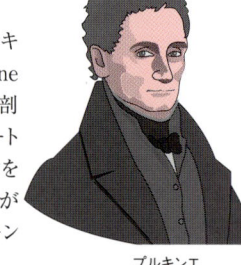

cell セル「細胞」とは、ラテン語で cella ケッラ「部屋、貯蔵所、隠れ場所」に由来する。ロバート・フック Robert Hooke（1635-1703）が、コルクの顕微鏡観察によってはじめて細胞を発見した際に命名された。cellar セラー「ワイン等の貯蔵室」も類語。cellulose セリュロウス「セルロース」は、植物細胞の細胞壁をつくる炭水化物で、cellからの造語。celluloid セリュロイド「セルロイド」は、「セルロースのような」物質という意味。

エ細胞や心臓のプルキンエ線維を発見した。晩年は祖国に戻り、チェコの独立運動に参加した。

◆**climbing fiber 登上線維** クライミング「登る」線維という名のとおり、下オリーブ核からの線維は、顆粒層を通り抜けてプルキンエ細胞の樹状突起にツタが枝にまとわりつくようにして登ってゆく。

◆**mossy fibers 苔状線維** 苔状線維が、顆粒細胞とシナプスを形成しているところが、moss モス「苔、コケ」に似ていたため。ちなみに、「海苔（のり）」は海の「コケ」である。

◆**glia グリア細胞** ギリシャ語 γλία グリアー「膠（にかわ）」に由来。膠とは、動物や魚の皮や骨を煮て、取り出したゼラチン（タンパク質のコラーゲンが主な成分）で、古来より接着剤、ノリとして用いられてきた。政治家（宰相ビスマルクの政敵）にして、近代病理学の祖、人類学者ウィルヒョウ Rudolf L.K.Virchow（1821-1902）が、グリア細胞を発見した際、ニューロンを互いに接着する膠のような役目を果していると考えてこのように命名した。

◆**ependymal cell 上衣細胞** は、ependyma エペンディマ「上衣（じょうい）」を構成する細胞。上衣とは、脊髄の中心管と脳室の内面を覆っている薄い細胞の膜のこと。ギリシャ語 epi「上に」+ ἔνδυμα エンデュマ「衣服」、つまり上着を意味する。

稀突起膠細胞とオリゴ糖と寡頭政治
OLIGOS「少ない」

稀突起膠細胞 **oligodendroglia**は、中枢神経において髄鞘を形成するグリア細胞である。ギリシャ語 ὀλίγος オリゴス「少ない、少数の、欠乏している」という名前の由来の通り、細胞から出る突起の数は少ない。そのため、「乏突起膠細胞」とも訳される。このオリゴスは、他にも「少ない」ものの造語に用いられている。オリゴスに urea ユリア「尿」を付ければ、oliguria オリグーリア「乏（ぼう）尿症、尿量減少」。ἀρχή アルケー「支配」を付けると、oligarch オリガーク「寡頭政治、少数独裁」になる。oligocene オリゴスィーン「漸新世」は、オリゴスにκαινός カイノス「新しい、新鮮な」が付いたもの。新生代（cenozoic）の第三紀を五つに分けたうちの三番目の期間。新しいタイプの生物である哺乳類が「少し」登場しはじめる時期のことである。oligosaccharide オリゴサッカライド「オリゴ糖」とは、ブドウ糖や果糖等の単糖類が3〜10個ほど結合したものの総称（明確な定義はなされていない）。デンプン（ブドウ糖が数百〜数万個結合している）と比べるとはるかに「少ない」。整腸作用や、低カロリー、虫歯になりにくい等の理由から、飲料や加工食品にしばしば利用されている。

molecular layer (zonal layer) app-49
Purkinje cell layer app-50
granular layer app-51
Purkinje cell◆ app-52
granule cell app-53
Golgi cell app-54
stellate cell app-55
basket cell app-56
parallel fiber app-57
climbing fiber◆ app-58
mossy fiber◆ app-59

glia (neuroglia)◆ app-60
ependymal cell◆ app-61
microglia (cell) app-62
astroglia app-63
oligodendroglia app-64
Schwann cell app-65

付録B 神経伝達物質《1》

中枢神経に働く神経伝達物質は何十種類もあり、年々その実体が明らかにされているが、ここではその中でもよく知られた物質の構造や分布についての概略を紹介する。

グルタミン酸（Glu）

グルータミック アスィッド
glutamic acid

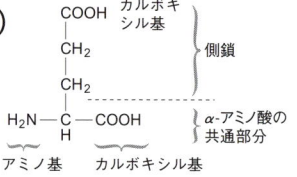

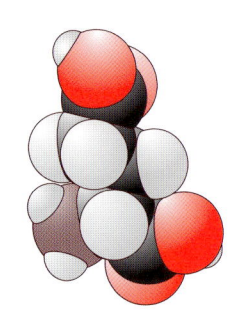

グルタミン酸は、グルテン（小麦中のタンパク質の総称）の加水分解物から発見された。小麦粉を水でこねると、弾力性と粘着性が生じるのはグルテンによる。米やソバでふっくらとしたパンがつくれないのはグルテンに欠けるため。英語の グルテン gluten グルートゥンは、糊（のり）を意味する英語の glue グルーと同じ語源。

グルタミン酸は、中枢神経において最もポピュラーな神経伝達物質。特に、大脳皮質錐体細胞、海馬、嗅球、小脳顆粒細胞からの平行線維に見られる。主に速い興奮性シナプス伝達を担う。グルタミン酸の受容体は、大別して、イオンチャネル性受容体（NMDA受容体、AMPA受容体等）と、代謝性グルタミン酸受容体に分けられる。NMDA受容体は、通常の速い神経伝達とは異なり、海馬におけるシナプスの長期増強やシナプス形成と関与するため、記憶の仕組みとの関係が注目されている。

グルタミン酸は、タンパク質を構成するアミノ酸の一種。アミノ酸系の神経伝達物質としては他にも、グリシンやアスパラギン酸、γ-アミノ酪酸（GABA）、タウリン等がある。ちなみに、グルタミン酸ナトリウム sodium glutamate ソディウム グルータメイトは化学調味料、いわゆる「味の素」の成分。

γ-アミノ酪酸（GABA ギャバ）

ガマ アミーノウビュティリック アスィッド
gamma-aminobutyric acid

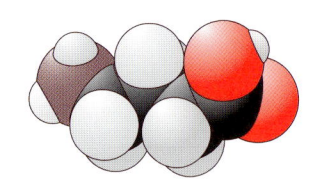

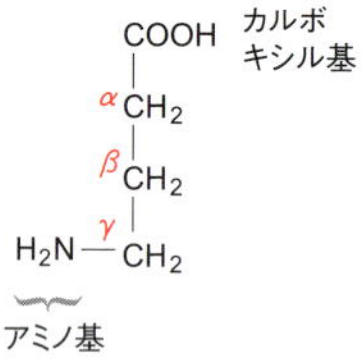

GABAからアミノ基を取れば酪酸になる。butyric ビュティリック「酪酸の」は、ギリシャ語 βοῦς ブース「牛」＋ τυρός テューロス「チーズ」が語源。酪酸の腐敗したバターのような臭いに由来。英語 butter「バター」や、butane ビューテイン「ブタン」も butyric の類語。

GABAは、グルタミン酸デカルボキシラーゼ（GAD）という酵素が、グルタミン酸からアミノ基に近いカルボキシル基を取ることによって生合成される。アミノ酸においてカルボキシル基に隣接する炭素を α炭素、順に β炭素、γ炭素…と呼んでいる。γ炭素にアミノ基が付いたものが γ-アミノ酸という。タンパク質を構成する20種のアミノ酸はみな、α-アミノ酸である。

グルタミン酸が中枢神経の興奮性の伝達物質の代表であるのに対し、GABAは、抑制性伝達物質の代表（一部では興奮性として機能する）。海馬、嗅球、小脳プルキンエ細胞に多く存在。しかし甲殻類では、神経筋接合部（NMJ）の伝達物質である。GABAは、シナプス後膜のGABA受容体に結びつき、Cl⁻イオンチャネルを開く。すると、通常は細胞外に多く存在するCl⁻イオンが、イオンチャネルが開くことにより細胞内に流入、細胞内の電位がさらに下がり（過分極）、興奮が伝わりにくくなる。

ベンゾジアゼピンは、GABA受容体に結合してGABAの作用を亢進し、中枢神経の活動を抑制。そのため抗不安薬、睡眠薬として用いられる。同様にエタノール（お酒）もGABA受容体と結合し、中枢神経に対して抑制作用をもたらす（ベンゾジアゼピンとは結合部位は異なる）。同時にエタノールはエンドルフィンやセロトニンの分泌も促進する。アルコールとベンゾジアゼピン系の薬との併用は、効果が増強をさせる恐れがある。

GABAを合成するグルタミン酸デカルボキシラーゼはビタミンB_6を補酵素とするため、ビタミンB_6不足でGABA量が低下すると、中枢神経興奮、けいれんが生じることがある。

● 神経伝達物質は、英語で neurotransmitter ニューロトランスミッタという。神経伝達物質の受容体に働いて、神経伝達物質の作用を亢進するものをアゴニスト agonist「作用薬、作動薬」、受容体に結合して神経伝達物質が接近または結合するのを阻害するものを アンタゴニスト antagonist「拮抗（きっこう）薬、拮抗物質」という。アゴニストもアンタゴニストも分量によって薬にも毒にもなる。

グリシン（Gly）

グ**ライ**スィーン
glycine

H₂N─C─COOH
　　　H₂

最も簡単な構造のアミノ酸

ギリシャ語 γλυκύς グリュキュス「甘い」にちなむ。ホタテや、クルマエビの甘味の元。絹タンパク質はグリシンが多く、加水分解すると甘味料になる。グリセリンやグルコースとは構造は似ていないが、「甘い」という語源は共通している。

グリシンは、脳幹の蝸牛神経核や、脊髄に存在。GABAのように抑制性に働くほか、グルタミン酸のNMDA受容体に作用し、グルタミン酸の作用を増強する。猛毒アルカロイドの**ストリキニーネ**はグリシンの作用を阻害し、脊髄反射の興奮性を亢進し、**強直性けいれん**を起こす。

アセチルコリン（ACh）

アセティル**コリン**
acetylcholine

アセチル基　コリン

アセチル〜 acetyl- は、ラテン語 acetum ア**ケー**トゥム「酢」に由来。-COCH₃ アセチル基（酢酸基）を表す。コリンは、ギリシャ語の χόλη コレー「胆汁」に由来。胆汁中のレシチンの構成要素で、脂質代謝改善作用、血中コレステロール低下作用もある。コレステロールと構造的類似点はないが、「胆汁」が語源という点は共通している。

1914年に英国の生理学者ヘンリー・H・デイルによって発見された最初の神経伝達物質。副交感神経や、脊髄運動神経の伝達物質。中枢では、意識、知能・記憶・覚醒・睡眠と関係が深く、特に尾状核や被殻には高濃度に存在・アセチルコリンの不足は**アルツハイマー病**と関わり、この患者のマイネルト基底核（コリン作動性ニューロンが9割を占める）で著しい細胞脱落が見られる。

アセチルコリンは、コリンアセチルトランスフェラーゼによってコリンとアセチルCoA（コエンザイムA）から合成されるが、**有機水銀**はこの酵素の働きを阻害するため錐体外路障害、小脳運動失調症を引き起こす。**ボツリヌス毒素**はアセチルコリンの放出を阻害し、全身の筋肉を弛緩させる（呼吸筋麻痺により呼吸困難に至ると致命的）。アセチルコリンはシナプスからの放出後、アセチルコリンエステラーゼによってただちに分解される。しかし、**サリン**は、アセチルコリンエステラーゼと結合しアセチルコリンの分解を阻害し筋肉は収縮し続け、縮瞳・発汗・徐脈・呼吸困難（気管支けいれん）を引き起こす。アセチルコリンの不足が生じているアルツハイマー病に対する**フィゾスチグミン**や**タクリン**、**ドネパジル**といった薬も、アセチルコリンエステラーゼの阻害剤である。

アセチルコリンの受容体（レセプター）には2種類あり、神経筋接合部と自律神経節にはニコチン受容体が、中枢神経にはムスカリン受容体が存在する。**ニコチン**はニコチン受容体を活性化するのに対し、南米で矢毒に使われた植物**クラーレ**の成分ツボクラリンは、ニコチン受容体と結合してアセチルコリン活性を阻害し、筋を弛緩させる。ナス科のベラドンナに含まれる**アトロピン**や**スコポラミン**はムスカリンレセプターを阻害。アトロピンは副交感神経（瞳孔を狭める）を抑制するため、瞳を大きく開く（今も瞳孔を開く点眼薬として用いられる）。ちなみに、ベラドンナ bella donna は、イタリア語で「美しい婦人」の意。昔、瞳のパッチリとした美人になるためにベラドンナの実の汁を点眼したことに由来。とはいえ、アトロピンも分量によって毒となる。「ハムレット」で父王の毒殺に用いられたのもこのベラドンナ。

コリン作動性ニューロン※の一部

※アセチルコリンを神経伝達物質とするニューロン

手綱核
脚間核
海馬へ
中隔核
マイネルト基底核

脳神経の運動線維もコリン作動性

付録B 神経伝達物質《2》

● 神経伝達物質には、アミノ酸系、モノアミン系、またタンパク質系がある。ここではモノアミン系の神経伝達物質について扱う。

ドーパミン（ドパミン）（DA）

ドウパミン
dopamine

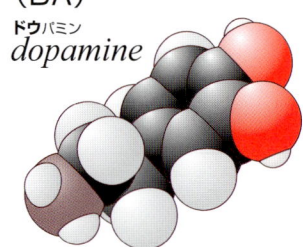

ドーパミンは前駆体のドーパ **D**ihydr**O**xy**P**henyl**A**lanine（ジヒドロキシフェニルアラニン）に由来。di-は「2」、hydroxy-ヒドロキシ〜「水酸基」はギリシャ語 ὕδωρ ヒュドール「水」と、ὀξύς オクスュス「酸っぱい（酸素の語源）」から。

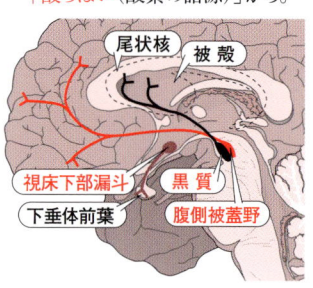

ドーパミンはカテコールアミンの一つ。アミノ酸のフェニルアラニンやチロシンがヒドロキシラーゼ（水酸化酵素）によってドーパが合成され、デカルボキシラーゼ（脱炭酸酵素）によってドーパミンになる。

黒質にはドーパミン作動性ニューロンが集中して存在し、大脳基底核の中の線条体（尾状核、被殻からなる）」へ神経線維を放射している。この線条体は随意運動の発現と制御を行なっている。黒質のニューロンに障害が生じ（原因はまだ定かでない）、線条体のドーパミン含有量が大きく低下すると、パーキンソン病となり、歩行障害、固縮、動作緩慢、振戦（四肢の振えといった症状が現れる。1960年代に、パーキンソン病患者にドーパミンの前駆体であるドーパ（ドーパミンでは血液脳関門を通過できない）を与えて症状の改善が見られて以来、ドーパミン様物質やドーパミン受容体に作用する種々の薬が開発されている。

腹側被蓋野にあるドーパミン作動性ニューロンは、前頭前野や帯状回に広く投射している。ドーパミンは、記憶・情動に大きな影響があり、快感・多幸感を与える。反面、ドーパミンの作用を増強する種々の薬により、幻覚やパラノイア症状をもたらす。ドーパミンには幾つもの受容体が発見されているが、統合失調症（旧称：精神分裂病）では前頭葉のD_2受容体の数の増加が見られている（統合失調症には他の神経伝達物質の関与も考えられている）。

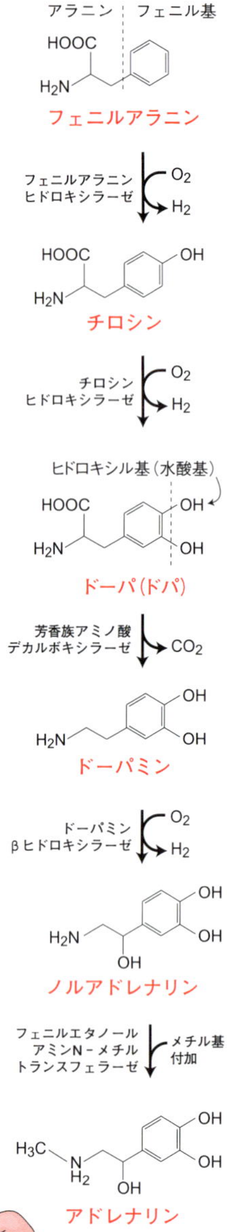

ドーパミン作動性ニューロンの分布

アラニン｜フェニル基
フェニルアラニン

フェニルアラニン
ヒドロキシラーゼ → O_2 / H_2

チロシン

チロシン
ヒドロキシラーゼ → O_2 / H_2

ヒドロキシル基（水酸基）
ドーパ（ドパ）

芳香族アミノ酸
デカルボキシラーゼ → CO_2

ドーパミン

ドーパミン
βヒドロキシラーゼ → O_2 / H_2

ノルアドレナリン

フェニルエタノールアミンN-メチルトランスフェラーゼ → メチル基付加

アドレナリン

カテコール基

アドレナリン（AD）、エピネフリン

アドレナリン
adrenaline,
エピネフリン
epinephrine

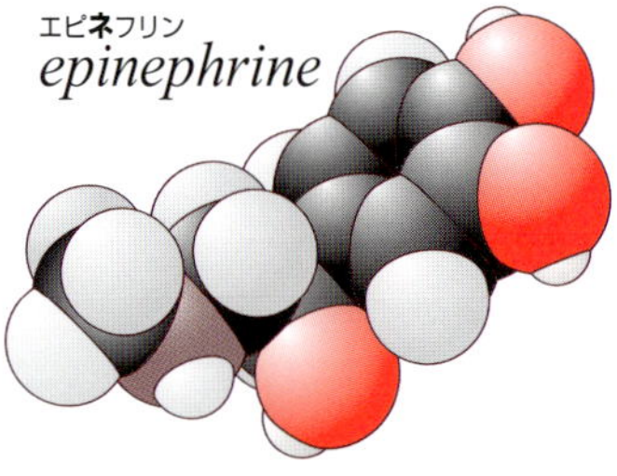

アドレナリンは副腎髄質ホルモンで、心筋を収縮させ、血圧・血糖量を上昇させる。骨格筋の解糖を促進し、肝臓に対しては糖の新生を促進する。免疫組織化学的な手法により、延髄下部にもアドレナリン作動性ニューロンの存在が発見された。

1901年、高峰譲吉（タカジアスターゼの発見者）により仔牛の副腎髄質抽出液からホルモンを単離、アドレナリンと命名した。ヒツジから同ホルモンを単離したとする米国のJ・エイベルはエピネフリンと命名。J・エイベルは高峰の死後、高峰が実験方法を盗用したと主張。米国ではエピネフリンの名称が優位となる。1960年代にエイベルの方法では成分の単離ができない事が明らかとなり、高峰の発見の再評価がなされつつある。

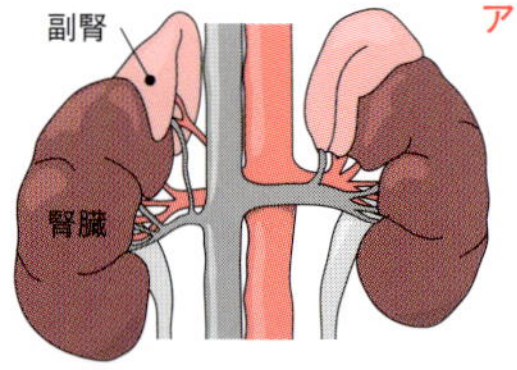

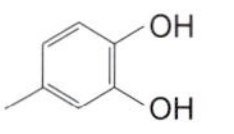

- モノアミンは大きく3つに分類できる。①カテコールアミン（カテコラミン）…アドレナリン、ノルアドレナリン、ドーパミン。②インドールアミン…セロトニン。③イミダゾールアミン…ヒスタミン。これらモノアミン系神経伝達物質は、細胞体には少ないが軸索には広く分布。軸索は無髄で幾度も分枝する。つまり、典型的なシナプス伝達のように素早い正確な情報伝達ではなく、広範囲に対するニューロンの活動を調整し、情動や覚醒に大きな影響を与えている。

ノルアドレナリン（NA）、ノルエピネフリン
noradrenaline, norepinephrine

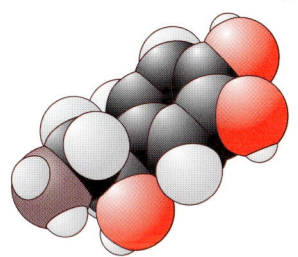

アドレナリンは、ラテン語 ad-（〜の傍らに）＋ ren レーン「腎臓」から。腎臓の近くに付着する副腎を英語で adrenal アドリーナルという。それに対し、エピネフリンは、ギリシャ語 ἐπι- エピ（〜の上）＋ νεφρός ネフロス「腎臓」が語源。nephrosis ネフロウスィス「ネフローゼ」も、ネフロスに由来。nor-は、「正規の、基本の（化合物、構造）」の意。normal の略とい

う説明されることもある。

ノルアドレナリン作動性ニューロンは中枢においては、青斑核に集中して存在し、そこから大脳新皮質や小脳など、右図のように広い領域に投射している。この青斑核からの刺激は、意識（集中力、覚醒レベルの向上）、知覚を調整している。恐れや驚きといった感情が生じると、青斑核からノルアドレナリンが分泌され、いわゆる「闘争か逃避か」という準備がなされる。また、交感神経の末端からもノルアドレナリンが放出され、血圧・血糖量を上昇させる。アドレナリンとノルアドレナリンは作用がよく似ているが、異なる点もある。アドレナリンには、α受容体（末梢の血管を収縮⇒α作用）とβ受容体（心臓の心拍数増加⇒β作用）が存在するが、アドレナリンがどちらにも作用するのに対し、ノルアドレナリンの方はもっぱらα受容体にのみ作用し、血管収縮作用がより顕著となっている。

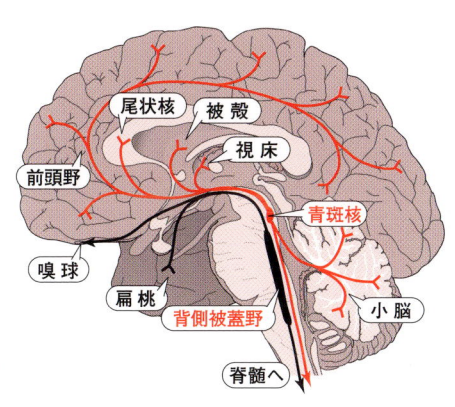

ノルアドレナリン作動性ニューロンの分布

セロトニン（5-HT）
serotonin

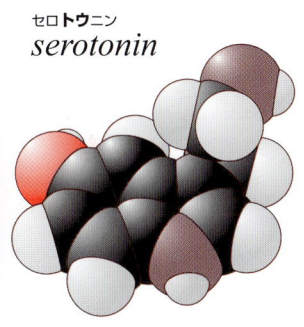

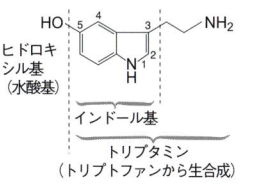

セロトニンという名称は、血管収縮性物質として血清（serum）中から発見されたことに基づく。5-HTは、5-ヒドロキシトリプタミン 5-hydroxytryptamine という別称を略したもの。セロトニンは、中枢神経（ノンレム睡眠の調節、痛みの調節、体温調節、嘔吐）、消化管（消化管運動亢進）、血液（血小板凝集）、血管（血管平滑筋収縮）といったように場所によって異なる作用をする。

セロトニン作動性ニューロンは脳幹の縫線核に集中し、そこから脳・脊髄に広く投射される。数多くのタイプの受容体が知られているが、未だ多くの点で未解明である。5-HT1A受容体は抑制性で抗不安作用（不足すると情緒不安定、うつ状態となる）に、5-HT2A受容体は幻覚やうつ病に関係がある。ちなみに、幻覚を誘発するリセルグ酸ジエチルアミド（LSD）はセロトニンと似た構造をしている。

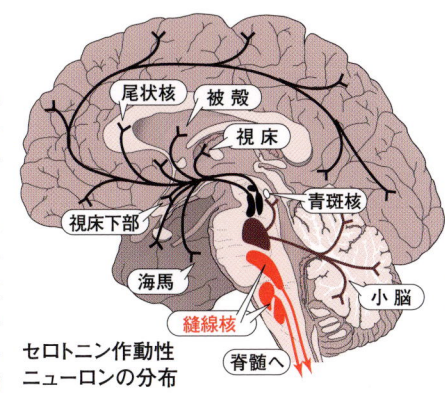

ヒドロキシル基（水酸基）
インドール基
トリプタミン（トリプトファンから生合成）

セロトニン作動性ニューロンの分布

付録C 脳断面アトラス《前頭断》

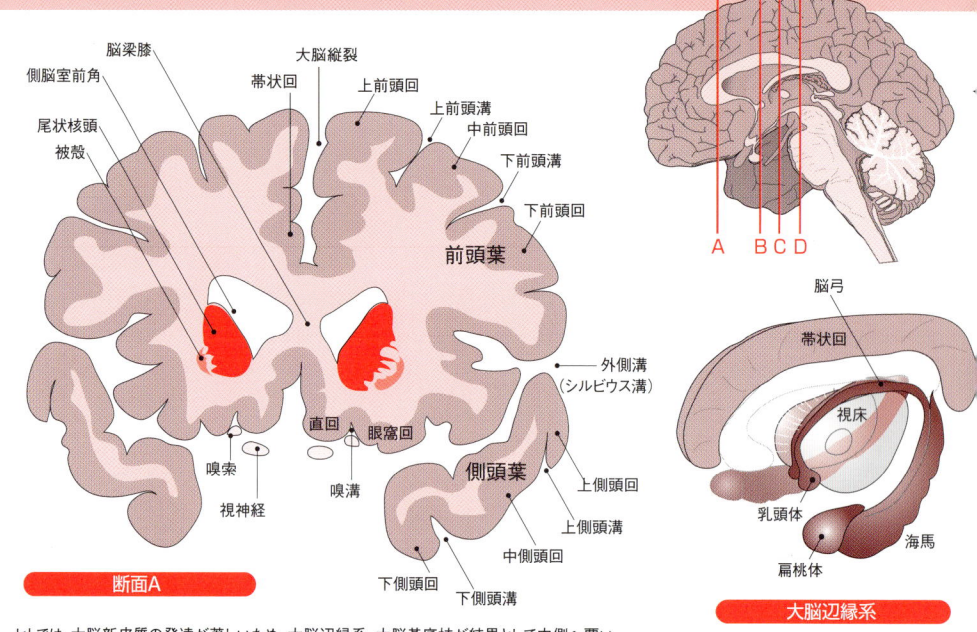

断面A

脳梁膝、側脳室前角、尾状核頭、被殻、大脳縦裂、帯状回、上前頭回、上前頭溝、中前頭回、下前頭溝、下前頭回、前頭葉、外側溝（シルビウス溝）、側頭葉、上側頭回、上側頭溝、中側頭回、下側頭回、下側頭溝、直回、眼窩回、嗅溝、嗅索、視神経

大脳辺縁系

脳弓、帯状回、視床、乳頭体、海馬、扁桃体

ヒトでは、大脳新皮質の発達が著しいため、大脳辺縁系、大脳基底核が結果として内側へ覆い隠されている。そのため、これらの位置関係を立体的に把握するのは非常に困難である。ここでは、立体図と大脳辺縁系、大脳基底核を強調した前頭断を示す。
この中で最も吻側の**断面A**では、**大脳基底核**の**尾状核**がまず目立って現れる。**側頭葉**は他の葉とは離れているのが特徴。**側脳室**は前角の断面が見え、脳梁によって左右に隔てられている。
断面Bでは、大脳基底核の**被殻**や**前障**が大きな断面を見せる。その外側には**島葉**（もしくは単に島）がある。**側頭葉**は前頭葉と連絡している。正中部では、**視床下部**が下方に突き出ている。

大脳基底核

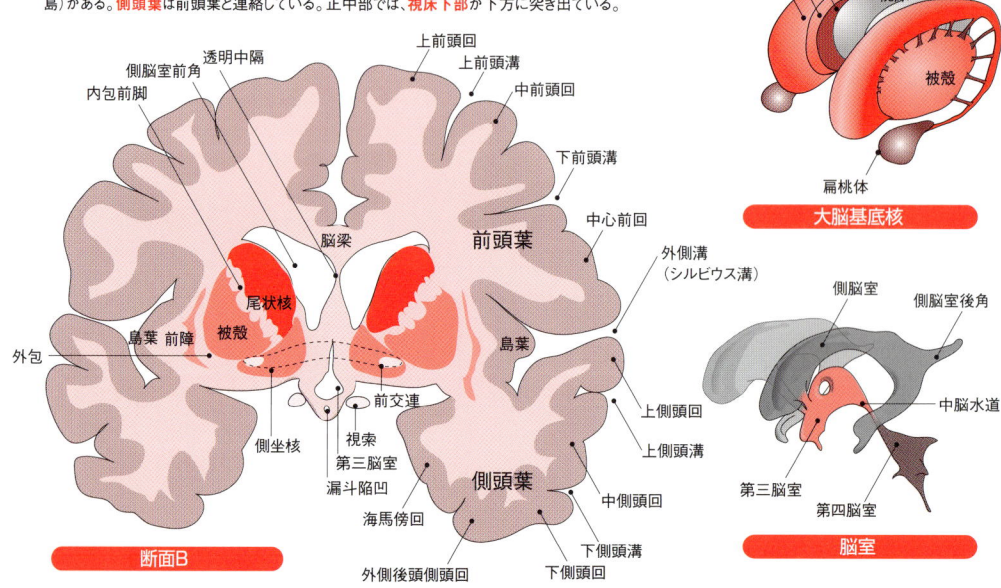

※被殻＋淡蒼球＝レンズ核

淡蒼球、線条体、被殻、尾状核、視床、被殻、扁桃体

断面B

側脳室前角、透明中隔、内包前脚、脳梁、尾状核、被殻、島葉、前障、外包、前交連、側坐核、視索、第三脳室、漏斗陥凹、海馬傍回、上前頭回、上前頭溝、中前頭回、下前頭溝、中心前回、外側溝（シルビウス溝）、島葉、上側頭回、上側頭溝、中側頭回、下側頭回、外側後頭側頭回、前頭葉、側頭葉

脳室

側脳室、側脳室後角、中脳水道、第三脳室、第四脳室

● coronal section コロナル セクション「前頭断（前頭断面、前頭面、冠状切断）」という名称は、coronal suture 冠状縫合に沿った断面の意。coronal は、ラテン語 corona コロナ「花環、冠」に由来。英語の crown クラウン「王冠」も同根語。それに対して、sagittal section サジタル セクション「矢状断（矢状断面、矢状面）」は、矢状縫合に沿った断面。ラテン語 sagitta サギッタ「矢」に由来。上から見ると、「矢印」の形をしている（骨単p.44参照）。

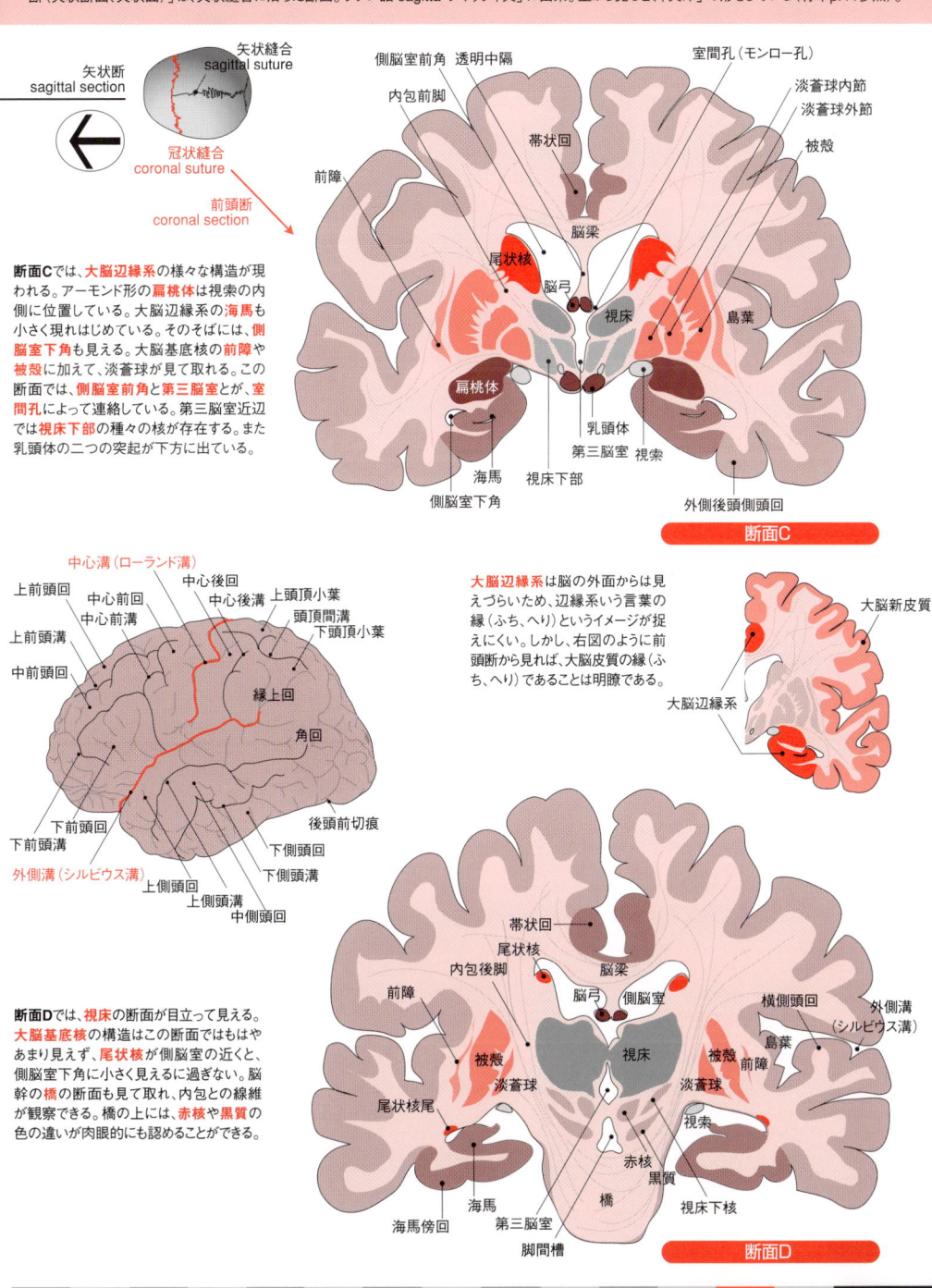

矢状断 sagittal section
矢状縫合 sagittal suture
冠状縫合 coronal suture
前頭断 coronal section

断面Cでは、**大脳辺縁系**の様々な構造が現われる。アーモンド形の**扁桃体**は視索の内側に位置している。大脳辺縁系の**海馬**も小さく現れはじめている。そのそばには、**側脳室下角**も見える。大脳基底核の**前障**や**被殻**に加えて、淡蒼球が見て取れる。この断面では、**側脳室前角と第三脳室**とが、**室間孔**によって連絡している。第三脳室近辺では**視床下部**の種々の核が存在する。また乳頭体の二つの突起が下方に出ている。

側脳室前角　透明中隔　室間孔（モンロー孔）
内包前脚　　　　　　　淡蒼球内節
　　　　　帯状回　　　淡蒼球外節
　　　　　　　　　　　被殻
前障　　　脳梁
　　尾状核　　　　　　島葉
　　　　脳弓
　　　　　視床
扁桃体
　　　乳頭体
　　海馬　第三脳室　視索
　　側脳室下角　視床下部
　　　　　　　　　外側後側頭回
断面C

中心溝（ローランド溝）
上前頭溝　中心前回　中心後回
　　　　　中心前溝　中心後溝　上頭頂小葉
上前頭回　　　　　　　　　頭頂間溝
　　　　　　　　　　　　　下頭頂小葉
中前頭回　　　　縁上回
　　　　　　　　　角回
　　　　　　　　　　後頭前切痕
下前頭溝　　　　　　　下側頭回
下前頭回　　　　　　中側頭回
外側溝（シルビウス溝）　上側頭溝
　　　　上側頭回

大脳辺縁系は脳の外面からは見えづらいため、辺縁系という言葉の縁（ふち、へり）というイメージが捉えにくい。しかし、右図のように前頭断から見れば、大脳皮質の縁（ふち、へり）であることは明瞭である。

大脳新皮質
大脳辺縁系

断面Dでは、**視床**の断面が目立って見える。大脳基底核の構造はこの断面ではもはやあまり見えず、**尾状核**が側脳室の近くと、側脳室下角に小さく見えるに過ぎない。脳幹の**橋**の断面も見て取れ、内包との線維が観察できる。橋の上には、**赤核**や**黒質**の色の違いが肉眼的にも認めることができる。

帯状回
尾状核　　脳梁
内包後脚　脳弓　側脳室　横側頭回
　　　　　　　　　　　外側溝
前障　　　　　　　　　（シルビウス溝）
　　被殻　　　視床　　島葉
　　淡蒼球　　　　被殻　前障
尾状核尾　　　淡蒼球
　　　　　　　　　視索
　　　　　赤核　黒質
　　海馬　　　橋　　　視床下核
　　海馬傍回　第三脳室
　　　　　　脚間槽
断面D

付録C 脳断面アトラス《水平断》

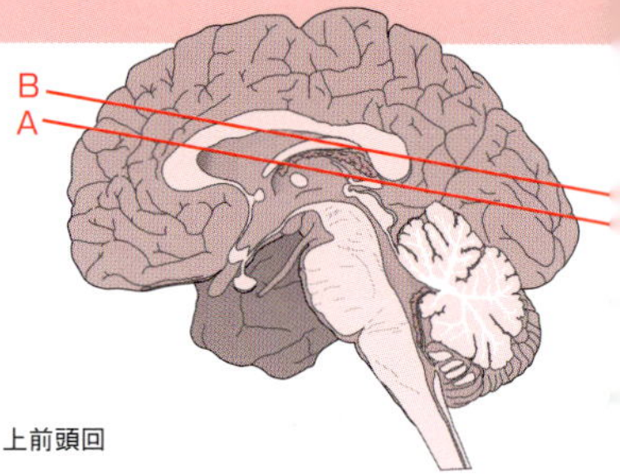

断面A

この断面では、**大脳基底核**の**尾状核**や**被殻**、**前障**に加えて、**視床**を見ることができる。この断面は、フランクフルト平面（外眼角耳孔平面）に対して15°傾いているため、**脳梁膝**は見えているが、**脳梁膨大**は見えていない。もし、フランクフルト平面の場合は**脳梁膝**と**脳梁膨大**がともに見えるはずである。**前頭葉**と**側頭葉**とを分ける**外側溝**は、非常に深く奥まで入り込んでいる。

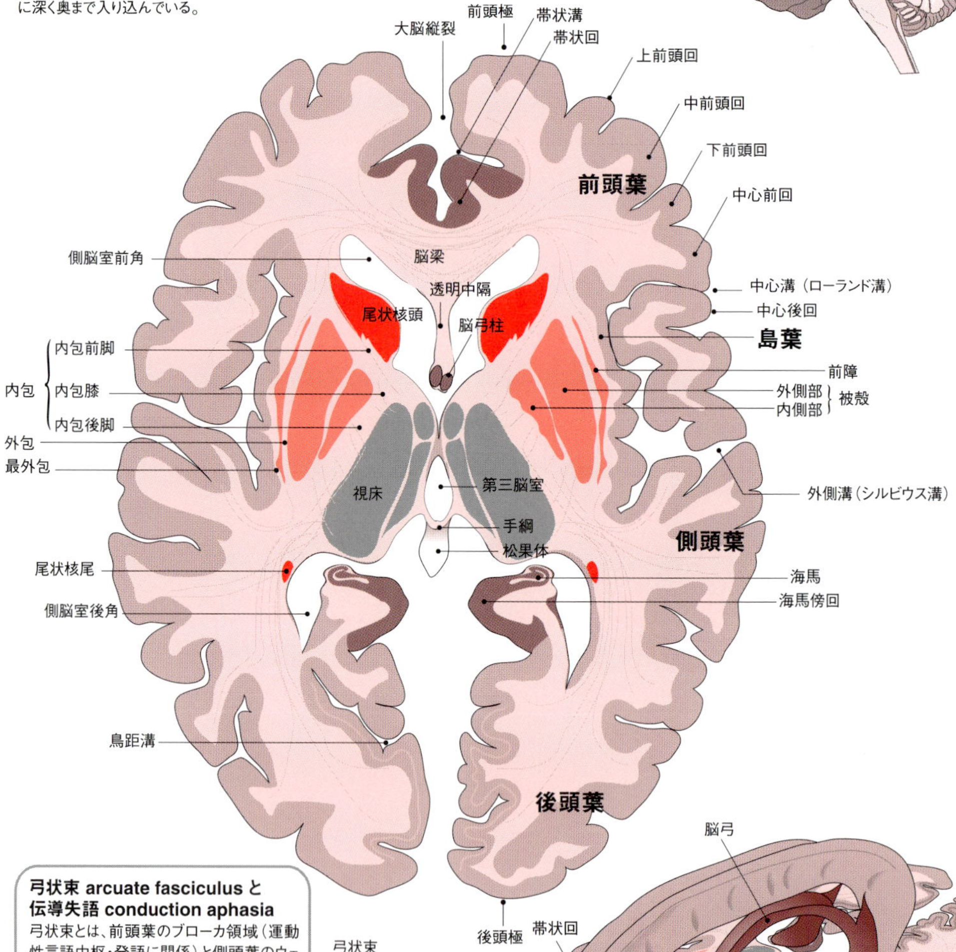

主な標示：大脳縦裂／前頭極／帯状溝／帯状回／上前頭回／中前頭回／下前頭回／前頭葉／中心前回／中心溝（ローランド溝）／中心後回／島葉／前障／外側部／内側部／被殻／外側溝（シルビウス溝）／側頭葉／海馬／海馬傍回／後頭葉／鳥距溝／後頭極／側脳室前角／脳梁／透明中隔／尾状核頭／脳弓柱／内包／内包前脚／内包膝／内包後脚／外包／最外包／視床／第三脳室／手綱／松果体／尾状核尾／側脳室後角／脳弓／帯状回／視床／被殻／脳梁

弓状束 arcuate fasciculus と伝導失語 conduction aphasia

弓状束とは、前頭葉のブローカ領域（運動性言語中枢・発話に関係）と側頭葉のウェルニッケ領域（感覚性言語中枢・言語の理解に関係）を結ぶ線維束のこと。この弓状束の障害では、言語の理解もおおむね可能だが、発語もおおむね可能だが、聞いた言葉を口にする復唱が著しく困難となる。これを伝導失語という。

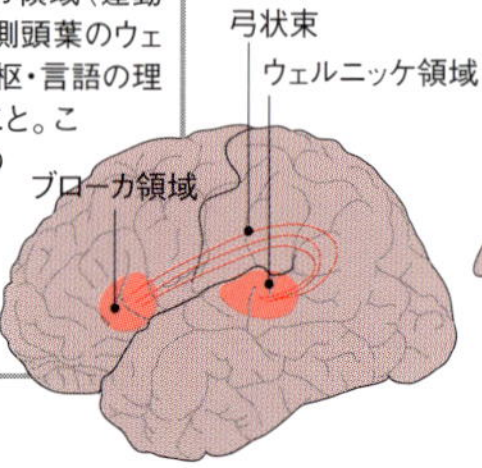

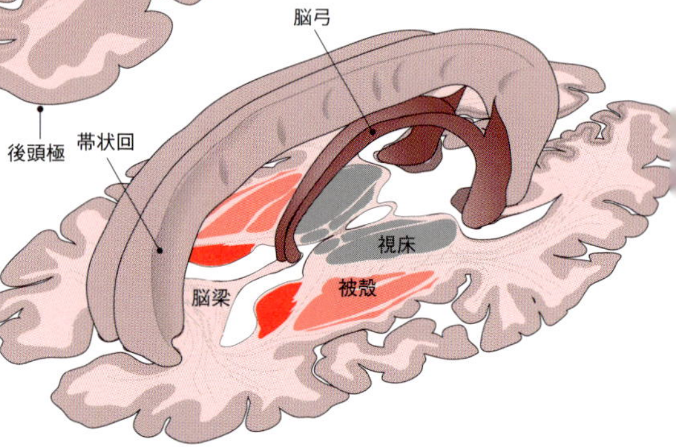

128 | A 神経系概観 | B 脳概観 | C 脊髄1概観 | D 脊髄2伝導路 | E 脳幹1概観 | F 脳幹2延髄・橋 | G 脳幹3中脳 | H 脳幹4脳神経 | I 小脳 | J 間脳視床 | K 視床下部下垂体 | L 大脳基底核 | M 大脳辺縁系 | N 大脳回・溝

● horizontal section「水平断」の horizontal は、英語の horizon ホライズン「水平線、地平線」の形容詞形。horizonは、ギリシャ語 ὁρίζων ホリゾーン「限界、境界」に由来する。水平線は空と海の、地平線は空と陸との境界をなしている。

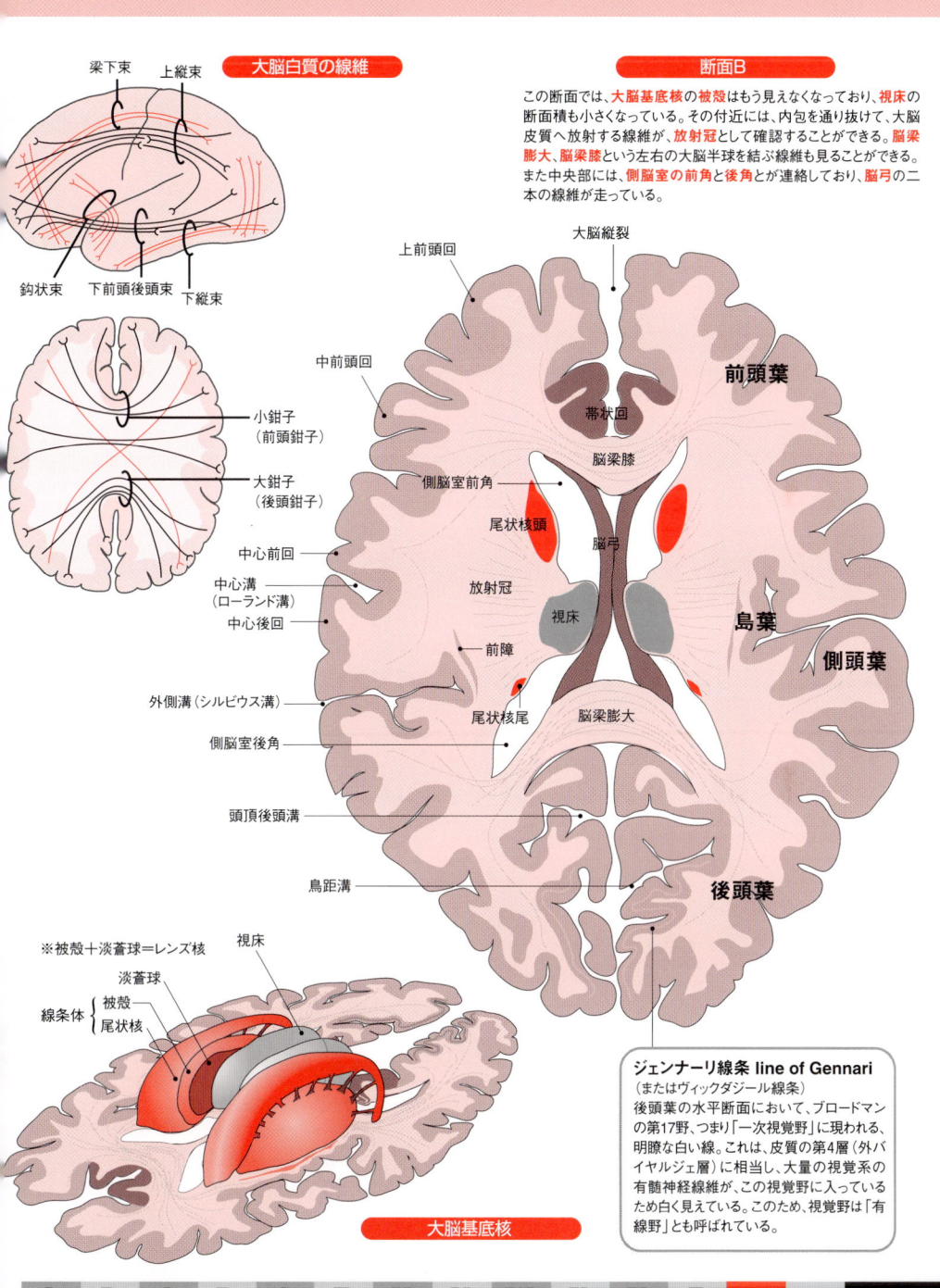

大脳白質の線維

梁下束　上縦束

鈎状束　下前頭後頭束　下縦束

断面B

この断面では、**大脳基底核**の**被殻**はもう見えなくなっており、視床の断面積も小さくなっている。その付近には、内包を通り抜けて、大脳皮質へ放射する線維が、**放射冠**として確認することができる。**脳梁膨大**、**脳梁膝**という左右の大脳半球を結ぶ線維も見ることができる。また中央部には、**側脳室の前角と後角**とが連絡しており、**脳弓**の二本の線維が走っている。

大脳縦裂
上前頭回
中前頭回
小鉗子（前頭鉗子）
大鉗子（後頭鉗子）
中心前回
中心溝（ローランド溝）
中心後回
外側溝（シルビウス溝）
側脳室後角
頭頂後頭溝
鳥距溝

前頭葉
帯状回
脳梁膝
側脳室前角
尾状核頭
脳弓
放射冠
視床
前障
尾状核尾
脳梁膨大
島葉
側頭葉
後頭葉

大脳基底核

※被殻＋淡蒼球＝レンズ核
視床
淡蒼球
線条体　被殻　尾状核

ジェンナーリ線条 line of Gennari
（またはヴィックダジール線条）
後頭葉の水平断面において、ブロードマンの第17野、つまり「一次視覚野」に現われる、明瞭な白い線。これは、皮質の第4層（外バイヤルジェ層）に相当し、大量の視覚系の有髄神経線維が、この視覚野に入っているため白く見えている。このため、視覚野は「有線野」とも呼ばれている。

付録D 脳と疾患

● 脳の機能の解明は、脳のその名称の語源について示している。また、それら事例について論じた一般書も同時に紹介している。

運動性失語

モータ アフェイズィア
motor aphasia

ブローカ失語

ブロウカ アフェイズィア
Broca aphasia

ギリシャ語の否定の接頭辞 α ア + φήμι フェーミ「話す」から。

タンの脳の障害個所

1861年、フランスの外科・神経科医ブローカ Pierre P. Broca (1824-1880) の病棟に、ルボルニュという名の男性が入院した。この患者に対して何を尋ねても、「タン、タン」と2度繰り返すだけだった(そのため皆から「ムッシュ、タン」と呼ばれていた)。とはいえ、他の人のいう言葉に対する理解や、他の知的機能は正常で、左手のジェスチャーによっておおまかな意思伝達が可能であった。このような発話障害を運動性失語という。その後、右下肢の運動麻痺が始まり、44歳からは寝たきりの状態であった。患者の死亡後、ブローカは剖検を行ない、左の下前頭回に脳梗塞を見い出した。このことから、運動性言語野が特定され、ブローカの名前をとって、ブローカ野、ブローカの中枢と呼ばれるようになった。

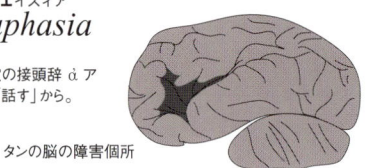

感覚性失語

センサリ アフェイズィア
sensory aphasia

ウェルニッケ失語

ワーニカ(ヴァーニカ) アフェイズィア
Wernicke aphasia

錯語

パラフェイズィア
paraphasia

ドイツの精神科医ウェルニッケ Karl Wernicke (1848-1905)が、1873年から1874年に受け持った患者は、質問に対してまったく別のことを答え、何を言っても begraben という無意味な語が混入し、はじめは単なる錯乱と見なされていた。とはいえ、語られている文章は、意味をなさないものや会話が成立しないものがあったものの、文法的な構造には問題がなかった。この患者は回復したが、別の同様の症状を示す患者が死亡した際に、剖検により左の上側頭回と中側頭回の梗塞を見い出した。このことから、言語の理解に関わる中枢が一次聴覚野の周囲にあることが明らかになり、ウェルニッケ野、もしくはウェルニッケ中枢と呼ばれるようになった。感覚性失語は、音は聞こえるが理解はできず、自発語は流暢多弁だが、錯語(会話が理解できないほど言い間違え、言葉を取り違えること)が多い。特に錯語がひどく、わけのわからない言葉をしゃべり続けるものをジャーゴン失語という。

ちなみに、ウェルニッケ脳症(ウェルニッケ症候群)は、ウェルニッケ失語とは全く違う症状(発見者は同じだが)。ビタミンB₁の欠乏による脳症で、慢性アルコール中毒に見られる症状に似た徴候(眼球運動障害、眼振、運動失調、意識障害、振戦といった症状)が見られる。

前向性健忘

アンテログレイド アムニーズィア
anterograde amnesia

antero-「前に」+ ラテン語 gradior グラディオル「行く」こと。「前に進むこと、前向性」。amnesia は、否定の接頭辞 ά ア + μνάομαι ムナオマイ「記憶する」から。mnemonic ニーモニック「記憶術、ニーモニック」も類語。

1953年、難治性てんかんの治療のため、「HM」として知られている27歳の患者に対して側頭葉の両側先端約5cm強(扁桃体、海馬傍回前部、海馬体の前1/2)を切除する手術が行なわれた。手術後てんかんは治ったものの、極度の前向性健忘(新たな事柄を記憶できない)と、16歳以後の記憶に関する逆行性健忘(過去の記憶を思い出せない)となってしまった。言語や知覚機能、運動機能に関しては障害はなく、16歳以前の記憶にも問題はなかった。また日常経験の記憶は全く残らないものの、鏡にうつる像を見ながら鉛筆で迷路をたどる課題(鏡映描写課題)等の手続き記憶(線条体が関係)に関しては、健常人と同じように上達した。HMに対して行なわれた種々の検査により、それまで詳しくは理解されていなかった記憶と海馬の関係が明らかになった。

● 神経伝達物質は、英語で neurotransmitter ニューロトランスミッタという。神経伝達物質の受容体に働いて、神経伝達物質の作用を亢進するものをアゴニスト agonist「作用薬、作動薬」、受容体に結合して神経伝達物質が接近または結合するのを阻害するものを アンタゴニスト antagonist「拮抗（きっこう）薬、拮抗物質」という。アゴニストもアンタゴニストも分量によって薬にも毒にもなる。

前頭葉症状
フロンタル ロウブ ディメンシア
frontal lobe dementia

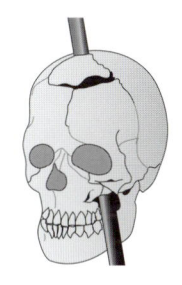

フィニアス・ゲージの損傷箇所

ヒトの前頭前野の障害よって引き起こされる症状。交通事故や脳卒中等によって大脳の前頭葉に障害を受けると、運動障害や言語障害はないものの、自発性や集中力の低下、人格変化、協調性の低下等の症状が起きる。

この症状の記録に残る最初の症例は、1848年、鉄道工事の現場監督をしていたフィニアス・ゲージに関するもの。ゲージは、工事の爆破処理作業中に火薬充填用のパイプが前頭部を打ち抜いた。一命は取り留めたものの、事故後は性格が一変。短気で気まぐれ、傲慢になり、結局職を失うことになった。ゲージの場合、前頭連合野の内側半分を損傷したが、彼に起きた症状により、それまで十分機能の理解されていなかった前頭葉に関する理解が増し加わった。この前頭葉症状は、ポルトガルの外科医エガス・モニス Antonio Egas Moniz (1875-1955) によって開発された、難治性の精神疾患患者に対する「前部前頭葉切截術、ロボトミー」を受けた患者にも見られた。

前頭葉は高度な精神機能に関わる部分で、「人間らしさ」すなわち自ら考え、複雑な出来事を適切に処理し、行動することに深く関与している。

分離脳
スプリット ブレイン
split brain

「分離脳」は通常、脳梁と前交連と後交連が切断されている脳のことを指す。薬物治療が効を奏さなかった重篤なてんかん患者に対して、発作を抑えるための「脳梁離断術」が施された。1960年代、アメリカの神経生理学者 Roger Sperry ロジャー・スペリー (1913-1994) は、それら分離脳患者に対して様々な心理テストを行なった。その結果、左右大脳半球、および脳梁の役割について多くのことが明らかになった。右利きの人の場合（左利きの場合のある程度の確率で）、左脳が言語、書字、計算において優位であり、それに対し右脳は音楽、空間認識において優位であることが明らかになった。

イディオ・サヴァン
イーディオウ サヴァーン
idiot-savant

idiot は本来、ギリシャ語 ἴδιος イディオス「固有の、特種の」に由来する。idiot-savantは、フランス語では「賢い愚者」の意。

イディオ・サヴァンは、サヴァン症候群ともいう。サヴァン患者は自閉症や他の精神発達障害を持つ。彼らは、驚異的な記憶力や能力を示す。

ある者は、ある日付を言えば、それが何曜日だったのかを即座に返答することができる（カレンダー計算）。そのうちの一人、キム・ピークは、米国の都市や町の主要道路、またその市外局番、郵便番号をことごとく記憶している。丸暗記している本も数千冊以上にのぼるという。映画『レインマン』の主人公は、このキム・ピークをモデルに描かれている。また、ある者は音楽に関して優れており、一度聞いた曲を完全にピアノやバイオリンで演奏することができる。絵画において優れている者は、一目見た景色を再び見ずに詳細に至るまで描くことができる。

サヴァン症候群の原因は未だ解明されていないが、大脳の左半球の損傷が原因の一つであるとが示唆されている。

後年になって発症した痴呆症患者の一部に、絵画等の才能が突然出現する者のいることが、近年明らかになった。このことから、すべての人の脳には元来、開花されることなく終わる天才的な才能が眠っており、それが痴呆という契機によって目覚めたのではないかと考えられる。

付録E 神経系の発生

● 脳の構造と機能は、脳の発生についての理解なくしては語ることができない。ここでは、そのうちの幾つかのトピックスを紹介する。

下垂体前葉と後葉の発生

なぜ下垂体前葉と後葉では
ホルモン分泌の方法が異なるのか。

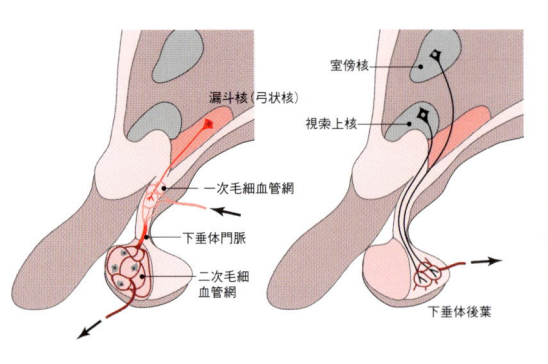

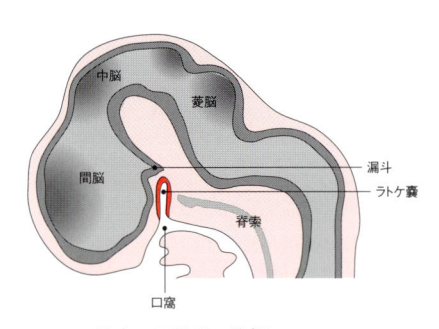

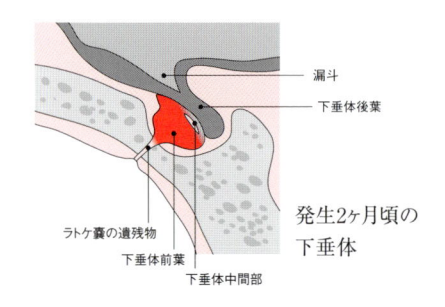

下垂体の前葉と後葉では、分泌するホルモンも分泌に至る機序も異なる。

●**下垂体前葉** 漏斗核(弓状核)は、下垂体前葉ホルモンの調整因子を一次毛細血管網に分泌する。これらの毛細血管がまとまって下垂体門脈となり、下垂体前葉の中で広がって二次毛細血管網を形成する。この門脈を介して伝わった調整因子が、下垂体前葉にある腺細胞のホルモン分泌を促進ないしは抑制する。そのため、下垂体前葉は、**腺性下垂体**ともいう。そしてこの一次毛細血管網→下垂体門脈→二次毛細血管網という血管系のことを下垂体門脈系という(portal vein ポータル ヴェイン「門脈」とは、毛細血管網を通った静脈が再び毛細血管網を通るものをいう。単に「門脈」という場合、「肝門脈」を指す。肝臓の場合、小腸の毛細血管網からの門脈が肝臓の洞様毛細血管に入る)。

●**下垂体後葉** 下垂体前葉が腺細胞を持つのに対し、下垂体後葉には腺細胞がない。室傍核や視索上核のニューロンからの無髄神経線維が、毛細血管網に終止して、ここでホルモンを分泌する(このような分泌形式をneurosecretion ニューロスィークレション「神経分泌」という)。ここには、神経細胞体はなく、軸索とグリア細胞があるのみ。この後葉は、**神経下垂体**ともいう。

この違いの理由は、二つの部分が全く異なった部分から発生することによる。下垂体後葉は、間脳が下方に向かって伸びた漏斗から発生したもので、視床下部との間に連絡をもっている。それに対して、下垂体前葉は、Rathke's pouch ラスキーズ パウチ「ラトケ嚢」に由来する。これは胚の口窩の天井が突出して漏斗に向かって伸びたもの。胎生2ヶ月の終りにはラトケ嚢は咽頭上壁から分離し、トルコ鞍内で漏斗と密着した構造となる。ラトケ嚢の前壁の細胞は急速に増殖し、下垂体前葉(腺性下垂体)となり、後壁は下垂体中間部となる(ヒトの場合、下垂体中間部は痕跡的)。下垂体前葉には視床下部の軸索が直接入らず、それゆえ下垂体門脈系が視床下部からの指令伝達の役目を担っている。

下垂体と咽頭上壁を連絡する組織が、まだ胚子期の終わりには軟骨性頭蓋底の中に残っている。この遺残物は大抵消失するが、生後にまで残った場合、時として咽頭下垂体や、頭蓋咽頭腫となることがある。

脳・神経は外胚葉に由来するが、この ectoderm エクトダーム「外胚葉」は、ギリシャ語接頭辞ecto-「外側の、表面の」に、δέρμα デルマ「皮」が語源。「真皮」を意味する derma ダーマもこのギリシャ語に由来する。ちなみに、「内胚葉」は、endoderm エンドウダーム (endo-「内部の」を意味する接頭辞)、「中胚葉」は entoderm エントウダーム (ento-「内部の、内側の」)。とはいえ、endo- も、ento- も同じ内側を意味するギリシャ語から派生している。

神経堤由来の器官

なぜ副腎髄質の細胞が分泌するホルモンと交感神経の神経伝達物質に共通点があるのか。

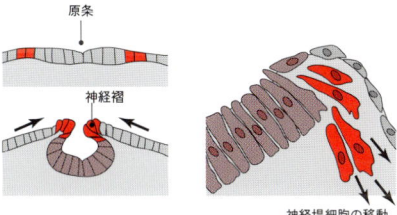

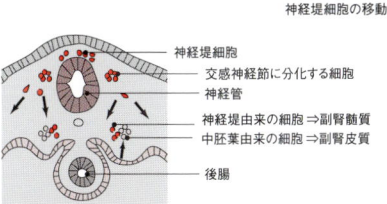

副腎の髄質と皮質では、異なるホルモンを分泌する。皮質からは、ステロイドホルモン（糖質コルチコイド、鉱質コルチコイド、性ホルモン）が分泌されるが、髄質からは、カテコルアミン（アドレナリン、ノルアドレナリン）が分泌される。ノルアドレナリンといえば、交感神経の節後ニューロンもこの同じものを分泌している。全く異なる器官からこのように同じものが分泌されるのはなぜか？

これは、副腎髄質と交感神経節が同じ神経堤細胞に由来するからである。neural crest ニューラル クレスト「神経堤」とは、発生初期に神経管と表皮の境界部に生じる細胞集団で、脊椎動物にのみ存在する。この細胞は腹側に向けて遊走し、様々な細胞（自律神経節細胞、後根神経節細胞、シュワン細胞、外皮色素細胞、副腎髄質細胞）へと分化する。ちなみに、副腎皮質は、中胚葉が由来。神経堤由来の細胞は、発生の段階で副腎皮質予定細胞の内部へ移動する。

反回神経と鰓弓動脈

なぜ迷走神経の分枝である反回神経が、左右で反転する高さが違うのか。

右の反回神経は、右鎖骨下動脈で反転し、左の反回神経は、大動脈弓の下を回る。この違いは、鰓弓動脈の左右での消失の違いによる。最初、迷走神経の分枝の反回神経は第6動脈弓をくぐって反回する。しかし、右側で、第6動脈弓の遠位部と第5動脈弓が退化・消失すると、反回神経の反回する位置が、第4動脈弓にまで上がってしまう。左は初めと位置を変えない。第4動脈弓は、右は右鎖骨下動脈に、左は成人の「大動脈弓」ができる。左反回神経は、はじめは左第6動脈弓から発生する「動脈管」の下をくぐり、動脈管の閉鎖後は、動脈管索の下を通ることになる。

鰓弓動脈からの脈管系の発生模式図

ヒトでは、第1、2、5大動脈弓は早く消失する。

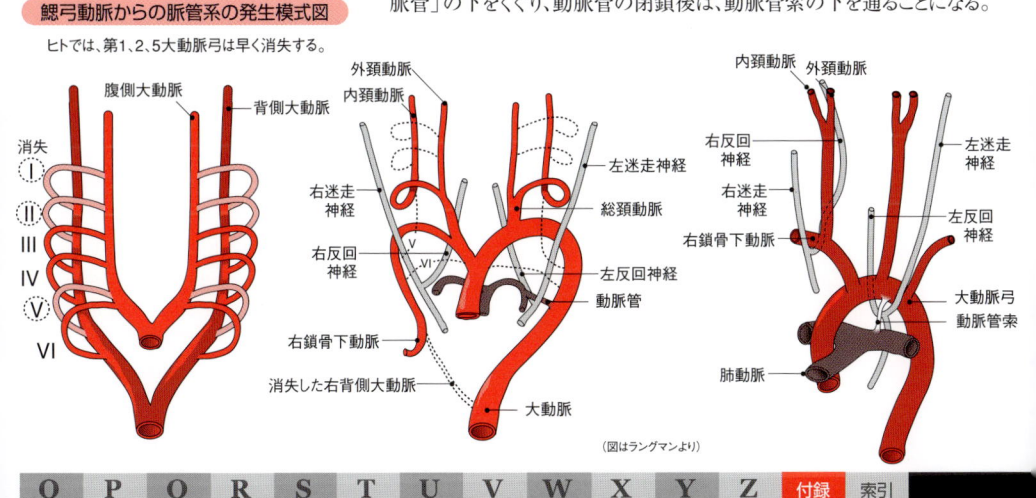

（図はラングマンより）

付録F 神経支配《1》

ここでは脊髄神経について、それらが支配する主な筋・皮膚領域について紹介する。

凡例: 運動 / 感覚 / 運動・感覚

頸神経

番号	神経名	脊髄レベル	支配を受ける筋・皮膚
X-12	後頭下神経	C1	大後頭直筋、小後頭直筋、上頭斜筋、下頭斜筋
X-17	横隔神経	C4(C3-C5)	横隔膜　障害⇒呼吸障害(横隔膜麻痺)
X-9	小後頭神経	C2-C3	後頭部皮膚
X-11	大耳介神経	C3(C4)	後頭部外側皮膚
X-16	鎖骨上神経	C3-C4	肩甲帯腹側皮膚
X-14	頸横神経	C3	頸部腹側皮膚

腕神経叢

番号	神経名	脊髄レベル	支配を受ける筋・皮膚
Y-20	肩甲背神経	C5	肩甲挙筋、大菱形筋、小菱形筋
Y-23	長胸神経	C5-C7	前鋸筋
Y-21	肩甲上神経	C5、C6	棘上筋、棘下筋
Y-26	外側胸筋神経	C5-C7	大胸筋(鎖骨部)
Y-27	内側胸筋神経	C8-T1	大胸筋(胸骨部)、小胸筋
	上肩甲下神経	C5、C6	肩甲下筋の上部
	中肩甲下神経(胸背神経)	C5、C6	広背筋
	下肩甲下神経	C5、C6	肩甲下筋の下部、大円筋
Y-9	筋皮神経	C5-C7	上腕二頭筋、上腕筋、烏口腕筋、前腕橈側皮膚
Y-15	外側前腕皮神経	C5、C6	前腕外側皮膚
Y-10	腋窩神経	C5-C7	小円筋、三角筋、上腕後外側部皮膚
Y-12	正中神経	C5-T1	橈側手根屈筋、円回内筋、長掌筋、浅指屈筋、1・2・3、4指橈側の掌側皮膚と指先背側皮膚 障害⇒猿手、手根管症候群、円回内筋症候群、前骨間神経麻痺
Y-14	前骨間神経		長母指屈筋、深指屈筋2・3指、方形回内筋 短母指外転筋、短母指屈筋浅頭、母指対立筋 虫様筋
Y-11	橈骨神経	C5-C8	障害⇒下垂手、後骨間神経麻痺、回外筋症候群
	浅枝		1・2・3指の基部背側皮膚、上腕三頭筋、肘筋、腕橈骨筋、長橈側手根屈筋
	深枝		回外筋、長母指外転筋、短母指伸筋、長母指伸筋、指伸筋、示指伸筋、尺側手根伸筋、小指伸筋、短橈側手根伸筋

- **nerve block** 「神経ブロック」の block は、ゲルマン語に由来し「木や石、金属の塊」の意味。そこから、「妨害物を置いて封鎖する」という意味が派生し、神経ブロックや野球で走者を進塁を妨げる「ブロック」といった用法が生じた。神経ブロックは、あくまで一時的に神経を麻酔させるもので根本的な治癒をもたらすわけではないが、時にはかなりの長期間に痛みを軽減できる。

番号	神経名	脊髄レベル	支配を受ける筋・皮膚
	上外側上腕皮神経	C5、C6	上腕基部後側皮膚
Y-29	下外側上腕皮神経	C5、C6	上腕後面皮膚
Y-28	後上腕皮神経	C5-C8	上腕後面中央皮膚
Y-30	後前腕皮神経	(C5)C6-C8	前腕後面中央皮膚
Y-13	尺骨神経	C8-T1	短母指屈筋(深頭)、母指内転筋、掌側・背側骨間筋、短掌筋、尺側手根屈筋、虫様筋(3・4指)、深指屈筋(4・5指)、短小指屈筋、小指対立筋、小指外転筋、小指皮膚、環指尺側皮膚 障害⇒鷲手、ギヨン管症候群、肘部管症候群
X-22	肋間上腕神経	T2	上腕内側面皮膚
Y-32	内側上腕皮神経	C8-T1	上腕内側面皮膚
Y-33	内側前腕皮神経	C8、T1	前腕尺側後面皮膚

頚神経叢の障害⇒ 上・下腕神経叢麻痺、胸郭出口症候群、神経痛性筋萎縮症、頚肩腕症候群

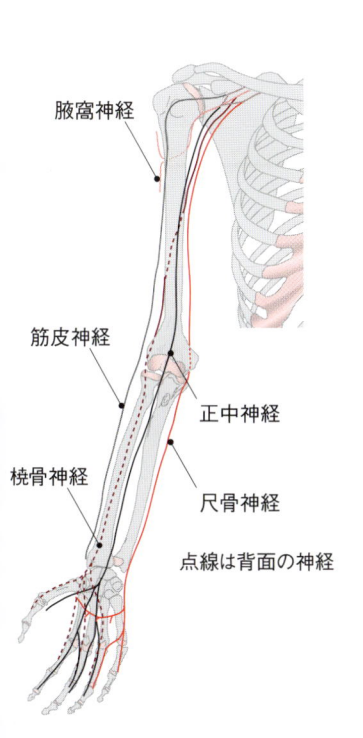

肩甲上神経ブロック

肩甲上神経ブロックは、肩関節や肩甲骨周辺、腕などの知覚と運動を支配している肩甲上神経の周辺に、局所麻酔剤や抗炎症剤等を塗布もしくは注入することによって、この領域の痛みを緩和する治療法。**肩関節周囲炎や頚肩腕症候群、頚椎症、胸郭出口症候群**などの疾患に行なわれる。

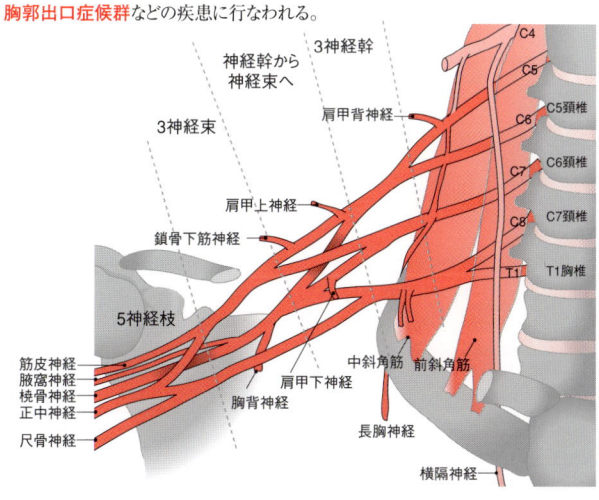

付録F　神経支配《2》

ここでは胸部および下肢の脊髄神経について、それらが支配する主な筋・皮膚領域について紹介する。

凡例: 運動　感覚　運動・感覚

	番号	神経名	脊髄レベル	支配を受ける筋・皮膚
胸神経	X-21	胸神経		体幹部皮膚
		肋間神経（上群）	T1-T6	肋下筋、内肋間筋、外肋間筋、最内肋間筋　肋骨挙筋、胸横筋、上後鋸筋
		肋間神経（下群）	T7-T12	内肋間筋、外肋間筋、最内肋間筋、下後鋸筋　外・内腹斜筋、腹横筋、腹直筋
腰神経叢		（直接支配）		腰方形筋、大・小腰筋
	Z-5	腸骨下腹神経	L1(T12)	腹横筋、内腹斜筋、殿部外側・下腹部皮膚
	Z-6	腸骨鼠径神経	L1	腹横筋、内腹斜筋、陰嚢、大陰唇皮膚
	Z-8	外側大腿皮神経	L2,3	大腿外側面皮膚　障害⇒感覚異常性大腿神経痛
	Z-7	陰部大腿神経	L1-L2	精巣挙筋、大腿前面上内側皮膚
	Z-10	閉鎖神経	L2-L4	大腿内側下部皮膚　障害⇒内転筋群の機能脱落
		前枝		長・短内転筋、薄筋
		後枝		大内転筋、外閉鎖筋
	Z-9	大腿神経	L2-L4	腸骨筋、恥骨筋、縫工筋、大腿四頭筋　大腿前内側、下腿内側、大腿前面下内側皮膚　障害⇒膝伸展筋群の機能脱落
	Z-18	伏在神経		下腿内側皮膚

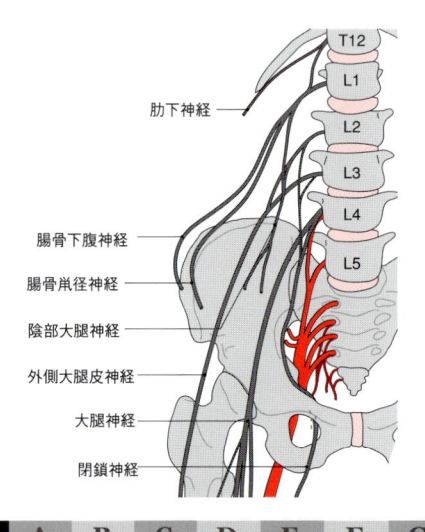

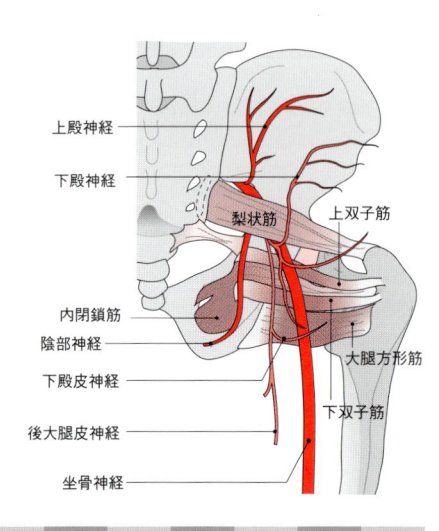

● 神経支配と訳されている語 innervation イナーヴェイションは、in + nervus ネルウス「神経」。内臓等の諸器官が交感神経と副交感神経の支配を受けている場合、double innervation「二重神経支配」という。

番号	神経名	脊髄レベル	支配を受ける筋・皮膚
	（直接支配）		大腿方形筋、上・下双子筋
			内閉鎖筋、梨状筋
Z-15	後大腿皮神経	S1-S3	大腿・膝関節後面皮膚
Z-11	上殿神経	L4-S1	障害⇒トレンデレンブルグ徴候
	上枝		小殿筋
	下枝		中殿筋、大腿筋膜張筋
Z-12	下殿神経	L5-S2	大殿筋
Z-14	下殿皮神経		殿部下縁皮膚
Z-16	坐骨神経	L4-S3	大内転筋、外旋六筋
			障害⇒坐骨神経痛、梨状筋症候群
Z-21	総腓骨神経	L4-S3	大腿二頭筋（短頭）、下腿外側皮膚
Z-23	深腓骨神経	L4-S3	前脛骨筋、長母趾伸筋、短母趾伸筋
			長趾伸筋、短趾伸筋、第三腓骨筋
			1・2指の根元皮膚
			障害⇒下垂足、鶏状歩行
Z-22	浅腓骨神経	L4-S3	長腓骨筋、短腓骨筋、足背、下腿外側下部皮膚
Z-27	外側腓腹皮神経		下腿外側上部皮膚
Z-19	脛骨神経	L4-S3	大内転筋、半腱様筋、半膜様筋
			大腿二頭筋（長頭）、踵部皮膚
			膝窩筋、腓腹筋、ヒラメ筋、足底筋
			後脛骨筋、長趾屈筋、長母趾屈筋
			障害⇒足底屈筋群の機能脱落、足根管症候群
Z-28	内側腓腹皮神経		下腿背側上外部皮膚
Z-30	外側足底神経	S2-S3	足底方形筋、小趾外転筋、虫様筋（2・3・4）
			母趾内転筋、背側・底側骨間筋、短小趾屈筋
			足底外側皮膚
Z-31	内側足底神経	L5-S1	虫様筋（1）、短趾屈筋、短母趾屈筋
			母趾外転筋、足底内側皮膚
Z-29	腓腹神経		下腿背側下外部皮膚

仙骨神経叢

番号	神経名	脊髄レベル	支配を受ける筋・皮膚
	（直接支配）	S2-S4	肛門挙筋、尾骨筋、外肛門括約筋
Z-13	陰部神経	S2-S4	浅会陰横筋、深会陰横筋、球海綿体筋
			坐骨海綿体筋、尿道括約筋
			陰部皮膚、陰茎・陰核皮膚

陰部神経叢

付録G イカと神経

● ヤリイカ、アメフラシ、ザリガニ等は、神経の研究に大きく貢献してきた生物である。その中でもヤリイカは、ニューロンの神経興奮のメカニズム解明するための大きな役割を果たした。ここではその経緯について紹介する。

イカやタコといった頭足類は、無脊椎動物の中では神経系が特に発達した生物である。無脊椎動物のニューロンは、ほぼすべて無髄線維である。無髄線維は、有髄線維と比べて興奮伝達速度は格段に遅い(右表参照)。しかし、ヤリイカの外套を収縮させる神経の場合、その軸索を太くすることにより(実際には多くの軸索の融合による)、電気抵抗を減らし、その伝達速度を上げている(太さ約500μmで、速度は20m/sに達する)。直径が500μmすなわち0.5mmと肉眼でも見えるこの軸索を、giant axon ジャイアント アクソン「巨大軸索」と呼んでいる。

1936年に、J. Z. ヤングが巨大軸索を発見してからわずか数年後、英生理学者ホジキン(A. Hodgkin)とハックスレー(A.F.Huxley)が、*Loligo forbesi* ヨーロッパオオヤリイカの巨大軸索に電極(原形質と等張のKCl溶液を満たした微小ガラス管)を差しこんで電位差を測定することを着想。その結果、軸索内部は−70mVの静止電位が存在することを見い出した。さらに巨大軸索に刺激を受けると、急激に電位差が減少し、0を通り越して電位が逆転して、+30mVになる。しかし、1ミリ秒以内に元の静止電位に戻ることが判明。こうした膜電位の急激な変化を action potential アクション ポテンシャル「活動電位」と呼んだ。こうした神経興奮の伝導機構の研究が評価され、二人は1963年ノーベル医学・生理学賞を受けた。

それでは、何がこの静止電位を生じさせているのだろうか? 軸索の細胞膜には、sodium pump ソディアム パンプ「ナトリウムポンプ」があり、ATPのエネルギーを使って、3つのNa⁺ ナトリウムイオンを細胞外に排出し、2つのK⁺ カリウムイオンを細胞内に取り込む。こうして細胞外には陽イオンが、細胞内には陰イオンが多くなり静止電位が生じる(実際には、色々と他の要素も関係する)。

そして、刺激が加わり膜電位がプラスになると、細胞膜の sodium (ion) channel ソディアム(アイオン)チャネル「ナトリウム(イオン)チャネル」が一斉に1msほど開いてしまう。すると、ナトリウムイオンが濃度の低い軸索内部に流れ込み、活動電位が生じる。次いで、約1ms後には、ナトリウムイオンチャネルは閉じ、potassium (ion) channel ポタスィアム(アイオン)チャネル「カリウム(イオン)チャネル」が開く。軸索内に過剰に存在したカリウムイオンは、急速に外に流れ出て静止電位に戻るのである。

ヒトの末梢神経における速度

	種類	太さ	速度	例
有髄線維	Aα	15μm	100m/s	前角運動線維、筋紡錘求心線維
	Aβ	8μm	50m/s	皮膚触覚、皮膚圧覚
	Aγ	5μm	20m/s	筋紡錘運動線維
	Aδ	3μm	15m/s	皮膚温度感覚、皮膚痛覚
	B	3μm	7m/s	交感神経節前線維
無髄線維	C	0.5μm	1m/s	皮膚痛覚、交感神経

※有髄線維の中でも太いほど伝達速度は速い。

ヤリイカとスルメイカ

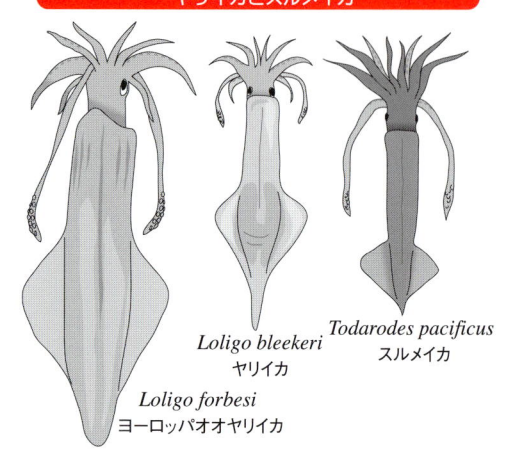

Loligo bleekeri ヤリイカ

Todarodes pacificus スルメイカ

Loligo forbesi ヨーロッパオオヤリイカ

イカは Cephalopoda セファロポッド「頭足類」、つまり頭(ギリシャ語:ケファレー)に足(ギリシャ語:プース)が付いた生き物。図鑑でイカの足が上を向いているのは、頭を上にして描画するという原則のため。

ヤリイカは、ヒレ(いわゆるエンペラ)が槍の先のように尖った形をしている。

日本人はイカ好きな民族。世界のイカ漁獲量の約30%を消費している。しかも魚介類の個人消費量としても、イカは第1位である。しかし、地球上で日本人以上にイカを消費している生き物がいる。それはクジラである。特にマッコウクジラは餌のうち約95%がイカといわれ、ヒトの世界中の年間漁獲量の27〜68倍は消費していると推測されている。

活動電位の推移

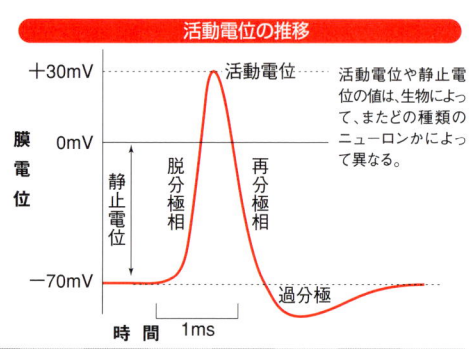

活動電位や静止電位の値は、生物によって、または種類のニューロンかによって異なる。

イカやタコは、軟体動物門 Mollusca だが、英語の mollusk モラスク「軟体動物」は、ラテン語の mollis モッリス「軟らかい」に由来。英語の melt メルト「溶ける」と同根語。英語の encephalomalacia エンセファロマレイシア「脳軟化症」は、mollisと同起源のギリシャ語 μαλακός マラコス「軟らかい」の造語。malacology マラコロジ「軟体動物学」が mollusk と少し綴りが違うのは、経路がラテン語かギリシャ語かによる。

ヤリイカの人工飼育

ヤリイカの人工飼育は、基礎研究が始まった1970年当時、多くの動物学者、生物学者によって不可能であると断言されていた（比較行動学者のコンラッド・ローレンツでさえ「イカは人工飼育できない唯一の動物」と著作で述べていた）。

しかし1975年、日本の電子技術総合研究所（電総研）が、世界で初めてヤリイカの水槽内での長期飼育に成功。コンラッド・ローレンツは、その話題を聞いて自分の目で見るまで信じないと述べ、早速来日。水槽を見学し納得した彼は、「この水槽はこれからの全ての水産生物の未来を変えるであろう」と語ったという。

ヤリイカは、現在に至るまで神経学のための研究材料として活用されている。

イカの神経系

腕神経／口球／喉上神経節／眼球／脳神経節／眼神経節／漏斗軟骨器／内臓神経節／外套軟骨器
※腹側では、外套と胴は、外套軟骨器と漏斗軟骨器によってつなぎ止められている。これらは俗に「ボタン」と呼ばれ、付けたりはずしたりができる。もっともイカ自身が取り外しているわけではない。大きいイカを料理する時には是非確認してみよう。
星状神経節／外套神経（巨大軸索）／内臓神経／外套／鰓神経節／心臓神経節

星状神経節は、イカの内臓中、最も大きい臓器である肝臓の裏側に位置している。肝臓は金属的な光を放っているが、これはコレステロールによる。このイカのコレステロールを原料として、コレステリック液晶（無電力表示維持のできる液晶、温度で色が変化する液晶）が作られている。とはいえ、パソコンなどのディスプレイの液晶は「ネマティック液晶」なので、このタイプとは全く異なる。

無脊椎動物

無脊椎動物は、脊椎動物ほど中枢神経の集中化が進んでいない。脊椎動物の脳のような一か所集中方式ではなく、ganglion ガングリオン「神経節」が体節ごとに存在する、分散式である。しかし、頭足類の場合、「脳」とさえ呼べるほど神経節が頭部に集中し発達している。脊椎動物以外で、神経細胞の数が1億以上に達しているのは、頭足類だけである。

イカの神経系の場合、食道を取り囲んで脳神経節が、眼神経節、脚神経節、内臓神経節と互いに連絡し、これらがまとまって「中央神経系」、すなわち「脳」を形成している。脳神経節は特に、軟骨でできた頭蓋によって保護されているが、このことは頭足類以外の無脊椎動物には見られない。

特に、視覚を処理する眼神経節は極めて発達している。それゆえ、外洋表層を高速遊泳し、視覚の発達したアカイカ科や、ソデイカ科が脳が最も大きく、逆に海底付近に棲息し動きの不活発なコウイカ類は、より脳が小さい。イカは脊椎動物同様の高性能な眼を持つ。イカの球形レンズ（水晶体）は、180°に近い視野を可能にしている。

イカの stellate ganglion ステレイト ガングリオン「星状神経節」は、肉眼で容易に観察できる（大きいイカほど見つけやすい）。この星状神経節から放射状に外套神経が広がっている。特に後方に伸びる外套神経が太く、「巨大軸索」と呼ばれる（実際には、一本の極めて太い軸索と、幾つもの細い軸索がまとまっている）。放射状に広がる外套神経は軸索の太さが同じではなく、神経の末端との距離が遠いものほど太い。これにより、外套の各部の筋肉へ同時にインパルスが伝えられ、外套の筋全体が一斉に収縮して海水を漏斗から噴出し、高速で敵から逃亡することが可能となる。

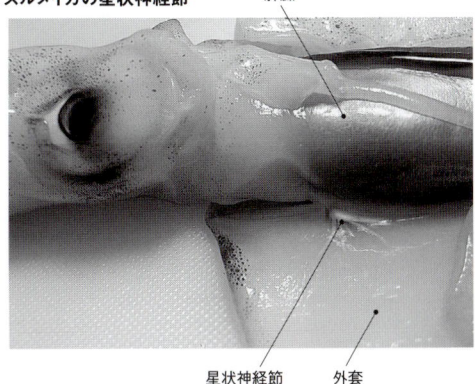

スルメイカの星状神経節

肝臓／星状神経節／外套

付録H 難読用語集

ここでは、特に読みが難解な用語を取り上げた。あなたはいくつ読めるか？（答えは142、143ページ）

＊ …難易度高い

1 菱脳＊
2 脳梁吻＊
3 松果体
4 漏斗陥凹＊
5 橋
6 馬尾
7 腰仙骨神経叢＊
8 楔状束＊
9 後角尖
10 膠様質＊
11 錐体交叉＊
12 視床枕
13 手綱＊
14 上髄帆＊
15 青斑
16 菱形窩＊
17 閂＊
18 縫線核＊

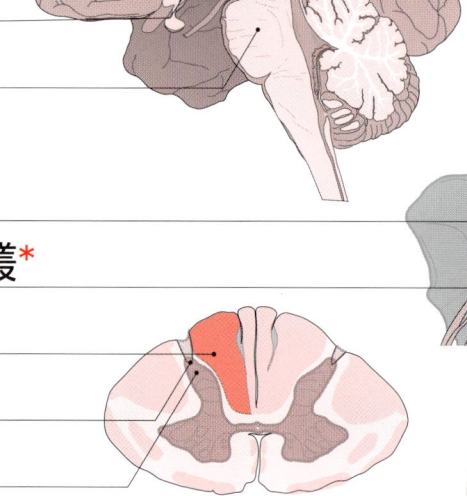

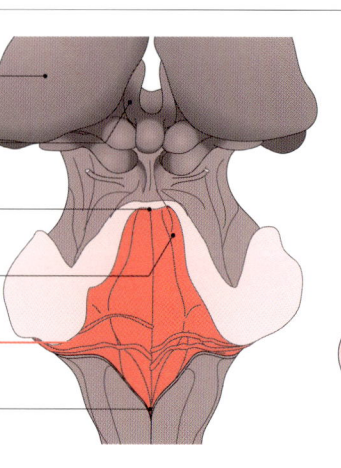

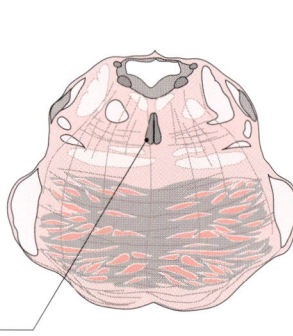

| A 神経系概観 | B 脳概観 | C 脊髄1概観 | D 脊髄2伝導路 | E 脳幹1概観 | F 脳幹2延髄・橋 | G 脳幹3中脳 | H 脳幹4脳神経 | I 小脳 | J 間脳視床 | K 視床下部下垂体 | L 大脳基底核 | M 大脳辺縁系 | N 大脳回・溝 |

解剖学用語の読みは、一般の読みとは異なる場合がある。例えば、頭蓋骨は、一般には「ずがいこつ」だが、解剖学では「とうがいこつ」。解剖学では、基本的に一つの漢字に対して一つの読みを用いるので、「頭」は「とう」と読む。例外として「頭痛（ずつう）」があるが、これは「疼痛（とうつう）」と重複するため。とはいえ、「ずがいこつ」という読みが多く見られるため、日本解剖学会の用語集でも「ずがいこつ」という読みも並記されている。

灰白質 19
被殻 20
島 21
内包膝* 22
海馬采* 23

鳥距溝 24

大鉗子* 25
小舌* 26
係蹄小葉* 27

滑車神経 28
蝸牛神経核 29
上唾液核* 30

苔状線維* 31

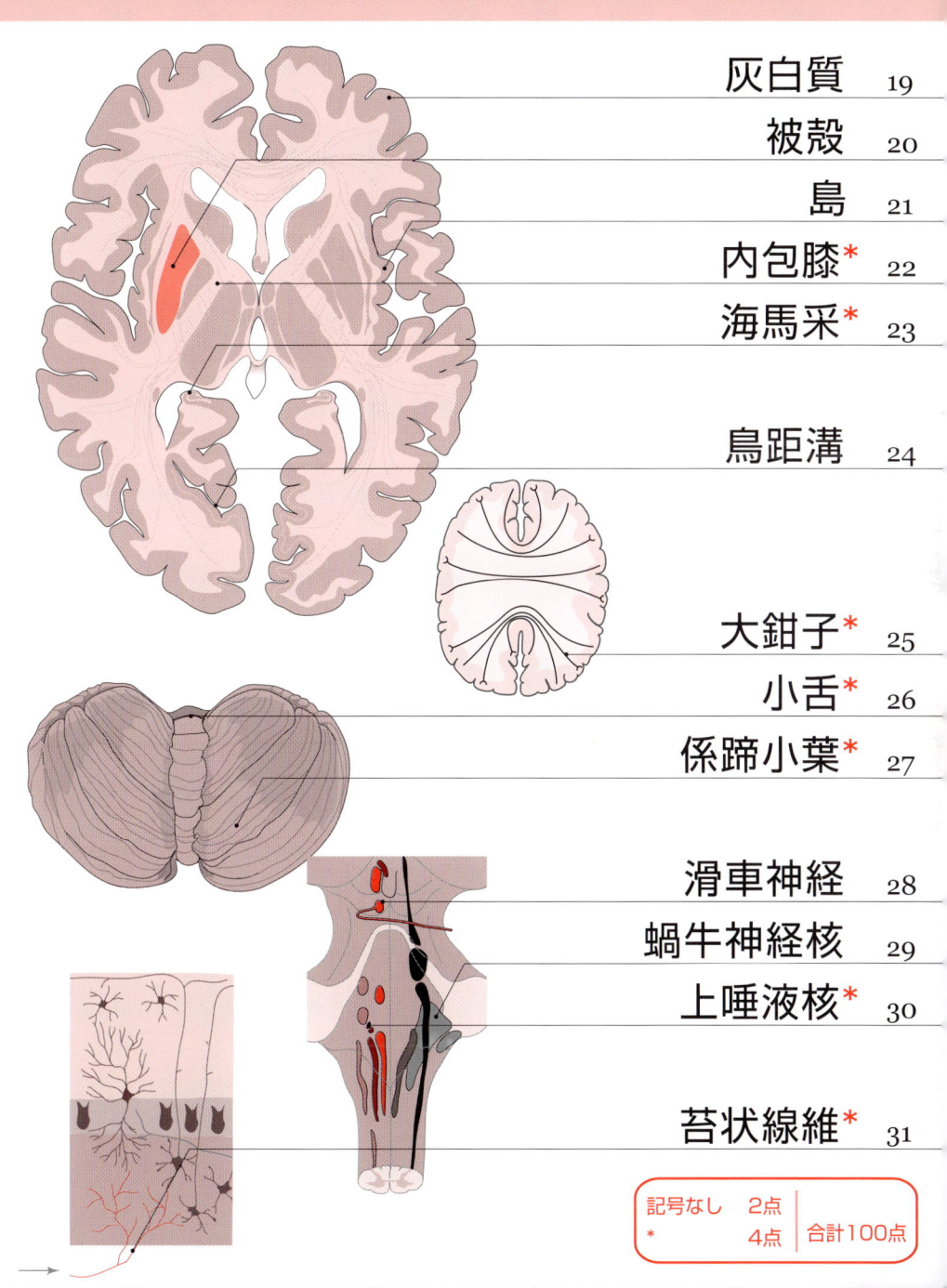

記号なし 2点
* 4点 合計100点

付録H 難読用語集

● 漢字の音読みは、呉音と漢音、唐音がある。呉音は仏教用語や庶民の用いた言葉に多く見られ、漢音は、儒学用語に多く用いられた。明治以降、漢音が主流となり、解剖学用語も、その多くが漢音である。

#	読み	漢字	説明
1	りょうのう	菱	「ひし」のこと。「りょう」。ヒシの実
2	のうりょうふん	吻	「くちさき」のこと。「ふん、ぶん」。接吻（せっぷん）の「吻」。吻合は、ちょうど上下の唇がぴったりあうことが原義。
3	しょうかたい	松果	「まつ」。「しょう」。
4	ろうとかんおう	陥	「おちいる」、「おとしいれる」。「かん」。 凹「おう」。凹凸（おうとつ・）の凹。逆に並べると「凸凹（でこぼこ）」
5	きょう	橋	「はし」、「きょう」。旁は、「高い」という意味で、元々は谷川に高く架けられた橋の意。
6	ばび	馬	「うま」のこと。「ば、ま、め」。 尾「お」のこと。「び」。尻に毛のあるしっぽの意。
7	ようせんこつしんけいそう	叢	「くさむら」のこと。「そう、ぞう」。漢字の上部分はノコギリの歯状の道具。下半分は、「取る」こと。
8	けつじょうそく	楔	「くさび」のこと。呉音「きゃく」、漢音「けき」。「きつ」は慣用読み「楔状束（けつじょうそく）」は楔形（くさびがた）をしている。
9	こうかくせん	尖	「せん」。とがっているもののこと。
10	こうようしつ	膠	「にかわ」。「こう、きょう」。偏の月（にくづき）は、動物の皮などを煮詰めて造ることから。
11	すいたいこうさ	錐	「きり」。「すい」。きりのように鋭いものを指す。旁は、出るの意。先が鋭くて突き出るという意味。
12	ししょうちん	枕	「まくら」。「ちん、しん」。「冘」は、重くもたれる意を表わす。
13	たづな	手綱	手「て」は、「た」とも読む。て＋つな＝たづな
14	じょうずいはん	帆	「はん」、「ほ」。「帆船（はんせん）」の「帆」。凡は、帆の形の象形。凡が「すべて」という意味になったため、区別するため偏が付けられた。
15	せいはん	斑	「まだら、ぶち」のこと。「はん」。
16	りょうけいか	窩	「あな」。「か」。
17	かんぬき	閂	「かんぬき」。門を閉じておくための横木。
18	ほうせんかく	縫	「ぬう」。「ほう」。「裁縫（さいほう）」の「縫」。

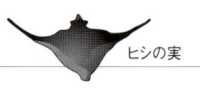

- 「呉」とは、長江の揚子江下流。5〜6世紀頃(奈良時代以前)、朝鮮の百済を介して呉の漢字音が伝わった。8世紀頃(奈良・平安時代)、中国北部の漢中地方(昔の長安、今の西安)の発音が遣隋使、遣唐使によってもたらされ、それが漢音となる。鎌倉以降に入ってきた唐音は、現代の北京語に最も似ている。

漢字	説明	読み	No.
灰	「かい、はい」。「灰燼(かいじん)に帰す」の「灰」、「石灰(せっかい)」の「灰」。又+火=灰。又は右手の意味。手で掴むことのできる火のこと。	かいはくしつ	19
被	「こうむる」のこと。「ひ」。「被膜、被服」の「被」。	ひかく	20
殻	「から」のこと。「かく」。偏の青は、中がからのものの意。旁の殳は、たたく。たたいて実を取り出して空になったものの意。		
島	「しま」。「とう」。嶋は異字。島とは、渡り鳥が休むことのできる海の中の山のこと。	とう	21
膝	「ひざ」のこと。「しつ」。	ないほうしつ	22
采	「さい」。手にとること。手に取って選ぶこと。漢字は、木の実を手で取ることの意。「采配」とは、大将が戦争で指揮するための道具のこと。そこから「指揮する」の意。	かいばさい	23

戦国時代の采配

距	「けづめ」のこと。「きょ」。「距離(きょり)」の「きょ」。	ちょうきょこう	24
鉗	「かん、けん、げん」。「首にはめるかせ」のこと。「ものをはさみ取る道具」のこと。旁の甘は口にものをはさんださま。	だいかんし	25
舌	「した、ぜつ」。	しょうぜつ	26
蹄	「ひづめ」のこと。「てい」。帝は、まとまるの意味。足の指が一つにまとまったところ⇒「ひづめ」。「帝国」の「帝」。	けいていしょうよう	27
滑	「かつ、すべる、なめらか」のこと。旁の骨は、肉体のうちの「骨」がなめらかに動くことから。	かっしゃしんけい	28
蝸	「か、け」。「かたつむり」のこと。	かぎゅうしんけいかく	29
唾	「だ、た」。「唾液(だえき)」の意。口から垂れる液のこと。	じょうだえきかく	30
苔	「たい、だい」。「こけ」のこと。「苔鮮(たいせん)」の「苔」。	たいじょうせんい	31

参考文献 主な参考文献についてここに挙げる

● 英語・ギリシャ語・ラテン語辞典

山形 健三：国際解剖学用語語源辞典、アテネ出版（1998）
大槻 真一郎：科学用語語源辞典 ラテン語篇 6版―独-日-英、同学社（1989）
大槻 真一郎：科学用語語源辞典 ギリシア語篇 新版―独-日-英、同学社（1987）
小川 鼎三：医学用語の起り、東京書籍（1990）
岩月 賢一：医語語源便覧、医学図書出版（2000）
宮野 成二：造語方式による医学英和辞典、廣川書店（1986）
宮野 成二：系統的にみた医学・生物学領域の英語術語辞典、廣川書店（1972）
立川 清：類語対照 医語の語源、国書刊行会（1991）
佐藤 登志郎監修：スタンダード医学英和辞典、南山堂（2002）
日本解剖学会：解剖学用語、丸善（1987）
英和人体用語編集委員会：人体の臨床用語集、ユリシス・出版部（1989）
吉田 和彦：語源で覚える医学英語辞典、メジカルビュー社（1995）
長谷川 栄一：医学ユーモア辞典、ミクス（1993）
Merriam Webster：Webster's Medical Desk Dictionary, Merriam-Webster INC., Massachusetts（1996）
田中 秀央：羅和辞典、研究社（1966）
寺澤 芳雄：英語語源辞典、研究社（1997）
梅田 修：英語の語源事典、大修館書店（1990）
郡司 利男：英語学習逆引辞典、開文社出版（1976）
平嶋 義宏：学名の話、九州大学出版会（1989）
諸橋 轍次：大漢和辞典（全15巻）、大修館書店（1990）
吉沢 典男、石綿 敏雄：外来語の語源、角川書店（1982）
下宮 忠雄編：スタンダード英語語源辞典、大修館書店（1989）
平嶋 義宏：生物学名命名法辞典、平凡社（1994）
Mariam Webster, Webster's Word Histories（1994）
R.Claoborne：The Roots of English, Times Books（1989）
J. A. Simpson, Edmund S. Weiner : The Oxford English Dictionary, Oxford University Press; 2nd edition（1989）
William Arndt, Frederick W. Danker : A Greek-English Lexicon of the New Testament and Other Early Christian Literature: University of Chicago Press（1979）

● 解剖学・医学

Gerard J. Tortora, Sandra Reynords Grabowski著、大野忠雄、黒澤美枝子、高橋研一、細谷安彦訳：トートラ 人体の構造と機能、丸善（2004）
Gerard J. Tortora, Sandra Reynords Grabowski著、佐伯 由香、黒澤 美枝子、細谷 安彦、高橋研一：トートラ 人体解剖生理学、丸善（2004）
S. Goldberg：臨床解剖学入門、大竹出版（2004）
松村 讓兒：イラスト解剖学、中外医学社（2004）
北条 暉幸：ルビ付き英語付き解説 解剖学用語、てらぺいあ（1998）
Gerhard Wolf-Heidegger：ヴォルフ・ハイデッガー 人体解剖カラーアトラス〈1〉〈2〉、メディカルサイエンスインターナショナル（2002）
山田 英智監訳：図解 解剖学事典 第2版、医学書院（1998）
相磯 貞和訳：ネッター解剖学図譜・学生版、丸善（2003）
R. M. H. McMinn & R. T.Hutchigs：縮刷版 人体解剖カラーアトラス、南江堂（1995）
越智 淳三訳：分冊 解剖学アトラス1 神経、文光堂（1995）
Harold Ellis：断層解剖カラーアトラス、南江堂（2003）
森田 茂訳：グラント解剖学図譜、医学書院（1984）
千葉 正児：線描人体解剖学、考古堂書店（2000）

金子 丑之助:日本人体解剖学 第1巻・第2巻・第3巻、南山堂(1982)
寺田 春水、藤田 恒夫:解剖実習の手びき、南山堂(2004)
伊藤 隆:解剖学講義、南山堂(2001)
金子 丑之助:日本人体解剖学(上巻・下巻)、南山堂(1999)
J.W.ローエン、横地 千仭、E.リュッチェン-ドゥレコール:解剖学カラーアトラス第4版、医学書院(2000)
山内 昭雄監訳:一目でわかる解剖学、メディカル・サイエンス・インターナショナル(1989)
時実 利彦:目でみる脳 その構造と機能、東京大学出版会(1979)
宇野 彰:高次神経機能障害の臨床／実践入門、新興医学出版社(2002)
Duane E.Haines著、山内 昭雄訳:ハインズ神経解剖学アトラス、メディカル・サイエンス・インターナショナル(2000)
Bernhard Tillmann, Michael Schunke著、長島 聖司、宮内 亮輔訳:解剖実習テキスト、文光堂(1997)
万年 甫、原 一之:脳解剖学、南江堂(1994)
石浦 章一:わかる脳と神経、羊土社(1999)
岩堀 修明:神経解剖学、金芳堂(1998)
S.David Gertz:リープマン神経解剖学、メディカル・サイエンス・インターナショナル(1996)
御子柴 克彦編:脳神経 用語ライブラリー、羊土社(1997)
Frank H.Netter著、石塚 典生ほか訳:医学図譜集 神経 第1部、日本チバガイギー(1985)
篠原 治道、古林 秀則:中枢神経系解剖実習の要点、最新医学社(2003)
中村 重信編:神経伝達物質update 基礎から臨床まで、中外医学社(1998)
小林 祥泰監修:脳卒中ナビゲーター、メディカルレビュー社(2002)
玉木 紀彦、松本 悟編:脳神経疾患のMR画像診断、朝倉書店(1989)
大井 静雄編:脳神経外科ケアマニュアル、照林社(2000)
A.R.クロスマン、D.ニアリー著、野村 嶬、水野 昇訳:神経解剖カラーテキスト、医学書院(2002)
馬場 元毅:絵でみる脳と神経 − しくみと障害のメカニズム、医学書院(2001)
Peter Duus著、半田 肇訳:神経局在診断 その解剖,生理,臨床、文光堂(1999)
奥田 邦雄、高原 満男:新図解医学英語辞典 基礎編、メジカルビュー社(1991)
後藤 文男、天野 隆弘:臨床のための神経機能解剖学、中外医学社(1992)
Adolf Faller, Neubearbeitet Von Michael Schünke:わかりやすい解剖生理―構造と機能への入門、文光堂(2001)
本郷 利憲、広重 力監修:標準生理 Standard textbook、医学書院(2000)
H-J クレッチマン、W ワインリッヒ:画像診断のための脳解剖と機能系、医学書院(1995)
河田 光博:人体の正常構造と機能 VIII 神経系(1)、日本醫事新報社(2004)
斎藤 基一郎:医療のための脳・神経解剖学の基礎、元就出版社(2001)
ステファン・M・スタール著、田島 治、林 建郎訳:抗精神病薬の精神薬理、星和書店(2001)
調 輝男:臨床神経病理、金芳堂(1988)
後藤 秀機:神経と化学伝達 、東京大学出版会(1988)
Jack T.,Jr. Stern著、山内 昭雄訳:スターン解剖学コアコンセプト、メディカルサイエンスインターナショナル(1998)
斎藤 基一郎:医療のための脳・神経解剖学の基礎、元就出版社(2001)
Thomas W. Sadler著、安田 峯生、沢野 十蔵訳:ラングマン人体発生学、メディカルサイエンスインターナショナル(2004)
スコット・F・ギルバート:発生生物学 ―分子から形態進化まで―、株式会社トッパン(1991)
Ulrich Drews著、塩田 浩平訳:発生学アトラス、文光堂(1997)
H. Gray & F.R.S.: Anatomy Descriptive and Surgical, Courage Books(1901)
John H. Martin, et al:Neuroanatomy: Text and Atlas、Appleton & Lange(1996)
Bill Garoutte:Survey of Functional Neuroanatomy、Mill Valley Medical Pub.(1994)

● その他

加藤 嘉太郎、山内 昭二:家畜比較解剖図説 上巻・下巻、養賢堂(1995)
日本動物学会編:動物解剖図、丸善(1990)
奈須 敬二、小倉 通男、奥谷 喬司編:イカ―その生物から消費まで、成山堂書店(2002)

中心管とチャンネルとキャノン砲　QANE「葦」

中心管 central canal。第四脳室は、下方に向かって急に細くなり脊髄の中心管となる。

この中心管 canal は、ラテン語 canalis カナーリス「管」に由来する。英語で、canal は、「運河（the Suez Canal, the Panama Canal 等）、用水路、掘割り、導管」を意味する。英語のアクセントが**キャ**ナルではなく、キャ**ナ**ルなのもラテン語のアクセントを引き継いでいるためである。この canalis がフランス語を介して（つまり the Channel「英仏海峡」を渡って）英語になったのが、channel チャネル「川床、海峡、テレビの周波数帯、チャンネル」である。生理学においては、ion channel「イオンチャネル」のようにチャネルと表記するのが一般的である。

この canalis は、ラテン語の canna カンナ「葦」に由来する。この茎は中空で管状、古代ではストローとしても使われたためである。さらにさかのぼるとギリシャ語の κάννα カンナ、さらに古くはヘブライ語の קָנֶה カーネ「葦（あし）」に行き着くとも考えられている。この「葦」から、葦に似た様々な植物の名前、たとえば、canna キャナ「カンナ、花カンナ」や、cane ケイン「藤（とう）」、cannabis キャナビス「麻、大麻、カンナビス」が生じた。また管という意味から英語の cannon キャノン「大砲、砲」が派生した（かなり太い管だが）。さらに、葦が物を測る時に用いられたために、ギリシャ語 κανών カノーン「測り竿（はかりざお）、まっすぐな棒」、さらには「物事の規準」という意味が生じる。これが、英語の canon キャノン「規範、法典、聖書の正典」の由来である。ちなみに、カメラメーカーのキャノンという商標の元々の由来は cannon ではなく、「観音」である。

ヨシはアシと基本的に同じ。アシは「悪し」につながるのでヨシと呼ぶようになったという説や、品質によって善し悪しと呼び分けたという説もある。漢字のアシには蘆（成長したもの）、葦（穂がでたもの）という使い分けがあったという。

ブロードマン野
BRODMANN AREAS

ブロードマン Korbinian Brodmann（1868-1918、ブロートマンと音訳することもある）は、ドイツの神経科医。人および動物の細胞構築の研究で有名。顕微鏡を用いた構造的、形態学的解析による結果から、約52の領域（ヒト脳の場合、48～51番が欠番となっているので48野）に分類したもの（右の二つの図）。大脳の機能局在が明らかにされるにつれて、この区分と機能との関係が深いことが判明、機能野を表現するのにも都合が良いので、現在でもよく用いられている。後に、エコモノ Constantin von Economo（1876-1931）が、さらに詳しく細胞構築を研究し、新たな脳地図を造り出した。たとえば、運動中枢はブロードマンは4、エコノモはFA、視中枢は17、OCというように対応している。

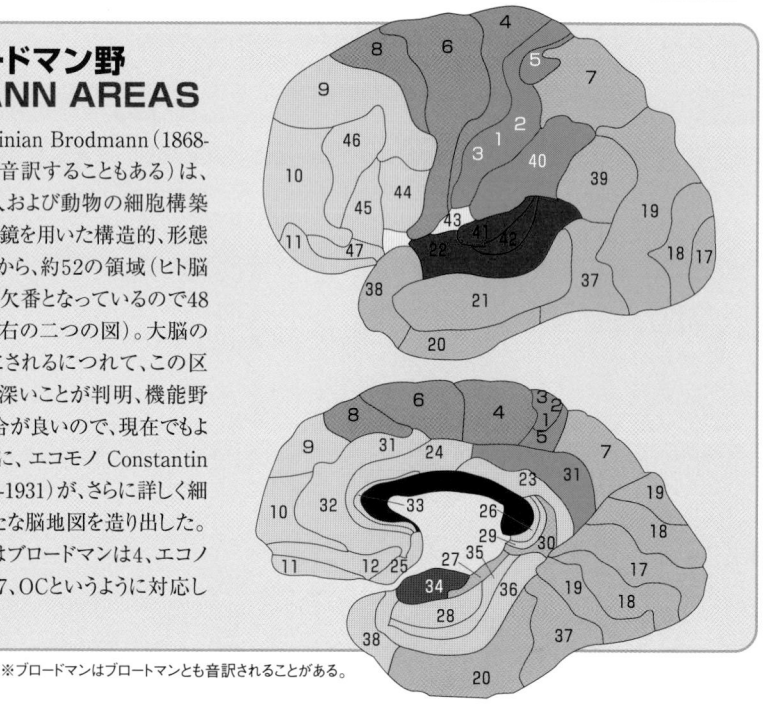

※ブロードマンはブロートマンとも音訳されることがある。

索引
Index

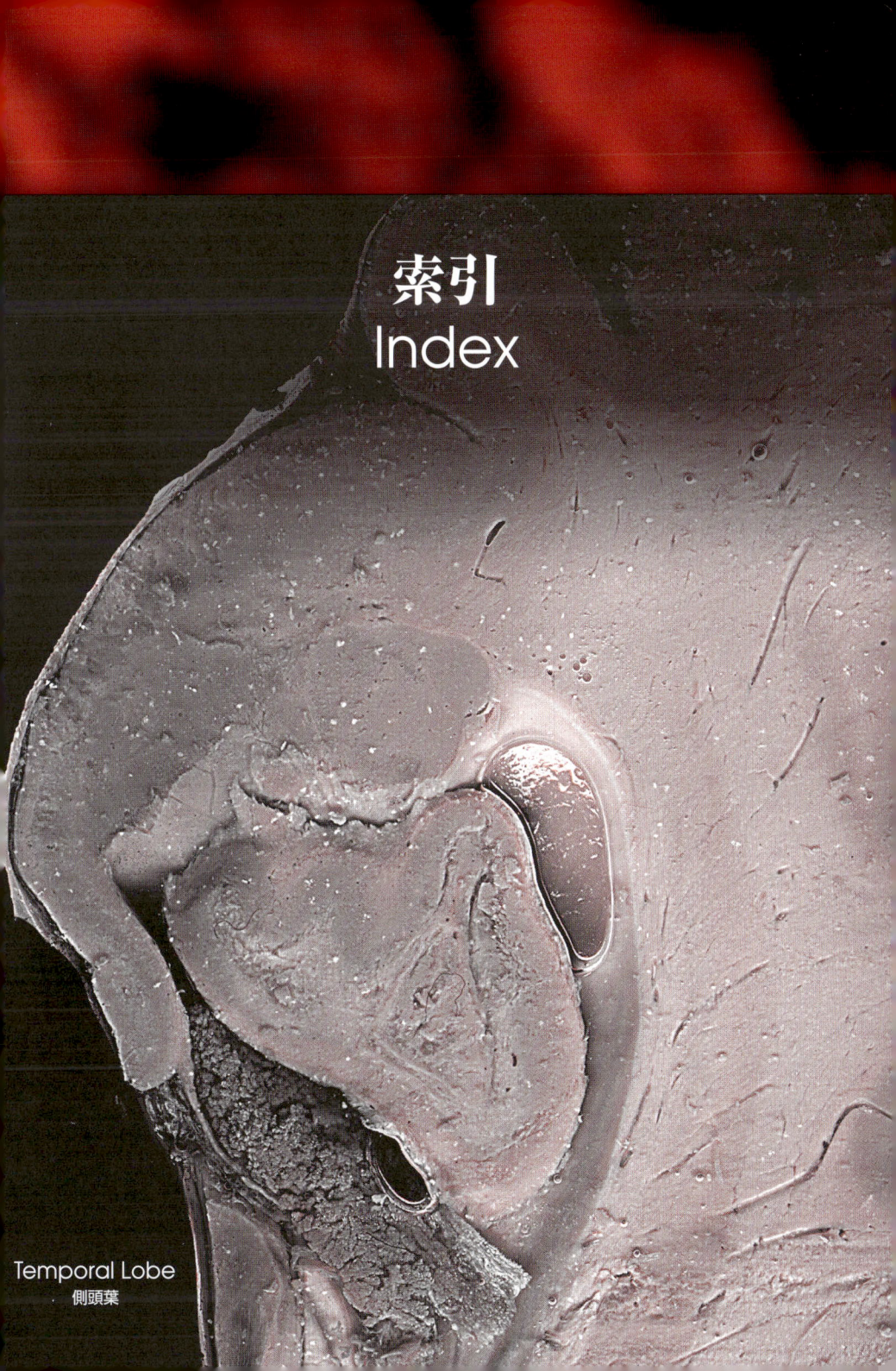

Temporal Lobe
側頭葉

英語索引 English Index

— A —

abdominal aortic nerve plexus W-26
abducens nerve H-6
abducent nerve H-6
abducent nerve S-13
accessory nerve H-11, V-27
accessory nucleus of oculomotor nerve H-26
acoustic radiation L-22
adenohypophysis K-19
afferent nerve A-9
alveus of hippocampus M-31
ambient cistern Q-15
Ammon horn M-32
ampulla S-19
amygdaloid body B-28, M-27
angular gyrus N-25
angular (gyrus) artery R-16
ansa cervicalis U-32, X-15
ansa lenticularis K-38
ansa subclavia W-18
anterior ampullar nerve S-20
anterior cerebral artery R-2
anterior choroidal artery R-18
anterior commissure B-11, K-8
anterior communicating artery R-3
anterior corticospinal tract D-13, F-23, P-13
anterior cutaneous branch Z-17
anterior ethmoidal nerve T-11
anterior funiculus C-24
anterior gastric branch V-22
anterior horn C-27, Q-29
anterior hypothalamic area K-5
anterior hypothalamic nucleus K-21
anterior inferior cerebellar artery R-13
anterior interosseous nerve Y-14
anterior limb of internal capsule L-19
anterior lobe of cerebellum I-3
anterior median fissure C-9, E-9
anterior nuclear group J-20
anterior perforated substance M-8
anterior pituitary K-19
anterior quadrangular lobule I-31
anterior root C-34
anterior spinal artery R-12
anterior spinocerebellar tract D-3, F-5, P-9
anterior spinothalamic tract D-6, F-3, P-6
anterior superior alveolar nerve T-22
anterior vagal trunk V-20

anterior white commissure D-17
anterolateral sulcus C-8, E-14
anterolateral tract P-3
apex of posterior horn D-21
arachnoid Q-2
arachnoid granulations Q-5
arachnoid trabeculae Q-8
arbor vitae I-6
archicerebellum I-9
archicortex App-33
arcuate nucleus F-12
area postrema E-38
ascending tracts P-1
association areas O-30
association fibers O-34
astroglia App-63
auricular branch V-2
auriculotemporal nerve T-24
autonomic nervous system A-11
axillary nerve Y-10
axon App-7
axon hillock App-6
axon terminal App-10

— B —

basal forebrain L-15
basal ganglia B-29
basal nucleus of Meynert L-17
basal vein R-24
base of posterior horn D-24
basilar artery R-8
basilar part of pons F-25
basilar sulcus E-7
basket cell App-56
Betz cell App-46
bipolar cell S-7
bipolar neuron App-25
biventral lobule I-36
blood-brain barrier Q-36
body of caudate nucleus L-9
brachial (nerve) plexus Y-1
brachium of inferior colliculus E-22
brachium of superior colliculus E-21
brain A-2
brainstem A-24
branch to otic ganglion T-32
Broca's area O-25
bronchial branch V-16
buccal branch U-13

buccal nerve T-26

— C —

calcarine sulcus N-33
cardiac ganglion W-21
caroticotympanic nerve U-27
carotid body U-24
carotid sinus branch U-23
cauda equina C-18
caudate nucleus B-30, L-7
cavernous sinus R-27
celiac branch V-25
celiac plexus V-26, W-25
cell body App-3
cell of Martinotti App-47
central canal C-7
central gray substance G-5
central lobule (of cerebellum) I-22
central nervous system A-1
central nucleus D-32
central part of lateral ventricle Q-28
central sulcus B-3, N-4
central sulcus artery R-15
central sulcus of insula O-8
central sulcus vein R-34
central tegmental tract G-16
centromedian nucleus J-33
cerebellar falx Q-35
cerebellar tentorium Q-34
cerebellum A-19
cerebral aqueduct Q-24
cerebral arterial circle R-1
cerebral crus E-4, G-3
cerebral falx Q-32
cerebrospinal fluid Q-7
cerebrum A-15
cervical branch U-15
cervical enlargement C-2
cervical loop U-32, X-15
cervical nerve X-7
cervical (part of) spinal cord C-1
cervical plexus X-13
cervicothoracic ganglion W-17
chiasma B-19
chiasmatic cistern Q-11
chorda tympani nerve U-7
choroid plexus of fourth ventricle Q-18
choroid plexus of lateral ventricle Q-16
choroid plexus of third ventricle Q-17

ciliary ganglion W-11
cingulate gyrus B-24, M-12, N-28
cingulate sulcus N-27
circle of Willis R-1
circular sulcus of insula O-10
circumventricular organs J-16
cisterna magna Q-14
claustrum L-11
climbing fiber App-58
coccygeal nerve Z-3
coccygeal (part of) spinal cord C-13
cochlear (spiral) ganglion S-27
cochlear nerve S-16
cochlear nucleus H-24
collateral sulcus N-37
collaterals of Schaffer M-35
common fibular nerve Z-21
common palmar digital nerves Y-16
common plantar digital nerve Z-32
confluence of sinuses R-31
constriction ring of Ranvier App-9
coronary radiation L-24
corpus callosum B-8, O-12
corpus striatum L-1
cortex A-27
corticobulbar tract P-14
corticospinal tract P-11
cranial nerve A-6
cranial root V-28
crural interosseous nerve Z-20
culmen I-23
cuneate fasciculus C-22
cuneate nucleus F-15
cuneate tubercle E-17
cuneus N-32

— D —

declive I-24
decussation of medial lemniscus F-19
decussation of pyramids E-15, F-22
decussation of superior cerebellar peduncles G-19
decussation of trochlear nerve fibers G-13
deep fibular nerve Z-23
dendritic spine App-20
dendrite App-2
dentate gyrus M-19
dentate nucleus G-31
denticulate ligament C-31
dermatomere (dermatome) X-6
descending tracts P-10
diagonal band M-9
diencephalon (mterbrain) A-16
digastric nerve T-37
dorsal (posterior) horn C-25
dorsal (posterior) ramus X-4

dorsal (posterior) root C-32, X-2
dorsal (posterior) root ganglion C-33
dorsal column-lemniscal system P-2
dorsal digital nerves Y-18
dorsal digital nerves of foot Z-26
dorsal longitudinal fasciculus G-15
dorsal nucleus of vagal nerve H-34
dorsal raphe nucleus G-26
dorsal scapular nerve Y-20
dorsolateral nucleus D-33
dorsomedial nucleus K-26, J-26
dura mater Q-1

— E —

efferent nerve A-10
emboliform nucleus G-32
emissary vein Q-4
entorhinal cortex(area) M-11
ependymal cell App-61
epithalamus J-1
esophageal branch V-13
esophageal nerve plexus V-19, W-22
external arcuate fibers F-13
external band of Baillarger App-44
external branch V-31
external capsule L-25
external granular layer App-36
external medullary lamina J-36
external pyramidal laye App-37
external segment(lateral ~) L-5
extrapyramidal tract P-15
extreme capsule L-26

— F —

facial canal U-9
facial colliculus E-32
facial nerve H-7, U-1
fasciculi proprii D-18
fasciolar gyrus M-20
fastigial nucleus G-34
femoral nerve Z-9
fimbria of hippocampus M-30
flocculonodular lobe I-4
flocculus I-38
folium of vermis I-25
forebrain A-21
Forel's field H1 K-33
Forel's field H2 K-35
fornix (cerebrae) B-26, M-22
fourth ventricle B-16, Q-22
frenulum of superior medullary velum E-26
frontal association area O-32
frontal eye field O-29
frontal forceps O-19
frontal lobe B-4

frontal nerve T-3
frontal pole N-1

— G —

ganglion A-14
ganglion cell S-6
ganglion impar W-32
ganglion of sympathetic trunk W-4
General Somatic Afferent H-19
General Somatic Efferent H-13
General Visceral Afferent H-16
General Visceral Efferent H-14
genitofemoral nerve Z-8
genu of corpus callosum O-15
genu of facial nerve F-34, U-4
genu of internal capsule L-20
glia App-60
globosus nucleus G-33
globus pallidus (pallidum) B-31, L-4
glossopharyngeal nerve H-9, U-17
Golgi cells App-54
Golgi type 1 App-27
Golgi type 2 App-28
Goll fasciculus C-22
gracile fasciculus C-21
gracile lobule I-35
gracile nucleus F-14
gracile tubercle E-16
granular layer App-51
granule cell App-42, App-53
gray columns C-29
gray matter (gray substance) A-25
gray ramus communicans W-5
Gray type 1 App-21
Gray type 2 App-22
great auricular nerve X-11
great cerebral vein R-21
greater occipital nerve X-8
greater petrosal nerve U-5
greater splanchnic nerve W-23

— H —

habenula J-2
habenular commissure J-9
habenular sulcus J-11
habenular trigone J-10
head of the caudate nucleus L-8
head of the posterior horn D-22
hemisphere of cerebellum I-1
hepatic branch V-24
heschl gyri O-11
hilum of inferior olivary nucleus F-6
hindbrain A-22,
hippocampus B-27, M-28
horizontal cell of Cajal App-41

horizontal cells S-8
horizontal fissure I-16
hypoglossal nerve H-12, U-31
hypoglossal trigone E-36
hypophysial portal vein K-18
hypophysis B-20
hypothalamus B-12

── I ──

iliohypogastric nerve Z-5
ilioinguinal nerve Z-7
iliopubic nerve Z-6
indusium griseum M-17
inferior alveolar nerve T-27
inferior anastomotic vein R-35
inferior cerebellar peduncle I-12
inferior cerebral veins R-37
inferior cervical cardiac branch V-14
inferior clunial nerves Z-14
inferior colliculus B-15, E-25
inferior dental (nerve) plexus T-29
inferior fovea E-29
inferior frontal gyrus N-15
inferior frontal sulcus N-14
inferior frontooccipital fasciculus O-38
inferior ganglion U-19, V-5
inferior gluteal nerve Z-12
inferior horn Q-31
inferior hypogastric nerve plexus W-30
inferior laryngeal nerve V-11
inferior lateral brachial cutaneous nerve Y-29
inferior longitudinal fasciculus O-39
inferior medullary velum F-1
inferior mesenteric nerve plexus W-28
inferior olivary nucleus F-7
inferior parietal lobule N-23
inferior part of vestibular ganglion S-25
inferior petrosal sinus R-29
inferior posterior sulcus I-19
inferior root U-34
inferior sagittal sinus R-20
inferior salivary nucleus H-33
inferior temporal gyrus N-20
inferior temporal sulcus N-19
inferior(lower) trunk Y-4
infraclavicular part of brachial plexus Y-8
infraorbital nerve T-15
infratrochlear nerve T-10
infundibular recess K-12
infundibular(arcuate) nucleus K-29
infundibulum of pituitary gland K-16
innominate substance L-16
insula (insular lobe) B-7, O-5
insular threshold O-9
intercostal nerve X-21

intercostobrachial nerve X-22
interfascicular fasciculus D-7
intermediate dorsal cutaneous nerve Z-25
intermediate hypothalamic area K-6
intermediate nerve U-3
intermediate zone C-28
internal arcuate fibers F-17
internal band of Baillarger App-45
internal branch V-32
internal capsule L-18
internal carotid artery R-4
internal granular layer App-38
internal jugular vein R-36
internal medullary lamina J-23
internal pyramidal layer App-39
internal segment(medial ~) L-6
interneuron App-31
interpeduncular cistern Q-10
interpeduncular fossa E-5
interpeduncular nucleus G-10
interstitial nucleus (of Cajal) G-23
interthalamic adhesion J-6
interventricular foramen Q-23
intraparietal sulcus N-22
isthmus of cingulate gyrus N-36

── J ──

Jacoby's line C-19

── L ──

lacrimal nerve T-6
lamina terminalis K-9
lamination of Rexed D-20
lateral ampullar nerve S-21
lateral antebrachial cutaneous nerve Y-15
lateral aperture Q-26
lateral cord Y-5
lateral corticospinal tract D-8, F-20, P-12
lateral dorsal nucleus J-32
lateral funiculus C-23
lateral geniculate body J-5
lateral horn C-26
lateral hypothalamic nucleus K-24
lateral lemniscus G-14
lateral nuclear group J-24
lateral occipitotemporal gyrus N-40
lateral olfactory striae M-7
lateral pectoral nerve Y-26
lateral plantar nerve Z-30
lateral posterior nucleus J-31
lateral recess of fourth ventricle Q-25
lateral spinothalamic tract D-2, F-4, P-5
lateral sulcus B-5, N-9
lateral sural cutaneous nerve Z-27
lateral ventricle Q-20

lateral zone K-3
lenticular fasciculus K-37
lenticulostriate artery R-17
lentiform nucleus L-2
lesser occipital nerve X-9
lesser petrosal nerve U-29
lesser splanchnic nerve W-24
limbic system B-23
limiting sulcus E-34
lingual branch U-21
lingual gyrus N-34
lingual nerve T-35
lingula (of cerebellum) I-21
locus ceruleus E-27
long ciliary nerve T-9
long gyrus of insula O-6
long thoracic nerve Y-23
longitudinal pontine fibers F-32
lumbar cistern Q-19
lumbar enlargement C-14
lumbar nerve Z-1
lumbar (part of) spinal cord C-11
lumbosacral plexus Z-4
lunate sulcus N-26

── M ──

magnus raphe nucleus G-28
major forceps (occipital ~) O-18
mammillary body B-21, K-15, M-24
mammillay nucleus K-31
mammillothalamic fasciculus M-23
mandibular nerve T-23
marginal mandibular branch U-14
marginal nucleus D-25
maxillary nerve T-13
medial antebrachial cutaneous nerve Y-33
medial brachial cutaneous nerve Y-32
medial cord Y-7
medial dorsal cutaneous nerve Z-24
medial dorsal nucleus D-30
medial geniculate body J-4
medial lemniscus F-11
medial longitudinal fasciculi D-14, F-9
medial nuclear group J-21
medial occipitotemporal gyrus N-38
medial olfactory striae M-5
medial pectoral nerve Y-27
medial plantar nerve Z-31
medial sural cutaneous nerve Z-28
medial zone K-2
median aperture Q-27
median nerve Y-12
medulla A-28
medulla oblongata A-20, E-3
medullar stria J-8

medullary cone C-15
medullary striae of fourth ventricle E-33
medullopontine sulcus E-8
medurally reticular formation F-18
meningeal branch T-18, V-3
mental nerve T-28
mesencephalic nucleus of trigeminal nerve
　　　　　　　　　　G-6, H-20
mesencephalon A-17
metencephalon A-22
microglia (cell) App-61
microtubule App-12
midbrain A-17, E-1
midbrain reticular formation G-7
middle cerebellar peduncle I-11
middle cerebral artery R-5
middle cervical ganglion W-16
middle frontal gyrus N-13
middle superior alveolar nerve T-20
middle temporal gyrus N-18
middle trunk Y-3
minor forcep (frontal ~) O-19
mitral cells S-2
molecular layer App-35, App-49
mossy fibers M-34, App-59
motor nerve A-10
motor nucleus of trigeminal nerve H-29
motor root T-30, U-2
multiform layer App-40
multipolar neuron App-26
muscular branch V-33
musculocutaneous nerve Y-9
myelin sheath App-8
myelinated nerve fiber App-15

— N —

nasociliary nerve T-8
neck of posterior horn D-23
neocerebellum I-8
neocortex App-32
nerve to lateral pterygoid T-33
nerve to medial pterygoid T-34
nerve to stapedius U-8
nervi erigentes W-31
neurofilament App-13
neurogliacell App-60
neurohypophysis K-20
neuron App-1
Nissl body App-5
nodule of vermis I-29
nuclei of lateral lemniscus F-28
nuclei of trapezoid body F-37
nucleus A-29, App-4
nucleus accumbens L-14
nucleus ambiguus H-36

nucleus of abducent nerve H-30
nucleus of accessory nerve D-37, H-37
nucleus of Darkschewitsch G-22
nucleus of facial never H-31
nucleus of hypoglossal nerve H-35
nucleus of inferior colliculus G-12
nucleus of locus ceruleus F-26
nucleus of oculomotor nerve H-27
nucleus of phrenic nerve D-36
nucleus of superior colliculus G-4
nucleus of trochlear nerve H-28
node of Ranvier App-9

— O —

obex E-39
obscurus raphe nucleus G-30
obturator nerve Z-10
occipital forceps O-18
occipital lobe B-1
occipital pole N-3
occipitotemporal sulcus N-39
oculomotor nerve H-3, S-11
olfactory bulb B-17, M-3
olfactory cell S-3
olfactory cilia S-4
olfactory lobe M-2
olfactory pyramid M-6
olfactory sulcus O-2
olfactory tract B-18, H-1, M-4, S-1
oligodendroglia App-64
oliva (olive) E-11
olivospinal fibers D-11
opening of cerebral aqueduct J-15
ophthalmic nerve T-2
optic chiasma B-19, K-11
optic nerve H-2, S-5
optic radiation L-23
optic tract K-13
orbital gyrus O-4
orbital sulcus O-3
organum vasculosum of lamina terminalis J-17
otic ganglion U-30, W-13

— P —

pachymeninx Q-1
paleocerebellum I-7
paleocortex App-34
pallidal raphe nucleus G-29
pallidum B-31
Papez circuit M-21
paracentral lobule N-29
parafascicular nucleus, J-35
parahippocampal gyrus M-16
parallel fiber App-57
parasympathetic nerve W-2

parasympathetic nervous system A-13
paraterminal gyrus M-18
paraventricular nucleus K-25
paravertebral ganglia W-4
parietal association area O-31
parietal lobe B-2
parietooccipital sulcus N-31
parotid branch T-25
parotid nerve plexus U-10
peduncle of flocculus I-39
pelvic splanchnic nerves W-31
perforating tracts M-36
pericardial branch X-18
peripheral nervous system A-4
periventricular zone K-1
pes hippocampi M-29
pharyngeal nerve U-22, V-6
pharyngeal nerve plexus V-7
phrenic nerve X-17
phrenicoabdominal branch X-19
pia mater Q-3
pineal gland B-13, J-3
pineal recess J-14
pituitary gland B-20
pituitary stalk K-17
plexus A-8
pons A-18, E-2
pontine arteries R-11
pontine nuclei F-31
pontine raphe nucleus G-27
pontocerebellar cistern Q-12
pontocerebellum I-8
pontoreticulospinal tract D-15
postcentral gyrus N-6
postcentral sulcus N-5
posterior ampullar nerve S-29
posterior antebrachial cutaneous nerve Y-30
posterior auricular nerve U-16
posterior brachial cutaneous nerve Y-28
posterior cerebral artery R-7
posterior commissure G-20
posterior communicating artery R-6
posterior cord Y-6
posterior ethmoidal nerve T-12
posterior femoral cutaneous nerve Z-15
posterior funiculus C-20
posterior gastric branch V-23
posterior horn C-25, Q-30
posterior hypothalamic area K-7
posterior hypothalamic nucleus K-30
posterior inferior cerebellar artery R-14
posterior intermediate sulcus C-4
posterior interosseous nerve Y-31
posterior limb of internal capsule L-21
posterior lobe of cerebellum I-5

posterior marginal nucleus D-26
posterior median septum C-6
posterior median sulcus C-3, E-20
posterior perforated substance E-6
posterior pituitary K-20
posterior quadrangular lobule I-32
posterior root C-32
posterior root ganglion C-33
posterior spinocerebellar tract D-1
posterior superior alveolar nerve T-19
posterior superior fissure I-15
posterior vagal trunk V-21
posterolateral sulcus C-5, E-19
posterolateral tract D-25
postganglionic fibers W-6
postolivary area E-12
postolivary sulcus E-13
postsynaptic membrane App-19
precentral fissure of cerebellum I-13
precentral gyrus N-7
precentral sulcus N-8
precuneus N-30
preganglionic fibers W-8
premotor area O-22
preoccipital notch N-10
preoptic area K-4
prepiriform gyrus M-10
presacral nerve W-29
presynaptic membrane App-18
pretectal nuclei G-21
prevertebral ganglion W-9
primary auditory area O-26
primary fissure I-14
primary motor area O-20
primary sensory area O-23
primary visual area O-28
principal sensory nucleus of trigeminal nerve H-21
proper fasciculus D-18
proper nucleus of dorsal (posterior) horn D-28
proper palmar digital nerves Y-17
proper plantar digital nerves Z-33
prosencephalon A-21
pseudounipolar neuron App-24
pterygopalatine ganglion T-17, U-6, W-12
pterygopalatine nerve T-16
pudendal nerve Z-13
pulmonary nerve plexus V-17
pulvinar J-12
pulvinar nucleus J-30
Purkinje cell layer App-50
Purkinje cells App-52
putamen B-32, L-3
pyramid (of medulla) E-10
pyramid of vermis I-27
pyramidal cell S-9, App-43

pyramidal tract F-8

— Q —

quadrigeminal body E-23
quadrigeminal cistern Q-13

— R —

radial bundle App-48
radial nerve Y-11
radiation of corpus callosum O-17
raphe nucleus F-27, G-24
recurrent (laryngeal) nerve V-10
red nucleus G-11
renal branch V-18
reticular nucleus J-25
reticulospinal tract D-10, P-18
retro-olivary area E-12
retro-olivary sulcus E-13
retroposterior lateral nucleus D-31
rhinencephalon M-1
rhombencephalon A-23
rhomboid fossa E-30
rod cells S-10
Rolandic fissure N-4
Rolandic sulcus B-3
rostrum of corpus callosum O-16
rubrospinal tract D-9, G-18, P-16

— S —

saccular nerve S-28
saccule S-17
sacral nerve Z-2
sacral (part of) spinal cord C-12
saphenous nerve Z-18
Schwann cell App-65
sciatic nerve Z-16
secondary fissure I-18
secondary sensory area O-24
semilunar lobules I-34
sensory nerve A-9
sensory neuron App-29
sensory root T-31
septal nucleus M-14
septum pellucidum B-25
short gyrus of insula O-7
sigmoid sinus R-30
simple lobule I-33
solitary nucleus H-25
solitary tract F-2
somatic nervous system A-5
Special Somatic Afferent H-18
Special Visceral Afferent H-17
Special Visceral Efferent H-15
sphenoparietal sinus R-26
spianl nucleus of trigeminal nerve H-22

spinal arachnoid mater C-35
spinal cord A-3
spinal dura mater C-36
spinal ganglion X-1
spinal lemniscus F-29
spinal nerve A-7
spinal nucleus of trigeminal nerve F-21
spinal pia mater C-30
spinal reticular formation D-19
spinal root V-29
spinal tract of trigeminal nerve F-16
spinocerebellar tract P-7
spinocerebellum I-7
spinoolivary fibers D-5
spinotectal fibers D-4
spinothalamic tract P-4
splenium of corpus callosum O-13
stellate cell App-55
stellate ganglion W-17
straight gyrus O-1
straight sinus R-22
stria terminalis M-26
subarachnoid cistern Q-9
subarachnoid space Q-6
subcallosal area M-13
subcallosal fasciculus O-35
subclavian loop W-18
subclavian nerve Y-22
subcommissural organ J-19
subcostal nerve X-23
subfornical organ J-18
subiculum of hippocampus M-33
submandibular ganglion T-36, W-14
suboccipital nerve X-12
subparietal sulcus N-35
subscapular nerves Y-24
substantia nigra G-8, L-12
subthalamic nucleus J-37, K-36, L-13
subthalamus K-32
superficial fibular nerve Z-22
superficial middle cerebral vein R-38
superior anastomotic vein R-33
superior central nucleus G-25
superior cerebellar artery R-10
superior cerebellar peduncle I-10
superior cerebral veins R-32
superior cervical cardiac branch V-9
superior cervical cardiac nerve W-19
superior cervical ganglion W-15
superior colliculus B-14, E-24
superior dental (nerve) plexus T-21
superior fovea E-28
superior frontal gyrus N-11
superior frontal sulcus N-12
superior ganglion U-18, V-4

superior gluteal nerve Z-11
superior hypogastric nerve plexus W-29
superior laryngeal nerve V-8
superior longitudinal fasciculus O-36
superior medullary velum E-31
superior mesenteric nerve plexus W-27
superior olivary nucleus F-36
superior ophthalmic vein R-25
superior parietal lobule N-21
superior part of vestibular ganglion S-24
superior petrosal sinus R-28
superior root U-33
superior saccular nerve S-23
superior sagittal sinus R-19
superior salivary nucleus H-32
superior temporal gyrus N-16
superior temporal sulcus N-17
superior(upper) trunk Y-2
supplementary motor area O-21
suprachiasmatic nucleus K-23
supraclavicular nerves X-16
supraclavicular part of brachial plexus Y-19
supramarginal gyrus N-24
supraoptic nucleus K-22
supraoptic recess K-10
supraorbital nerve T-4
suprapineal recess J-13
suprascapular nerve Y-21
supratrochlear nerve T-5
sural nerve Z-29
Sylvian fissure N-8
Sylvian sulcus B-5
sympathetic nerve W-1
sympathetic nervous system A-12
sympathetic trunk W-3
synapse App-11
synaptic cleft App-17
synaptic vesicle App-16

— T —

tail of caudate nucleus L-10
tectospinal tract D-16, F-10, G-17, P-17
tectum of midbrain G-1
tegmental decussations G-9
tegmentum of midbrain G-2
tegmentum of pons F-24
telencephalon A-15
temporal association area O-33
temporal branch U-11
temporal lobe B-6
temporal pole N-2
tentorial nerve T-7
tentorial notch Q-33
terminal filum C-16
terminal ganglion W-10

terminal stria J-7
terminal ventricle C-17
thalamus B-9
third occipital nerve X-10
third ventricle B-10, Q-21
thoracic cardiac nerve V-15, W-20
thoracic nerve X-20
thoracic nucleus D-29
thoracic (part of) spinal cord C-10
thoracodorsal nerve Y-25
tibial nerve Z-19
tigroid substance App-5
tonsil of cerebellum I-37
tonsillar branch U-20
tracheal branch V-12
transverse cervical nerve X-14
transverse pontine fibers F-33
transverse sinus R-23
transverse temporal gyrus O-11
trapezoid body F-35
trigeminal lemniscus F-30
trigeminal nerve B-22, H-5, T-1
trigeminal tubercle E-18
trochlear nerve H-4, S-12
trunk (body) of corpus callosum O-14
trunk of accessory nerve V-30
tubal branch U-25
tuber cinereum K-14
tuber of vermis I-26
tuberal nucleus K-28
tympanic nerve U-28
tympanic plexus U-26

— U —

ulnar nerve Y-13
uncinate fasciculus O-37
uncus M-15
unipolar neuron App-23
unmyelinated nerve fiber App-14
utricle S-18
utricular nerve S-22
uvula vermis I-28

— V —

vagal trigone E-37
vagal nerve H-10, V-1
vallecula of cerebellum I-20
vein of Galen R-21
vein of Rosenthal R-24
ventral (anterior) horn C-27
ventral (anterior) ramus X-5
ventral (anterior) root C-34, X-3
ventral anterior nucleus J-27
ventral lateral nucleus J-28
ventral nuclear group J-22

ventral posterolateral nucleus J-29
ventral posteromedial nucleus J-34
ventral thalamus K-32
ventrolateral nucleus D-34
ventromedial nucleus K-27, D-35
vermis of cerebellum I-2
vertebral artery R-9
vestibular area E-35
vestibular ganglion S-26
vestibular nerve S-15
vestibular nucleus H-23
vestibulocerebellum I-9
vestibulocochlear nerve H-8, S-14
vestibulospinal tract D-12, P-19

— W —

Wernicke area O-27
white matter (white substance) A-26
white ramus communicans W-7
wing of central lobule I-30

— Y —

Yakovlev circuit M-25

— Z —

zona incerta K-34
zona spongiosa D-26
zonal layer App-49
zygomatic branch U-12
zygomatic nerve T-14

日本語索引 Japanese Index

― あ行 ―

アブミ骨筋神経　U-8
アンモン角　M-32
一次運動野　O-20
一次視覚野　O-28
一次体性感覚野　O-23
一次知覚野　O-23
一次聴覚野　O-26
一般体性運動　H-13
一般体性感覚　H-19
一般内臓運動　H-14
一般内臓感覚　H-16
咽頭枝　U-22, V-6
陰部神経　Z-13
陰部大腿神経　Z-7
ウィリスの動脈輪　R-1
ウェルニッケ野　O-27
迂回槽　Q-15
運動神経　A-10
運動根　T-30, U-2
運動性言語中枢　O-25
運動前野　O-22
運動ニューロン　App-30
腋窩神経　Y-10
S字状静脈洞　R-30
縁上回　N-24
遠心性神経　A-10
遠心性伝導路　P-10
運動神経　A-10
延髄　A-20, E-3
延髄橋溝　E-8
延髄根　V-28
延髄錐体　E-10
延髄網様体　F-18

横隔神経　X-17
横隔神経核　D-36
横隔腹枝　X-19
横橋線維　F-33
横静脈洞　R-23
横側頭回　O-11
オトガイ神経　T-28
オリーブ　E-11
オリーブ核脊髄線維　D-11
オリーブ後溝　E-13
オリーブ後野　E-12

― か行 ―

外顆粒層　App-36
外弓状線維　F-13
介在ニューロン　App-31
外枝　V-31
外錐体細胞層　App-37
外側核群　J-24
外側核（視床下部）　K-24
外側嗅条　M-7
外側胸筋神経　Y-26
外側溝　B-5, N-9
外側後頭側頭回　N-40
外側膝状体　J-5
外側神経束　Y-5
外（側）髄板　J-36
外側脊髄視床路　D-2, F-4, P-5
外側前腕皮神経　Y-15
外側足底神経　Z-30
外側大腿皮神経　Z-8
外側皮質脊髄路　F-20, P-12
外側皮質脊髄路　D-8
外側腓腹皮神経　Z-27
外側部（視床下部）　K-3

外側膨大部神経　S-21
外側毛帯　G-14
外側毛帯核　F-28
外側翼突筋神経　T-33
外転神経　H-6, S-13
外転神経核　H-30
海馬　B-27, M-28
海馬支脚　M-33
外バイヤルジェ線条　App-44
灰白交通枝　W-5
灰白質　A-25
灰白柱　C-29
灰白隆起　K-14
海馬采　M-30
海馬支脚　M-33
海馬足　M-29
海馬台　M-33
海馬白板　M-31
海馬傍回　M-16
外腹側核　J-28
外包　L-25
海綿静脈洞　R-27
海綿帯　D-26
下オリーブ核　F-7
下オリーブ核門　F-6
下窩　E-29
下外側上腕皮神経　Y-29
下角　Q-31
下顎縁枝　U-14
下顎神経　T-23
下下腹神経叢　W-30
下丘　B-15, E-25
下丘核　G-12
蝸牛神経　S-16
蝸牛神経核　H-24

蝸牛神経節　S-27	滑車神経核　H-28	脚間窩　E-5
下丘腕　E-22	滑車神経交叉　G-13	脚間槽　Q-10
核　App-4	下殿神経　Z-12	脚間裂　I-16
角回　N-25	下殿皮神経　Z-14	脚間核　G-10
角回動脈　R-16	下頭頂小葉　N-23	嗅球　B-17, H-1, M-3
顎下神経節　T-36, W-14	カハール間質核　G-23	球形嚢　S-17
顎二腹筋神経　T-37	カハールの水平細胞　App-41	球形嚢神経　S-28
下頚心臓枝　V-14	下吻合静脈　R-35	嗅結節　M-8
下行性伝導路　P-10	顆粒細胞　App-42, App-53	嗅溝　O-2
下喉頭神経　V-11	顆粒層　App-51	嗅細胞　S-3
籠細胞　App-56	ガレノス静脈　R-21	嗅索　B-18, H-1, M-4, S-1
下根　U-34	眼窩回　O-4	嗅三角　M-6
下矢状静脈洞　R-20	眼窩下神経　T-15	弓状核　F-12, K-29
下歯神経叢　T-29	感覚神経　A-9	球状核　G-33
下歯槽神経　T-27	感覚性言語中枢　O-27	旧小脳　I-7
下縦束　O-39	感覚ニューロン　App-29	嗅小毛　S-4
下小脳脚　I-12	眼窩溝　O-3	求心性神経　A-9
下神経幹　Y-4	眼窩上神経　T-4	求心性伝導路　P-1
下神経節　U-19, V-5	肝枝　V-24	嗅内野　M-11
下垂体　B-20	間質核　G-23	嗅脳　M-1
下垂体茎　K-17	眼神経　T-2	旧皮質　App-34
下垂体後葉　K-20	幹神経節　W-4	嗅葉　M-2
下錐体静脈洞　R-29	杆体細胞　S-10	橋　A-18, E-2
下垂体前葉　K-19	貫通路　M-36	境界溝　E-34
下垂体門脈　K-18	閂　E-39	橋核　F-31
下髄帆　F-1	間脳　A-16	頬筋枝　U-13
下前頭回　N-15	顔面神経　H-7, U-1	頬骨枝　U-12
下前頭溝　N-14	顔面神経核　H-31	頬骨神経　T-14
下前頭後頭束　O-38	顔面神経管　U-9	橋枝　R-11
下側頭回　N-20	顔面神経丘　E-32	橋小脳　I-8
下側頭溝　N-19	顔面神経膝　F-34, U-4	橋小脳槽　Q-12
下腿骨間神経　Z-20	疑核　H-36	頬神経　T-26
下大脳静脈　R-37	感覚神経　A-9	胸神経　X-20
下唾液核　H-33	気管枝　V-12	胸心臓枝　V-15
下腸間膜動脈神経叢　W-28	気管支枝　V-16	胸心臓神経　V-15, W-20
滑車下神経　T-10	起始円錐　App-6	胸髄　C-10
滑車上神経　T-5	偽単極性ニューロン　App-24	胸髄核　D-29
滑車神経　H-4, S-12	稀突起膠細胞　App-64	橋前槽　Q-12

橋槽　Q-12	楔状束核　F-15	後枝　X-4
橋底部　F-25	楔状束結節　E-17	後耳介神経　U-16
橋動脈　R-11	楔前部　N-30	後四角小葉　I-32
胸背神経　Y-25	楔部　N-32	後篩骨神経　T-12
橋被蓋　F-24	肩甲下神経　Y-24	後視床下部域　K-7
橋縫線核　G-27	肩甲上神経　Y-21	後小脳延髄槽　Q-14
橋網様体脊髄路（線維）　D-15	肩甲背神経　Y-20	後上歯槽神経　T-19
橋腕　I-11	原小脳　I-9	鈎状束　O-37
棘突起　App-20	原皮質　App-33	後上裂　I-15
筋枝　V-33	後根神経節　C-33	後上腕皮神経　Y-28
筋皮神経　Y-9	鈎　M-15	後神経束　Y-6
クモ膜　Q-2	（後）正中溝　C-3	後正中溝　E-20
クモ膜（脊髄）　C-35	（後）正中中隔　C-6	後脊髄小脳路　D-1, P-8
クモ膜下腔　Q-6	後正中中隔　C-6	後前腕骨間神経　Y-31
クモ膜下槽　Q-9	後胃枝　V-23	後前腕皮神経　Y-30
クモ膜顆粒　Q-5	後外側核　D-33, J-31	後大腿皮神経　Z-15
クモ膜小柱　Q-8	後外側溝　C-5, E-19	後大脳動脈　R-7
クラーク核　D-29	後外側腹側核　J-29	後中間溝　C-4
グリア細胞　App-60	後外側裂　I-17	後頭下神経　X-12
グレイI型シナプス　App-21	後角　C-25, Q-30	後頭鉗子　O-18
グレイII型シナプス　App-22	後核（視床下部）　K-30	後頭極　N-3
頚横神経　X-14	後角頚　D-23	後頭前切痕　N-10
頚胸神経節　W-17	後角固有核　D-28	後頭側頭溝　N-39
頚鼓神経　U-27	後角尖　D-21	後頭葉　B-1
脛骨神経　Z-19	後角底　D-24	後内側核　D-30
頚枝　U-15	後角頭　D-22	後内側腹側核　J-34
頚神経ワナ　U-32, X-15	後下小脳動脈　R-14	後脳　A-22
頚神経　X-7	後下裂　I-19	後背外側核　D-31
頚神経叢　X-13	交感神経　A-12, W-1	後膨大部神経　S-29
頚髄　C-1	交感神経幹　W-3	硬膜　Q-1
係蹄小葉　I-34	後後外側核　D-31	硬膜（脊髄）　C-36
頚動脈小体　U-24	後交通動脈　R-6	硬膜枝　T-18, V-3
頚動脈洞枝　U-23	後交連　G-20	後迷走神経幹　V-21
頚膨大　C-2	後根　C-32, X-2	後有孔質　E-6
血液脳関門　Q-36	後根神経節　X-1	膠様質　D-27
結合腕　I-10	後索　C-20	交連下器官　J-19
月状溝　N-26	後索-毛帯路系　P-2	黒質　G-8, L-12
楔状束　C-22	交叉槽（視交叉槽）　Q-11	鼓索神経　U-7

鼓室神経　U-28	山頂　I-23	室頂核　G-34
鼓室神経叢　U-26	山腹　I-24	室周部（視床下部）　K-1
孤束　F-2	視蓋脊髄路　F-10, G-17, P-17, D-16	室傍核　K-25
孤束核　H-25	背前束　D-16	シナプス　App-11
骨盤内臓神経　W-31	視蓋前核　G-21	シナプス間隙　App-17
虎斑物質　App-5	耳介側頭神経　T-24	シナプス後膜　App-19
固有掌側指神経　Y-17	耳下腺枝　T-25	シナプス小胞　App-16
固有束　D-18	耳下腺神経叢　U-10	シナプス前膜　App-18
固有底側趾神経　Z-33	上根　U-33	視放線　L-23
ゴルジI型　App-27	耳管枝　U-25	斜台後方裂　I-15
ゴルジII型　App-28	四丘体　E-23	斜台前方裂　I-14
ゴルジ細胞　App-54	四丘体槽　Q-13	尺骨神経　Y-13
ゴル束　C-21	軸索（神経線維）　App-7	縦橋線維　F-32
コンマ束　D-7	軸索（小）丘　App-6	終糸　C-16
	軸索末端（軸索終末）App-10	終室　C-17
── さ行 ──	視交叉　B-19, K-11	終帯　D-25
最外包　L-26	視交叉上核　K-23	終脳　A-15
最後野　E-38	視交叉上陥凹　K-10	終板　K-9
細胞体　App-3	視交叉槽　Q-11	終板器官　J-17
三叉神経脊髄路　F-16	視索　K-13	終板傍回　M-18
索状体　I-12	視索上核　K-22	終末神経節　W-10
鎖骨下ワナ　W-18	視索前野　K-4	樹状突起　App-2
鎖骨下筋神経　Y-22	視床　B-9	シュワン細胞　App-65
鎖骨下部　Y-8	歯状回　M-19	上オリーブ核　F-36
鎖骨上神経　X-16	視床下核　L-13, J-37, K-36	上衣細胞　App-61
鎖骨上部　Y-19	歯状核　G-31	上窩　E-28
坐骨神経　Z-16	視床下部　B-12	松果陥凹　J-14
三叉神経　B-22	視床間橋　J-6	上顎神経　T-13
三叉神経　H-5	視床上部　J-1	松果体　B-13, J-3
三叉神経運動核　H-29	歯状鞍帯　C-31	松果上陥凹　J-13
三叉神経結節　E-18	視床髄条　J-8	上下腹神経叢　W-29
三叉神経主知覚核　H-21	視床枕　J-12	小鉗子　O-19
三叉神経脊髄路核　F-21	視床枕核　J-30	上眼静脈　R-25
三叉神経脊髄路核　H-22	視神経　H-2, S-5	上丘　B-14, E-24
三叉神経節　T-1	視神経交叉　K-11	上丘核　G-4
三叉神経中脳（路）核　G-6	耳神経節　U-30, W-13	上球形嚢神経　S-23
三叉神経中脳路核　H-20	耳神経節枝　T-32	上丘腕　E-21
三叉神経毛帯　F-20	室間孔　Q-23	上頚神経節　W-15

上頚心臓枝 V-9	小脳前葉 I-3	星状膠細胞 App-63
上頚心臓神経 W-19	小脳虫部 I-2	星状細胞 App-55
小膠細胞 App-61	小脳テント Q-34	星状神経節 W-17
上行性伝導路 P-1	小脳半球 I-1	正中溝 C-3
小後頭神経 X-9	小脳扁桃 I-37	正中神経 Y-12
上喉頭神経 V-8	上吻合静脈 R-33	正中中心核 J-33
上後裂 I-15	静脈洞交会 R-31	正中裂 C-9
上矢状静脈洞 R-19	食道枝 V-13	青斑 E-27
上歯神経叢 T-21	食道神経叢 V-19, W-22	青斑核 F-26
上縦束 O-36	自律神経(系) A-11	赤核 G-11
上小脳脚 I-10	シルビウス溝 B-5, N-9	赤核脊髄路 D-9, G-18, P-16
上小脳脚交叉 G-19	シルビウス水道 Q-24	脊髄 A-3
上小脳動脈 R-10	神経核 A-29	脊髄オリーブ核線維 D-5
上神経幹 Y-2	神経下垂体 K-20	脊髄円錐 C-15
上神経節 U-18, V-4	神経膠細胞 App-60	脊髄根 V-29
上錐体静脈洞 R-28	神経節 A-14	脊髄視蓋線維 D-4
小錐体神経 U-29	神経節細胞 S-6	脊髄視床路 P-4
上髄帆 E-31	神経叢 A-8	脊髄小脳 I-7
上髄帆小帯 E-26	腎枝 V-18	脊髄小脳路 P-7
(虫部)小節 I-29	新小脳 I-8	脊髄神経 A-7
(小脳)小舌 I-21	心臓神経節 W-21	脊髄神経節 X-1
上前頭回 N-11	咽頭神経叢 V-7	(脊髄)軟膜 C-30
上前頭溝 N-12	深腓骨神経 Z-23	脊髄毛帯 F-29
上側頭回 N-16	新皮質 App-32	舌咽神経 H-9, U-17
上側頭溝 N-17	心膜枝 X-18	舌下神経 H-12, U-31
小帯回 M-20	髄質 A-28	舌下神経核 H-35
上大脳静脈 R-32	髄鞘 App-8	舌下神経三角 E-36
上唾液核 H-32	錐体 E-10	節後線維 W-6
上中心核 G-25	錐体(束) F-8	舌後裂 I-13
上腸間膜動脈神経叢 W-27	錐体外路 P-15	舌枝 U-21
上殿神経 Z-11	錐体交叉 E-15, F-22	舌状回 N-34
上頭頂小葉 N-21	錐体後裂 I-18	舌神経 T-35
小内臓神経 W-24	錐体細胞 S-9, App-43	節前線維 W-8
小脳 A-19	錐体前索路 D-13	前胃枝 V-22
小脳活樹 I-6	錐体側索路 D-8	前外側核 D-34
小脳鎌 P-35	錐体路 P-11	前外側系 P-3
小脳後葉 I-5	水平細胞 S-8	前外側溝 C-8, E-14
小脳谷 I-20	水平裂 I-16	前角 C-27

前角（前頭角） Q-29	前頭極 N-1	
前核（視床下部） K-21	前頭神経 T-3	— た行 —
前核群 J-20	前頭葉 B-4	第一裂 I-14
前下小脳動脈 R-13	前頭連合野 O-32	対角帯 M-9
前交通動脈 R-3	前内側核 D-35	大鉗子 O-18
前交連 B-11, K-8	前脳 A-21	大球形嚢神経 S-28
仙骨神経 Z-2	前脳基底核 L-15	台形体 F-35
仙骨前神経 W-29	浅腓骨神経 Z-22	台形体核 F-37
前根 C-34, X-3	前皮質脊髄路 D-13, F-23, P-13,	大後頭神経 X-8
前索 C-24	錐体前路 D-13	第三後頭神経 X-10
前枝 X-5	前腹側核 J-27	第三脳室 B-10, Q-21
前四角小葉 I-31	前膨大部神経 S-20	第三脳室脈絡叢 Q-17
前篩骨神経 T-11	前脈絡叢動脈 R-18	大耳介神経 X-11
前視床下部域 K-5	前迷走神経幹 V-20	帯状回 B-24
前障 L-11	前有孔質 M-8	帯状回 M-12, N-28
栓状核 G-32	前梨状回 M-10	帯状回峡 N-36
前上歯槽神経 T-22	双極細胞 S-7	帯状溝 N-27
線条体 L-1	双極性ニューロン App-25	苔状線維 M-34, App-59
仙髄 C-12	総掌側指神経 Y-16	大錐体神経 U-5
腺性下垂体 K-19	総底側趾神経 Z-32	体性神経（系） A-5
（前）正中裂 C-9, E-9	総腓骨神経 Z-21	大槽 Q-14
前脊髄視床路 D-6, F-3, P-6	僧帽細胞 S-2	大腿神経 Z-9
前脊髄小脳路 D-3, F-5, P-9	側角 C-26	大腿神経前皮枝 Z-17
前脊髄動脈 R-12	束間束 D-7	大大脳静脈 R-21
前前腕骨間神経 Y-14	側坐核 L-14	大大脳静脈槽 Q-13
前大脳動脈 R-2	側索 C-23	大内臓神経 W-23
浅中大脳静脈 R-38	側頭角 Q-31	第二裂 I-18
前庭蝸牛神経 S-14	側頭極 N-2	大脳 A-15
前庭小脳 I-9	側頭枝 U-11	大脳鎌 P-32
前庭神経 S-15	側頭葉 B-6	大脳基底核 B-29
前庭神経核 H-23	側頭連合野 O-33	大脳脚 E-4, G-3
前庭神経節 S-26	側脳室 Q-20	大脳動脈輪 R-1
前庭神経節の下部 S-25	側脳室 中央部 Q-28	大脳辺縁系 B-23
前庭神経節の上部 S-24	側脳室脈絡叢 Q-16	大縫線核 G-28
前庭神経野 E-35	足背趾神経 Z-26	第四脳室 B-16, Q-22
前庭脊髄路 D-12, P-19	側副溝 N-37	第四脳室外側陥凹 Q-25
前頭鉗子 O-19	シャッファー側副枝 M-35	第四脳室外側口 Q-26
前頭眼野 O-29	束傍核 J-35	第四脳室髄条 E-33

第四脳室正中口 Q-27	中心被蓋路 G-16	島中心溝 O-8
第四脳室脈絡叢 Q-18	中心傍小葉 N-29	島長回（長回） O-6
多極性ニューロン App-26	中枢神経（系） A-1	頭頂下溝 N-35
多型細胞層 App-40	中前頭回 N-13	頭頂間溝 N-22
手綱 J-2	中側頭回 N-18	頭頂後頭溝 N-31
手綱溝 J-11	中大脳動脈 R-5	頭頂葉 B-2
手綱交連 J-9	中脳 A-17, E-1	透明中隔 B-25
手綱三角 J-10	中脳蓋 G-1	島葉 B-7, O-5
ダルクシェヴィッチ核 G-22	中脳水道 Q-24	島輪状溝 O-10
単極性ニューロン App-23	中脳水道口 J-15	特殊体性感覚 H-18
単小葉 I-33	中脳被蓋 G-2	特殊内臓運動 H-15
淡蒼球 B-31, L-4	中脳網様体 G-7	特殊内臓感覚 H-17
（淡蒼球）外節 L-5	虫部垂 I-28	登上線維 App-58
（淡蒼球）内節 L-6	虫部錐体 I-27	頭頂連合野 O-31
淡蒼縫線核 G-29	虫部葉 I-25	トロラー静脈 R-33
知覚根 T-31	虫部隆起 I-26	
中隔核 M-14	中間帯 C-28	― な行 ―
中間視床下部域 K-6	中間柱 C-28	内顆粒層 App-38
中間質 J-6	長胸神経 Y-23	内弓状線維 F-17
中間神経 U-3	鳥距溝 N-33	内嗅皮質 M-11
中間足背皮神経 Z-25	蝶形頭頂静脈洞 R-26	内頚静脈 R-36
中頚神経節 W-16	腸骨下腹神経 Z-5	内頚動脈 R-4
中上歯槽神経 T-20	腸骨鼡径神経 Z-6	内枝 V-32
中小脳脚 I-11	聴放線 L-22	内耳神経 H-8, S-14
中心灰白質 G-5	長毛様体神経 T-9	内錐体細胞層 App-39
中心核 D-32	直回 O-1	内側核群 J-21
中心管 C-7	直静脈洞 R-22	内側嗅条 M-5
中神経幹 Y-3	椎骨動脈 R-9	内側胸筋神経 Y-27
中心溝 B-3, N-4	椎前神経節 W-9	内側後頭側頭回 N-38
中心後回 N-6	椎傍神経節 W-4	内側膝状体 J-4
中心後溝 N-5	テント枝 T-7	内側縦束 D-14, F-9
中心溝静脈 R-34	テント切痕 Q-33	内側上腕皮神経 Y-32
中心溝動脈 R-15	動眼神経 H-3, S-11	内側神経束 Y-7
（小脳）中心小葉 I-22	動眼神経副核 H-26	内（側）髄板 J-23
中心小葉翼 I-30	動眼神経核 H-27	内側前腕皮神経 Y-33
中心正中核 J-33	島限 O-9	内側足底神経 Z-31
中心前回 N-7	橈骨神経 Y-11	内側足背皮神経 Z-24
中心前溝 N-8	導出静脈 Q-4	内側腓皮神経 Z-28
中心前裂 I-13	島短回（短回） O-7	内側部（視床下部） K-2

内側毛帯　F-11
内側翼突筋神経　T-34
内バイヤルジェ線条　App-45
内包　L-18
（内包）後脚　L-21
（内包）前脚　L-19
内包膝　L-20
軟膜　Q-3
軟膜（脊髄）　C-30
二次体性感覚野　O-24
二次知覚野　O-24
ニッスル小体　App-5
二腹小葉　I-36
乳頭体　B-21, K-15, M-24
乳頭体核　K-31
乳頭体視床束　M-23
ニューロフィラメント　App-13
ニューロン（神経細胞）　App-1
脳　A-2
脳下垂体　B-20
脳幹　A-24
脳弓　B-26, M-22
脳弓下器官　J-18
脳室周囲器官　J-16
脳神経　A-6
脳脊髄液　Q-7
脳底溝　E-7
脳底静脈　R-24
脳底動脈　R-8
脳梁　B-8, O-12
脳梁灰白層　M-17
脳梁幹（脳梁体）　O-14
脳梁膝　O-15
脳梁吻　O-16
脳梁放線　O-17
脳梁膨大　O-13

― は行 ―

背外側核　D-33, J-32

背核　D-29
肺神経叢　V-17
背前束　D-16
背側指神経　Y-18
背側縦束　G-15
背側縫線核　G-26
背内側核　D-30, J-26, K-26
白（前）交連　D-17
薄月状裂　I-19
白交通枝　W-7
白質　A-26
薄小葉　I-35
薄束　C-21
薄束核　F-14
薄束結節　E-16
バスケット細胞　App-56
馬尾　C-18
パペッツ回路　M-21
半円束　D-7
反回神経　V-10
半月小葉　I-34
被蓋交叉　G-9
被殻　B-32, L-3
尾骨神経　Z-3
皮質　A-27
皮質延髄路　P-14
皮質脊髄路　P-11
尾状核　B-30, L-7
尾状核頭　L-8
尾状核尾　L-10
微小管　App-12
尾状核体　L-9
尾髄　C-13
皮節　X-6
腓腹神経　Z-29
皮膚分節　X-6
鼻毛様体神経　T-8
フォレルH_1野　K-33
フォレルH_2野　K-35

不確帯　K-34
不確縫線核　G-30
腹外側核　D-34
腹腔枝　V-25
腹腔神経叢　V-26, W-25
副交感神経　A-13, W-2
伏在神経　Z-18
副神経　H-11, V-27
副神経核　D-37, H-37
副神経幹　V-30
腹側核群　J-22
腹側視床　K-32
腹大動脈神経叢　W-26
腹内側核　D-35, K-27
不対神経節　W-32
プルキンエ細胞　App-52
プルキンエ細胞層　App-50
ブルダッハ束　C-22
ブローカ野　O-25
分界条　J-7, M-26
分子層　App-35, App-49
平行線維　App-57
閉鎖神経　Z-10
ヘシュルの横回　O-11
ベッツ細胞　App-46
扁桃枝　U-20
扁桃体　B-28, M-27
片葉　I-38
片葉脚　I-39
片葉小節葉　I-4
放射線維束　App-48
傍正中小葉　I-35
縫線核　F-27, G-24
放線冠　L-24
膨大部　S-19
補足運動野　O-21
勃起神経　W-31

― ま行 ―

マイネルト基底核　L-17
マジャンディー孔　Q-27
末梢神経（系）　A-4
マルチノッチ細胞　App-47
ミエリン鞘（髄鞘）　App-8
無髄線維　App-14
無名質　L-16
迷走神経　H-10, V-1
迷走神経三角　E-37
迷走神経耳介枝　V-2
迷走神経背側核　H-34
毛帯交叉　F-19
網様核　J-25
網様体(脊髄)　D-19
毛様体神経節　W-11
網様体脊髄路　P-18
網様体脊髄路（線維）　D-10
モンロー孔　Q-23

― や行 ―

ヤコビー線　C-19
ヤコブレフ回路　M-25

有髄線維　App-15
腰神経　Z-1
腰髄　C-11
腰仙骨神経叢　Z-4
腰槽　Q-19
腰膨大　C-14
翼口蓋神経　T-16
翼口蓋神経節　T-17, U-6, W-12

― ら行 ―

らせん神経節　S-27
卵形嚢　S-18
卵形嚢神経　S-22
ラベ静脈　R-35
ランビエ絞輪　App-9
リュイ体　J-37, K-36
隆起核　K-28
梁下束　O-35
梁下野　M-13
菱形窩　E-30
菱脳　A-23
涙腺神経　T-6
ルシュカ孔　Q-26
レクシッドの層区分　D-20

連合野　O-30
連合線維　O-34
レンズ核ワナ　K-38
レンズ核　L-2
レンズ核線条体動脈　R-17
レンズ核束　K-37
漏斗　K-16
漏斗核　K-29
漏斗陥凹　K-12
ローゼンタール静脈　R-24
ローランド溝　B-3, N-4
ローランド静脈　R-34
ローランド動脈　R-15
肋間神経　X-21
肋下神経
肋間上腕神経　X-22

― わ行 ―

腕神経叢　Y-1

脳単(ノウタン) ～語源から覚える解剖学英単語集～

発 行 日	2005 年 4 月 15 日 初版第 1 刷発行
	2025 年 5 月 20 日　　第 36 刷発行
監　　修	河合　良訓
本文・イラスト	原島　広至
発 行 元	株式会社エヌ・ティー・エス
発 売 者	矢野　正也
発 売 元	丸善雄松堂株式会社
	東京都中央区新川 1 丁目 28 番 23 号
	TEL　03（6367）6131
	https://yushodo.maruzen.co.jp/
印　　刷	株式会社双文社印刷

©2005　河合　良訓、原島　広至
ISBN978-4-86043-075-7 C3547

乱丁・落丁本はお取り替えいたします。無断複写・転載を禁じます。
定価はカバーに表示してあります。

語源 ギリシャ語 ラテン語 から覚える
解剖学英単語集シリーズ 好評発売中!

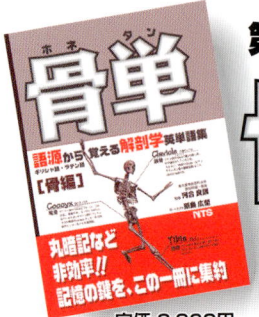

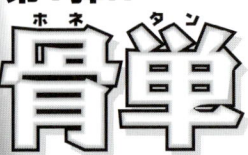

第1弾!!
骨単(ホネタン)

「骨」は医学生が最初に覚える分野!! 最初から挫折しないために、この一冊!!

定価 2,860円
(本体2,600円+税10%)

丸暗記など非効率!! 記憶の鍵を、この一冊に集約

血湧き、肉踊る第2弾!!
肉単(ニクタン)

起始・停止・支配神経表や、手と足の筋の比較表、鰓弓由来の筋の解説等付録も便利!!

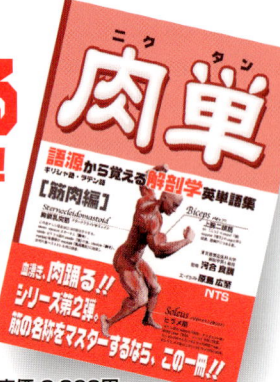

血湧き、肉踊る!! シリーズ第2弾。筋の名称をマスターするなら、この一冊!!

定価 2,860円
(本体2,600円+税10%)

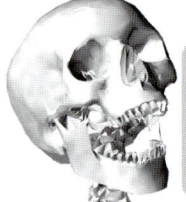

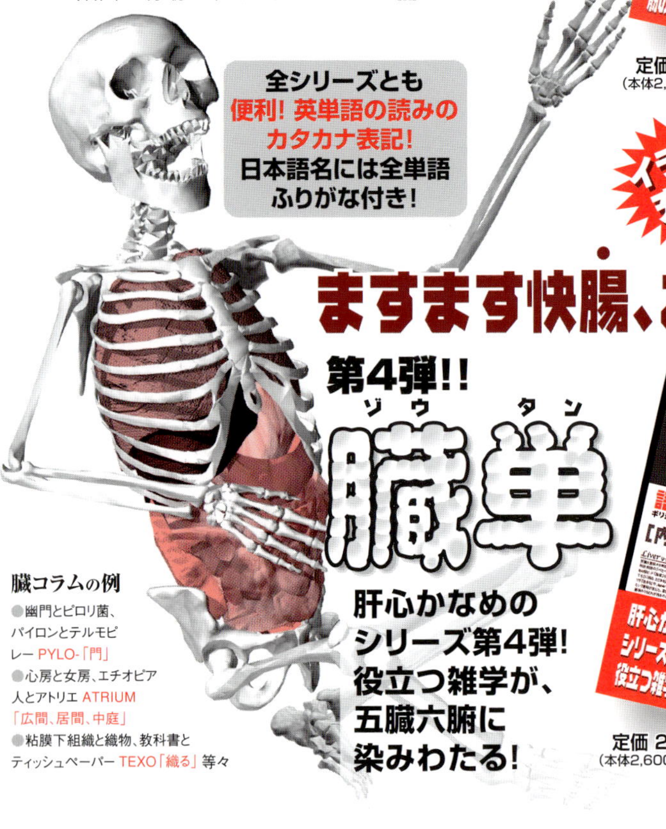

全シリーズとも便利! 英単語の読みのカタカナ表記! 日本語名には全単語ふりがな付き!

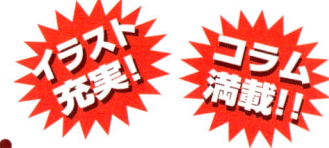

イラスト充実!
コラム満載!!

ますます快腸、この一冊!!

第4弾!!
臓単(ゾウタン)

肝心かなめのシリーズ第4弾! 役立つ雑学が、五臓六腑に染みわたる!

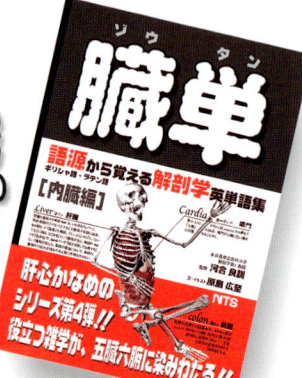

臓コラムの例
● 幽門とピロリ菌、パイロンとテルモピレー PYLO-「門」
● 心房と女房、エチオピア人とアトリエ ATRIUM「広場、居間、中庭」
● 粘膜下組織と織物、教科書とティッシュペーパー TEXO「織る」等々

肝心かなめのシリーズ第4弾!! 役立つ雑学が、五臓六腑に染みわたる!!

定価 2,860円
(本体2,600円+税10%)